Gisela Enders
Infektionen und Impfungen in der Schwangerschaft

Gisela Enders

Infektionen und Impfungen in der Schwangerschaft

Infektionen der Mutter
und des Feten

Schutzimpfungen
in der Schwangerschaft

9 Abbildungen, 9 Schemata, 38 Tabellen

2., durchgesehene Auflage

Urban & Schwarzenberg · München - Wien - Baltimore

Anschrift der Verfasserin:
Prof. Dr. med. Gisela Enders
Institut für Medizinische Virologie und
Infektionsepidemiologie e.V.
Hölderlinplatz 10
7000 Stuttgart 1

CIP-Titelaufnahme der Deutschen Bibliothek

Enders, Gisela:
Infektionen und Impfungen in der Schwangerschaft :
Infektionen der Mutter und des Feten ; Schutzimpfungen in der
Schwangerschaft / Gisela Enders. – 2., durchges. Aufl. –
München ; Wien ; Baltimore : Urban und Schwarzenberg, 1991
ISBN 3-541-11812-1

Gebrauchsnamen, Handelsnamen, Warenbezeichnungen und dergleichen, die in diesem Buch ohne besondere Kennzeichnung aufgeführt sind, berechtigen nicht zu der Annahme, daß solche Namen ohne weiteres von jedem benutzt werden dürfen. Vielmehr kann es sich auch dann um gesetzlich geschützte Warenzeichen handeln.

Alle Rechte, auch die des Nachdruckes, der Wiedergabe in jeder Form und der Übersetzung in andere Sprachen behalten sich Urheber und Verleger vor. Es ist ohne schriftliche Genehmigung des Verlages nicht erlaubt, das Buch oder Teile daraus auf fotomechanischem Weg (Fotokopie, Mikrokopie) zu vervielfältigen oder unter Verwendung elektronischer bzw. mechanischer Systeme zu speichern, systematisch auszuwerten oder zu verbreiten (mit Ausnahme der in den §§ 53, 54 URG ausdrücklich genannten Sonderfälle).

Satz: Kösel, Kempten
Druck und Bindung: Ludwig Auer, Donauwörth
Printed in Germany.
© Urban & Schwarzenberg 1991

ISBN 3-541-11812-1

Meiner Familie gewidmet

Geleitwort

Es ist seit eh und je das besondere Anliegen von Frau Prof. Dr. med. Gisela Enders, den Ärzten in Klinik und Praxis die schnellen Fortschritte in der Laboratoriumsdiagnostik infektiöser Erkrankungen in der Schwangerschaft und auch in der Impfprophylaxe in Wort und Schrift nahezubringen und ihnen darüber hinaus bei schwierigen Entscheidungen jederzeit mit ihrem persönlichen Rat zur Verfügung zu stehen.

In Anbetracht dieser praxisnahen Laboratoriums- und Beratungstätigkeit erscheint kaum jemand berufener, eine Monographie über „Infektionen und Impfungen in der Schwangerschaft" vorzulegen.

Die Autorin gibt – basierend auf ihren eigenen großen Erfahrungen und vor dem Hintergrund ihrer hohen, international anerkannten, wissenschaftlichen Reputation – den zusammengefaßten, vorbildlich dargestellten und gut verständlich interpretierten Wissensstoff über das Infektionsgeschehen während der Gravidität den Ärzten in die Hand, denen die Schwangerenbetreuung obliegt, also insbesondere den Gynäkologen und Geburtshelfern. Aber auch die Neonatologen, Kinderärzte, Genetiker und Ärzte für Allgemeinmedizin werden das Buch bei gezielten Fragestellungen und in Problemfällen mit viel Gewinn zu Rate ziehen.

Ich bin davon überzeugt, daß das Erscheinen dieses Werkes von meinen Fachkollegen und von vielen Interessierten aus den anderen Disziplinen als ein unentbehrlicher Ratgeber begrüßt und eine gute Aufnahme finden wird.

Prof. Dr. Karl Knörr
Emeritierter Ordinarius für Gynäkologie
und Geburtshilfe der Universität Ulm/Donau

Vorwort

Tägliche Anfragen von Frauenärzten, Neonatologen, Genetikern und Allgemeinärzten zur Problematik des Kontaktes oder der Erkrankung zum Beispiel mit Röteln, Varizellen, Herpes simplex, Zytomegalie, Masern, Mumps, Hepatitis A und B, HIV, Toxoplasmose, Mononukleose, Ringelröteln in der Schwangerschaft und auch zur Möglichkeit oder Schädlichkeit von Impfungen in der Schwangerschaft haben mich veranlaßt, dieses Buch zu schreiben. Es soll denjenigen, die damit zu tun haben, den neuesten Kenntnisstand mit entsprechendem Hintergrund des Infektionsgeschehens und der praktischen Handhabung des jeweiligen Problems vermitteln. Ich wünsche mir, daß das Buch diejenigen Informationen enthält, die Sie brauchen. Da Bücher aber im Notfall meist nicht zur Hand sind oder individuelle Fragestellungen anliegen können, bin ich sicher, daß wir trotz dieses Buches weiterhin in Telefonkontakt bleiben werden.

Danksagung

Ich bedanke mich bei allen Kollegen, die mich durch ihre aktive Mitwirkung bei Problemfällen mit den verschiedenen Infektionen in der Schwangerschaft durch zusätzliche Informationen und Proben für notwendige weiterführende Untersuchungen unterstützt haben. Mein Dank gilt auch meinen Mitarbeitern für die sorgfältige Durchführung der Untersuchungen und deren Auswertung. Ganz besonders bedanke ich mich bei meiner Sekretärin Frau Ulla Schmidt für das Schreiben, die Formgebung und die Korrektur des Manuskriptes sowie ihre große Hilfe bei der Literaturerfassung.

Stuttgart, September 1987   G. Enders

Für die Durchführung der Korrekturen der überarbeiteten Auflage bedanke ich mich sehr bei Frau Renate Schmid.

Stuttgart, Dezember 1990   G. Enders

Inhalt

*Infektionen der Mutter und des Feten**

1 Einleitung 3
2 Röteln 9
3 Zytomegalie 36
4 Herpes simplex 54
5 Herpes gestationis 68
6 Varizellen-Zoster 70
7 Epstein-Barr-Virus 88
8 Masern 91
9 Mumps 93
10 Coxsackie-Echo-Viren 96
11 Hepatitis A und B, Non-A-Non-B 98
12 Lymphozytäre Choriomeningitis 104
13 Erworbenes Immundefekt-Syndrom (AIDS) 107
14 Humane Papillomaviren 129
15 Erythema infectiosum (Ringelröteln) 136
16 Toxoplasmose 143
17 Listeriose 162
18 Syphilis 170
19 Borrelien 181
20 Chlamydien 189
21 Mykoplasmen 198
22 Pertussis 202
23 Scharlach 205
24 Pränatale Diagnostik fetaler Infektionen ... 207
25 Mögliche Kontrolle der wichtigsten Infektionen mit Konsequenzen für die Schwangerschaft und das Kind ... 228

*Schutzimpfungen in der Schwangerschaft***

1 Einleitung 247
2 Poliomyelitisimpfung 247

---

* Die Literatur wurde nach Infektionen gegliedert und jedem Unterkapitel das entsprechende Literaturverzeichnis nachgestellt.
** Die Literatur findet sich im Anschluß an Kapitel 20.

3	Masern- und Mumpsimpfung	249
4	Rötelnimpfung	250
5	Varizellenimpfung	252
6	Gelbfieberimpfung	253
7	Pockenimpfung	253
8	Tuberkuloseimpfung	254
9	Influenzaimpfung	254
10	Tollwutimpfung	255
11	Hepatitis-B-Impfung	256
12	Hepatitis-A-Impfung	258
13	Frühsommerzeckenenzephalitisimpfung	258
14	Tetanus- und Diphtherieimpfung	260
15	Typhusimpfung	263
16	Choleraimpfung	263
17	Meningokokkenimpfung	264
18	Pneumokokkenimpfung	265
19	Malariaprophylaxe	267
20	Zukünftige Impfung gegen Herpes simplex, Zytomegalie, Mononukleose, Hepatitis A und HIV/AIDS	269

Literaturnachtrag 274
Sachverzeichnis 279

Infektionen der Mutter und des Feten

1 Einleitung

Seit der Entdeckung der Rubellaembryopathie durch Gregg im Jahre 1941 [13] wurden weitere Viren und Mikroorganismen, unter dem amerikanischen Begriff TORCH zusammengefaßt (Tab. 1), in die Liste der den Schwangerschaftsverlauf störenden und durch prä- und perinatale Infektionen das Kind bedrohende Schäden aufgenommen.
Das erst 1982 entdeckte *Humane T-Zell lymphotrope Retrovirus Typ HTLV III, heute HIV 1*, das als Erreger des AIDS-Syndroms (acquired immunodeficiency syndrome) [6a, 11, 18] gilt, sowie das HIV 2 müssen dieser Liste hinzugefügt werden. Das HIV-1-Virus wird von infizierten schwangeren Frauen entweder intrauterin oder perinatal auf das Neugeborene übertragen und führt bei diesen Kindern in ca. 25 Prozent zum AIDS-Syndrom [6, 19, 23]. Auch die von Zecken übertragene *Borrelieninfektion*, die die Lyme-Krankheit verursacht [1, 21, 22], kann transplazentar übertragen werden [20]. Die Beziehung zwischen einer intrauterinen Borrelieninfektion und dem Risiko einer Mißbildung muß weiter beobachtet werden (17a). Ferner können die durch *Parvoviren* [2, 3] bedingten Ringelröteln zur fetalen Infektion

Tabelle 1   T.O.R.C.H.

T	Toxoplasma
O	„Other infectious microorganisms" Varizellen-Zoster-Virus, Masern-Virus, Mumps-Virus, Coxsackie-B-Virus, Hepatitis-B-Virus, HIV 1,2 (AIDS) LCM-Virus (lymphozytäre Choriomeningitis) Parvovirus (Ringelröteln) Papillomviren [Influenza-A-Virus, Epstein-Barr-Virus] Treponema pallidum (Lues), Listerien, Gonokokken, Chlamydien, Borrelien (Lyme-Krankheit), Streptokokken der Gruppe B
R	Rubella-Virus
C	Cytomegalovirus
H	Herpes-simplex-Virus

und zum Hydrops fetalis bzw. zum Abort oder zur Totgeburt [4, 5, 12, 14, 17, 20b] führen. Ob auch Mißbildungen zu erwarten sind, muß jetzt durch prospektive Studien noch weiter abgeklärt werden.

Die durch Sexualkontakt übertragenen menschenpathogenen Papillomviren HPV 6, 11, 16, 18 [15b, 20a], die die Condyloma acuminata in Anogenitalbereichen und die flachen Kondylome in der Zervix und möglicherweise auch Karzinome hervorrufen [15a], stehen heute ebenfalls im Verdacht, intrauterin oder beim Geburtsakt auf das Neugeborene übertragen zu werden. Vereinzelte Berichte über Condyloma acuminata [7a, 18a, 22a] und Larynxpapillomatose [6b, 18b] in der frühen Kindheit weisen auf die Möglichkeit einer angeborenen Infektion hin. Ob der neuentdeckte Erreger der Hepatitis Non-A-Non-B, das Hepatitis-C-Virus, eine Bedeutung für die Schwangerschaft und für das Neugeborene hat, muß erst noch festgestellt werden.

Die Auswirkungen der mütterlichen Infektion auf den Feten bzw. das Kind hängt neben verschiedenen Faktoren (Natur des Erregers, Pathogenese der Infektion) hauptsächlich vom Gestationsalter ab.

Frühe Infektionen, besonders mit Viren (dritte bis achte Schwangerschaftswoche), das heißt zur Zeit der Organogenese, können zu *strukturellen Defekten* führen, die entweder direkt durch die Erregervermehrung oder indirekt durch die immunologische Reaktion von Mutter und Embryo bewirkt werden (zum Beispiel Röteln). Infektionen in der späteren Schwangerschaft (nach der zwölften Schwangerschaftswoche) können *Entwicklungsstörungen* aufgrund von Wachstumsverzögerung durch die chronische Infektion bewirken und hauptsächlich Systemanomalien verursachen (zum Beispiel Zytomegalie, Varizellen, Toxoplasmose, Syphilis und Lymphochoriomeningitis). Die perinatal erworbene Infektion kann

- asymptomatisch sein (zum Beispiel Zytomegalie, Toxoplasmose oder Hepatitis B)
- eine disseminierte sepsisähnliche Erkrankung verursachen (zum Beispiel Herpes simplex, Varizellen), der Erwachsenenkrankheit ähneln (zum Beispiel Masern, Mumps, Coxsackie-Echo-Viren)
- zu Spätmanifestationen führen (zum Beispiel Zytomegalie, Hepatitis B, Toxoplasmose, HIV 1)

Auf die dem Arzt am häufigsten gestellte Frage nach dem Ausgang beispielsweise der mütterlichen Röteln-, Zytomegalie-, Toxoplasmose- und Varizellen-Infektion für das Kind gibt es leider keine absolut verläßliche Antwort, wie das breite Spektrum der Möglichkeiten erkennen läßt (Tab. 2).

Die moderne Labordiagnose mütterlicher sowie pränataler und perinataler Infektionen orientiert sich am Modell der Rötelninfektion und der Rötelnembryopathie (Tab. 3) [15]. Eine zentrale Rolle spielt heute der Nachweis erregerspezifischer IgM- und auch IgA-Antikörper zur Feststellung einer akuten mütterlichen Infektion in der Schwangerschaft und zur Sicherung einer prä- oder perinatal erfolgten kindlichen Infektion.

Tabelle 2 Auswirkungen der mütterlichen Infektion mit Viren und Mikroorganismen auf das Kind

keine Infektion	⟶ gesundes Kind
embryonale fetale Infektion	⟶ Abort oder Totgeburt – Fehlbildung oder Systemanomalien – keine Symptome bei Geburt, aber Spätschäden – keine Symptome bei Geburt oder später – neonatale akute Krankheit – chronische Infektion ohne/mit Symptomen – onkogene Transformation?

Tabelle 3 Labordiagnose einer mütterlichen und einer kindlichen Infektion ohne und mit Symptomen

Mutter:	IgM- und IgG-Antikörperbestimmung eventuell mit Erregernachweis eventuell pränatale Diagnostik
Kind:	– Screening für Gesamt-IgM-, IgA-Konzentration im Nabelschnurblut – Isolierung des Erregers aus Proben des Kindes (1–6 Monate) – Nachweis spezifischer Antikörper einschließlich IgM-, IgA-Antikörper in Nabelschnurblut und späteren Blutproben – Nachweis persistierender Antikörper jenseits des 6. Lebensmonats

So kann der Fetus auf einen Antigenreiz schon ab der 13. bis 20. Schwangerschaftswoche mit der Produktion von erregerspezifischen, vor allem IgM- und IgA-Antikörpern antworten, während die zellulären Immunreaktionen bis zur Geburt noch sehr supprimiert sind. Auch die IgG-Antikörpersynthese beginnt erst am Ende des dritten Trimenons und steigt ab dem dritten Lebensmonat signifikant an. Nachdem nur die mütterlichen IgG-Antikörper, nicht aber die IgM- und die IgA-Antikörper die intakte Plazentaschranke passieren, sind erregerspezifische IgM- und IgA-Antikörper im Nabelschnurblut und in kindlichen Blutproben im Neugeborenenalter sowie persistierende Antikörper jenseits des sechsten bis achten Lebensmonats die Indizien für eine prä- oder perinatal erworbene Infektion.

Wenn auch die mikrobiellen Infektionen nur einen kleinen Anteil (5 bis 10 Prozent) der die Schwangerschaft bedrohenden, meist unbekannten Noxen ausmachen, stehen sie doch im Vordergrund des Interesses, weil es heute Mittel und Wege gibt, die wichtigsten von ihnen zu diagnostizieren und damit das Risiko der Infektion für Mutter und Kind zu vermindern [7, 8, 9, 10, 16].

Literatur (siehe auch Literaturnachtrag, S. 274)

1. Ackermann, R., J. Kabatzki, H. P. Boisten, A. C. Steere, R. L. Grodzicki, S. Hartung, U. Runne: Spirochäten-Ätiologie der Erythema-chronicum-migrans-Krankheit. Dtsch. med. Wschr. 109 (1984) 92–97.
2. Anderson, M. J., S. E. Jones, S. P. Fischer-Hoch, E. Lewis, S. M. Hall, C. L. R. Bartlett, B. J. Cohen, P. P. Mortimer, M. S. Pereira: Human parvovirus, the cause of erythema infectiosum (fifth disease)? Lancet I (1983) 1378.
3. Anderson, M. J., E. Lewis, J. M. Kidd, S. M. Hall, B. J. Cohen: An outbreak of erythema infectiosum associated with human parvovirus infection. J. Hyg. Camb. 93 (1984) 85–93.
4. Bond, P. R., E. O. Caul, J. Usher, B. J. Cohen, J. P. Clewley, A. M. Field: Intrauterine infection with human parvovirus. Lancet I (1986) 448–449.
5. Brown, T., L. D. Ritchie: Infection with parvovirus during pregnancy. Brit. med. J. 290 (1985) 559–560.
6. Center for Disease Control: Recommendations for assisting in the prevention of perinatal transmission of human T-lymphotropic virus type III/lymphadenopathy-associated virus and acquired immunodeficiency syndrome. Morb. Mort. Weekly Rep. 34 (1985) 721–732.
6a. Coffin, J., A. Haase, J. A. Levy et al.: Human immunodeficiency viruses (Letter). Science 232 (1986) 697.
6b. Cook, T. A., J. P. Brunschwig, J. S. Butel, A. M. Cohn, H. Goepfert, W. E. Rawls: Laryngeal papilloma: etiologic and therapeutic considerations. Ann. Otol. Rhinol. Laryngol. 82 (1973) 649–655.

7. Dudgeon, J. A.: Virus infections in obstetrics. In: MacDonald, R. R. (ed.): Scientific Basis of Obstetrics and Gynaecology. 2nd ed., p. 151. Churchill Livingstone, Edinburgh–London–New York 1978.
7a. Eftaiha, M. S., A. L. Amshel, I. L. Shonberg: Condylomata acuminata in an infant and mother: report of a case. Dis. Colon. Rectum. 21 (1978) 369–371.
8. Ehrengut, W.: Infektionen bei Schwangeren und ihren Neugeborenen. Bd. 87. Enke, Stuttgart 1984.
9. Enders, G.: Virus- und andere Infektionen in der Schwangerschaft: Diagnostik und Prävention. Z. Geburtsh. Perinat. 187 (1983) 109–116, 155–167.
10. Enders, G.: Perinatale Infektionen. Laboratoriumsblätter (Behring) 4 (1984) 129–137.
11. Gallo, R. C., S. Z. Salahuddin, M. Popovic, G. M. Shearer, M. Kaplan, B. F. Haynes, Th. J. Palker, R. Redfield, J. Oleske, B. Safei, G. White, P. Forster, P. D. Markham: Frequent detection and isolation of cytopathic retrovirus (HTLV III) from patients with AIDS and at risk for AIDS. Science 224 (1984) 500–503.
12. Gray, E. S., A. Anand, T. Brown: Parvovirus infections in pregnancy. Lancet I (1986) 208.
13. Gregg, N. M.: Congenital cataract following German measles in mothers. Trans. ophthal. Soc. Aust. 3 ('41) 35.
14. Hall, S.: Infection with parvovirus during pregnancy. Brit. med. J. 290 (1985) 713–714.
15. Hanshaw, J. B., J. A. Dudgeon: Viral Diseases of the Fetus and Newborn. Kapitel 2: Evidence for viral etiology of congenital defects, pp. 10–16. Saunders, Philadelphia 1978.
15a. zur Hausen, H.: Viren in der Ätiologie des menschlichen Genitalkrebses. Die Med. Welt 35 (1984) 434–462.
15b. zur Hausen, H.: Genital Papillomavirus infections. Prog. med. Virol. 32 (1985) 15–21.
16. Knörr, K.: Pränatale und perinatale Virusinfektionen aus gynäkologisch-geburtshilflicher Sicht. Geburtsh. u. Frauenheilk. 43 (1983) 701–709.
17. Lefrere, J.-J., Y. Dumez, A. M. Courouce, G. Deschene: Intrauterine infection with human parvovirus. Lancet I (1986) 449.
17a. Markowitz, L. E., A. C. Steere, J. L. Benach, J. D. Slate et al.: Lyme disease during pregnancy. J. Amer. Med. Ass. 256 (1986) 3394.
18. Montagnier, J. L.: Strong new candidate for AIDS agent. Science 224 (1984) 476.
18a. Patel, R., D. B. Groff: Condylomata acuminata in childhood. Pediatrics 50 (1972) 153–154.
18b. Quick, C. A., R. A. Krzyzek, S. L. Watts, A. J. Faras: Relationship between condylomata and laryngeal papillomata: clinical and molecular virological evidence. Ann. Otol. Rhinol. Laryngol. 89 (1980) 467–471.
19. Scott, G. B., B. E. Buck, J. G. Leterman, F. L. Bloom, W. P. Parks: Acquired immunodeficiency syndrome in infants. New Engl. J. Med. 310 (1984) 76–81.
20. Schlesinger, P. A., P. H. Duray, B. A. Burke et al.: Maternal-fetal transmission of the Lyme disease spirochete, Borrelia burgdorferi. Ann. intern. Med. 103 (1985) 67–68.
20a. Schneider, A.: R. Schuhmann, E.-M. De Villiers, W. Knauf, L. Gissmann:

Klinische Bedeutung von humanen Papilloma-Virus-(HPV-)Infektionen im unteren Genitaltrakt. Geburtsh. u. Frauenheilkunde 46 (1986) 261–266.
21. Steere, A. C., R. L. Grodzicki, A. N. Kornblatt et al.: The spirochetal etiology of Lyme disease. New Engl. J. Med. 308 (1983) 733–740.
22. Steere, A. C., S. E. Malawista, D. R. Syndman et al.: Lyme arthritis: an epidemic of oligoarticular arthritis in children and adults in three Connecticut communities. Arthr. and Rheum. 20 (1977) 7–17.
22a. Tang, C.-K., D. W. Shermeta, C. Wood: Congenital condylomata acuminata. Amer. J. Obstet. Gynec. 131 (1978) 912–913.
23. Vilmer, E., A. Fischer, C. Griscelli, F. Barre-Sinoussi, V. Vie, J. C. Chermann, L. Montagnier, C. Rouzioux, Francoise Brun-Vezinet: Possible transmission of a human lymphotropic retrovirus (LAV) from mother to infant with AIDS. Lancet II (1984) 229–230.

2 Röteln

2.1 Erreger, Infektion und Epidemiologie 9
2.2 Mütterliche Rötelninfektion und Rötelnembryopathie ... 11
2.3 Pathogenese der pränatalen Rötelninfektion 15
2.4 Diagnose 17
2.5 Prophylaxe 21
2.5.1 Passive Prophylaxe 21
2.5.2 Aktive Prophylaxe 22
2.5.3 Reinfektionen 24
2.5.4 Versehentliche Impfung in der Schwangerschaft 28
2.6 Therapie 30
2.7 Zusammenfassung 30

Von allen Infektionen in der Schwangerschaft sind die Röteln wegen ihrer hohen Mißbildungsrate am meisten gefürchtet [23, 25, 26, 38, 40].

2.1 Erreger, Infektion und Epidemiologie

Die Röteln werden durch das *Rubivirus*, das zur Gruppe der *Togaviren* gehört, hervorgerufen. Sie sind eine zyklische Infektion mit einer Virämie und einer Inkubationszeit von 14 bis 16 Tagen. Einem kurzen Generalisationsstadium, das klinisch meist nicht stark in Erscheinung tritt, folgt ein zwei- bis viertägiges Organstadium mit Beteiligung von Haut, Lymphknoten, gelegentlich von Milz und Gelenken. Die Erkrankung ist meist harmlos. Sie kann aber durch eine Meningoenzephalitis vorwiegend bei Jugendlichen (1/5000 Rötelnfälle) oder durch thrombozytopenische Purpura (1/3000 Fälle) bei Kindern und häufiger durch Arthralgien und rheumatische Beschwerden, vor allem bei jugendlichen Frauen (rund 30 Prozent), seltener bei Kindern [15], die in etwa ein Prozent rekurrierend sein können, kompliziert sein. In etwa 20 bis 30 Prozent kann die Infektion so modifiziert verlaufen, daß sie nicht diagnostiziert wird. In weiteren 30 Prozent werden die Röteln mit anderen Exanthemkrankheiten verwechselt. Deshalb wissen die meisten Erwachsenen später nicht, ob sie die Röteln durchgemacht haben oder noch empfänglich sind. Dies kann nur durch die Antikörperbestimmung geklärt werden.

Der Ablauf der Infektion ist in Abbildung 1 dargestellt. Nach Kontakt

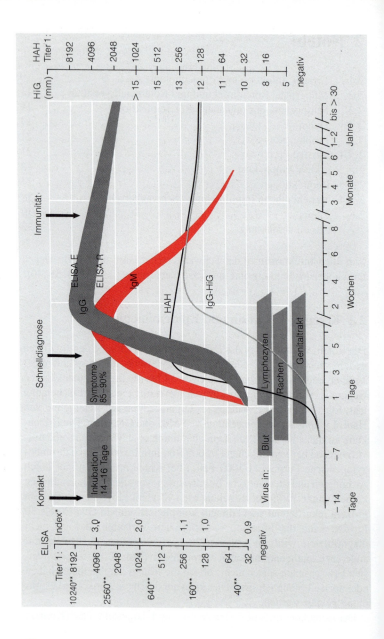

setzt am achten bis neunten Tag die Virämie und am 12. bis 13. Tag die Virusausscheidung aus dem Rachen ein. Die Virämie dauert ein bis zwei Tage und die Hauptvirusausscheidung aus dem Rachen bis zu einer Woche nach Symptombeginn. Das Virus kann aber bis zu zwei bis drei Wochen in den peripheren weißen Blutzellen [14] und dadurch auch für ein bis zwei Wochen im Zervikalsekret und besonders bei arthralgischen Komplikationen für längere Zeit in Synovialgewebe und Synovialflüssigkeit persistieren [13]. Die Virämie wird durch Interferonbildung und zelluläre Immunreaktion beendet. Die Antikörper werden ein bis zwei Tage nach Exanthembeginn, falls dieses auftritt, meßbar. Die IgM-Antikörper treten zuerst auf und verschwinden im allgemeinen vier bis acht Wochen nach der Primärinfektion. Die IgG-Antikörper sind fast gleichzeitig nachweisbar und erreichen ihre höchste Konzentration etwa vier Wochen nach Exanthembeginn. Danach bleiben sie in leicht absinkenden Titern lebenslänglich vorhanden und verleihen einen soliden Krankheitsschutz.

Die Röteln werden durch Tröpfcheninfektion übertragen. Sie sind aber weniger kontagiös als zum Beispiel die Masern und Varizellen. Bei flüchtigem Kontakt kommt es nur in 20 Prozent zu einer Infektion, bei Haushaltskontakt, wie zwischen Mutter und Kind, beträgt die Infektionsrate zwischen 50 und 90 Prozent und bei Pflegekontakt 75 Prozent [23]. Die Hauptdurchseuchung findet im späteren Schulalter statt. Trotz der seit 1969 bestehenden Möglichkeit der Rötelnschutzimpfung im gebärfähigen Alter sowie im Wochenbett und der seit 1974 eingeführten präpubertären Impfung in der BRD sind zur Zeit noch immer ca. 6 Prozent der Frauen im gebärfähigen Alter nicht geimpft, d. h. seronegativ. Bei den geimpften Frauen beträgt die Seronegativrate konstant ca. 2 Prozent [29, 30, 36, 39a]. Diese Frauen sind damit dem Risiko einer Rötelninfektion in der Schwangerschaft mit all ihren Folgen ausgesetzt.

2.2 Mütterliche Rötelninfektion und Rötelnembryopathie

Die Folgen der mütterlichen und intrauterinen Rötelninfektion sowie das klinische Spektrum der Rötelnembryopathie sind in Schema 1

◁
Abb. 1   Rötelninfektion und Labordiagnose.
* Indices nicht mit Titern korrelierbar   ** Titer nach Rheumafaktor-(RF-)Adsorption

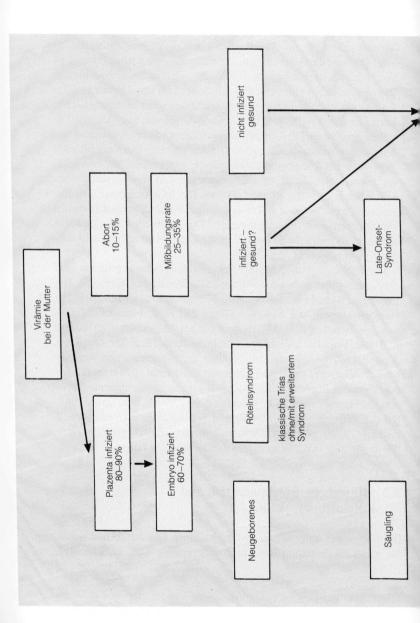

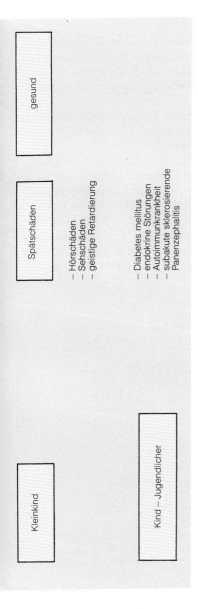

Schema 1 Folgen einer mütterlichen Rötelninfektion im ersten und zweiten Trimenon der Schwangerschaft.

zusammengestellt. Bei serologisch gesicherten Röteln in den ersten zwölf Schwangerschaftswochen kann nach den Befunden verschiedener Autoren [1, 23, 25, 81, 85] das Rötelnvirus in 75 bis 91 Prozent aus der Frucht bzw. dem Interruptiomaterial isoliert werden. In der 13. bis 14. Woche beträgt die fetale Infektionsrate noch 54 Prozent und 25 bis 30 Prozent zum Ende des zweiten Trimenons. Im Vergleich hierzu liegt die für das erste und zweite Trimenon weltweit ermittelte Mißbildungs- und Schädigungsrate nur bei 35 Prozent, obwohl diese in einzelnen Studien [66] höher angegeben wird. Die Spontanabortrate ist mit 10 bis 15 Prozent gegenüber 10 Prozent nur leicht erhöht. Dies zeigt, daß nicht alle intrauterinen Rötelninfektionen zu Konsequenzen für die Frucht führen und daß der Ausgang der pränatalen Infektion stark variieren kann.

Die Häufigkeit und Schwere der Mißbildungen hängen vor allem vom Alter der Frucht zum Zeitpunkt der mütterlichen Rötelninfektion ab. Je früher in der Schwangerschaft die Rötelninfektion stattfindet, desto größer ist, entsprechend der Aktivität der Organogenese, die Gefahr für schwere Mißbildungen.

Gut bekannt ist das kindliche Risiko bei mütterlichen Rötelninfektionen in den ersten 17 Schwangerschaftswochen (Tab. 4) [55]. Weitgehend abgeklärt ist jetzt auch das Risiko der Rötelninfektion nach der 17. Schwangerschaftswoche [45a, 52, 72a] oder der prä- und perikonzeptionellen Rötelninfektion. Nach neueren Studien kommen bei Rötelninfektionen nach der 17. Schwangerschaftswoche zwar durchaus noch pränatale Rötelninfektionen vor, jedoch ohne Folgen für das Kind. Im Gegensatz zu früheren Untersuchungen [55, 76, 77] sind, außer vorübergehenden Entwicklungsverzögerungen, bei langfristiger Kontrolle sonstige Schäden wie Hör- und Sehstörungen und geistige Retardierung nicht signifikant häufiger als bei Kindern ohne pränatale Rötelninfek-

Tabelle 4 Häufigkeit von Rötelnembryopathien bei gesicherter* mütterlicher Rötelninfektion im ersten bis dritten Trimenon

mütterliche Rötelninfektion	
Schwangerschaftswoche**	Rötelnembryopathie (%)
1.–6.	56 ⎫
7.–9.	25 ⎪
10.–12.	20 ⎬ 35%***
13.–17.	10 ⎭
> 18.	< 3,5
präkonzeptionell ab 6 Wochen vor bis 1 Woche nach der letzten Regel	< 3,5

* prospektiv mit Serologie, Weltliteratur und eigene Studien
** ab dem ersten Tag der letzten Regel (Gestationswoche: minus zwei Wochen)
*** mit Nachschau

tion [38, 50, 66, 89]. Über die Folgen von prä- und perikonzeptionellen Röteln für das Kind lagen bis vor kurzem nur Einzelbeobachtungen vor [7]. Theoretisch ist bei dieser Sachlage aufgrund der verlängerten Persistenz des Rötelnvirus in Lymphozyten und im Genitaltrakt ein gewisses Risiko für eine Infektion des Schwangerschaftsprodukts gegeben. Bei einzelnen retrospektiv ermittelten Schwangerschaftsanamnesen von Rötelnembryopathiekindern wurden Angaben über im Zeitraum von vier Wochen vor bis zehn Tage nach der Konzeption durchgemachte mütterliche Röteln erhoben [82]. Unsere Befunde aus bisher 61 prospektiven Untersuchungen bei mütterlichen Röteln von fünf Wochen vor bis eine Woche nach der letzten Regel bieten keinen Anhalt für eine Infektion der Frucht. In 18 der Fälle wurde eine Interruptio mit negativem Isolierungsbefund durchgeführt, und in 22 Fällen wurde die Schwangerschaft fortgesetzt und nichtinfizierte Kinder geboren. Bei 29 Fällen mit Röteln mehr als eine bis vier Wochen nach der letzten Regel wurde in 21 Fällen eine Interruptio mit positivem Isolierungsbefund in 11 Fällen durchgeführt. In 8 Fällen wurde die Schwangerschaft fortgesetzt, wobei in 2 Fällen Kinder mit Rötelnsyndrom und in einem Fall mit Hinweis auf pränatale Infektion geboren wurden [45a].

Die Häufigkeit von Rötelnembryopathien hat in den meisten Industrieländern in den letzten Jahren durch die Impfung und die verbesserte Labordiagnose und vermehrte Schwangerschaftsunterbrechungen von früher einer bis vier pro 1000 Lebendgeburten auf eine pro 6000 bis > 10000 Lebendgeburten abgenommen [29, 30, 36, 79].

2.3 Pathogenese der pränatalen Rötelninfektion

Die pränatale Rötelninfektion kommt bei Erstinfektion der Mutter in der Schwangerschaft während der mütterlichen virämischen Phase zustande. Das Virus gelangt mit dem Blut in die Plazenta, infiziert das Chorionepithel sowie das Endothel der Kapillaren und Blutgefäße in der Plazenta und gelangt direkt oder durch Emboli infizierter Zellen in den fetalen Kreislauf. Dadurch wird das Virus in die übrigen Organe verschleppt, wo es sich in allen Organen mit empfänglichen Geweben, oft jedoch nur in wenigen Zellen vermehrt [63, 88]. Die Rötelnvirusproduktion hält trotz Antikörperbildung durchschnittlich sechs Monate bis ein Jahr nach Geburt an [53].

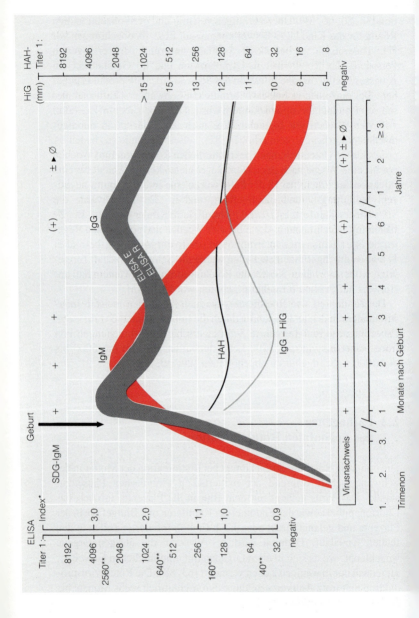

Die Immunreaktion bei der kongenitalen Rötelninfektion ist paradox. Es liegt weder eine Immuntoleranz vor, noch können die von der Mutter stammenden IgG-Antikörper und die vom Feten ab der 13. bis 20. Gestationswoche selbstgebildeten Antikörper, die vorwiegend der IgM-Klasse angehören, die Virusproduktion zunächst beenden. Bei der Geburt finden sich im Nabelschnur- und kindlichen Blut sowohl die von der Mutter diaplazentar übertragenen IgG-Antikörper als auch die vom Feten als Antwort auf die pränatale Infektion gebildeten IgM- und IgA-Antikörper.

Die IgM-Antikörperproduktion hält in der Regel fünf bis acht Monate, bei schwergeschädigten Kindern auch länger an. Sie verläuft in etwa parallel zur Dauer der Virusausscheidung [80]. Die mütterlichen IgG-Antikörper fallen bis zum dritten bis vierten Lebensmonat ab. Die vom Kind gebildeten IgG-Antikörper steigen nach der Geburt an. Sie bleiben bei der Mehrzahl der Kinder mit pränatalen Rötelninfektionen und Rötelnembryopathien lange (Abb. 2), das bedeutet bis ins späte Kindes- und Adoleszentenalter, bestehen. Bei einem Drittel dieser Kinder verschwinden jedoch die Antikörper, und die Kinder werden wieder empfänglich für Röteln [16].

Bei Kindern mit Rötelnembryopathie finden sich in 38 bis 46 Prozent Mehrfachdefekte, in 39 bis 43 Prozent Einzeldefekte, in vier bis sechs Prozent nur neonatale Manifestationen und in 15 Prozent bei Geburt noch keine Symptome [84].

2.4 Diagnose

Klinische Diagnostik

Verdächtig sind ein mittelfleckiges, nicht konfluierendes Exanthem, besonders im Bereich des Rückens und der Streckseiten der Extremitäten, das Fehlen katarrhalischer Symptome, geschwollene Nackenlymphdrüsen, Arthralgien, die vor allem bei jugendlichen Frauen auf-

◁

Abb. 2 Labordiagnose einer Rötelnembryopathie in Abhängigkeit von IgM- und IgG-Antikörpertitern und Virusnachweis.
 * Indices nicht mit Titern korrelierbar
** Titer nach Rheumafaktor-(RF-)Adsorption

treten und die kleinen Fuß- und Handgelenke befallen, und das Blutbild. Es besteht eine Leukopenie mit mäßiger Linksverschiebung, relativer Lymphozytose und atypischen Lymphozyten. Differentialdiagnostisch bereiten besonders die durch Entero-, Adeno-, Epstein-Barr- und Reovirus bedingten und auch allergische Exantheme die größten Schwierigkeiten. Wegen der Häufigkeit des uncharakteristischen und milden Verlaufs der Röteln kann eine exakte Diagnose nur im Laboratorium gestellt werden [40]. Wichtig ist jedoch, bei Rötelnkontakt und Rötelnverdacht in der Schwangerschaft nach den oben aufgeführten Symptomen zu fragen, da, wie kürzliche Untersuchungen zeigen, rötelnverdächtige Symptome von mehr als 90 Prozent der schwangeren Frauen mit serologisch bestätigten akuten Röteln [29, 66] und auch von den Müttern der Kinder mit Rötelnembryopathie bemerkt wurden [27, 33, 38, 39a].

Auch die ätiologische Diagnose einer pränatalen Rötelninfektion und Rötelnembryopathie bedarf der Labordiagnose. Die Symptome können bei Geburt fehlen oder, besonders im Fall des erweiterten Rubellasyndroms, auch durch andere Erreger, wie die Zytomegalie, Lues und Toxoplasmose, bedingt sein.

Labordiagnostik

Die Labordiagnose bei postnatalen Röteln wird serologisch gestellt, da der Erregernachweis zu aufwendig und langwierig ist. Für die Serodiagnose der akuten Rötelninfektion und der Immunitätslage gegen Röteln steht heute eine Vielzahl von Methoden und Modifikationen zum Nachweis der hämagglutinationshemmenden sowie der IgG- und IgM-Antikörper zur Verfügung. Die heute in Europa gebräuchlichsten serologischen Methoden, die zum Teil auch als kommerzielle Tests verfügbar sind, gibt Schema 2 wieder. Jede dieser Testarten hat gewisse Vor- und Nachteile, und keine ist ohne Fehlermöglichkeiten, so daß häufig nur mit bestimmten Testkombinationen eine sichere Diagnose gestellt werden kann [5, 32, 34, 39a, 45, 46, 68].

Für die Diagnose der akuten Rötelninfektion werden vorwiegend der Hämagglutinationshemmtest (HAH) und die IgM-Tests eingesetzt. Mit Hilfe des HAH können bei zwei Blutentnahmen in der ersten und zweiten Krankheitswoche signifikante Titeranstiege nachgewiesen werden. Da aber in der Mehrzahl der Fälle nur eine Blutprobe und keine klaren Angaben zur Verfügung stehen, ist die Bestimmung der IgM-Frühantikörper für die Schnelldiagnose, besonders bei Rötelnverdacht in der Schwangerschaft, üblich geworden. Spezifische IgM-Antikörper werden von mehr als 95 Prozent aller Frischinfizierten mit und ohne Symptome gebildet. Diese sind je nach der Empfindlichkeit der IgM-Testart für vier bis sechs beziehungsweise acht Wochen nach Symptombeginn nachweisbar [44, 45, 65]. Nach diesem Zeitpunkt werden niedrige und gelegentlich auch höhere IgM-Antikörper nur in einem geringen Prozentsatz bis zu einem Jahr oder länger festgestellt [32, 33, 39a, 44, 45]. Im Hinblick auf eine Interruptio müssen auch andere Ursachen für rötelnverdächtige Symptome wie eine akute Infektion mit Mononukleose ausgeschlossen werden. Besonders bei letzterer Infektion kann es durch Stimulation der B-Lymphozyten auch zur spezifischen IgM-Antikörperbildung für mehrere Antigene, darunter auch für Röteln bei rötelnimmunen Personen, kommen [72]. Ferner muß bei schwachpositiven IgM-Werten und gleichbleibenden HAH- und IgG-Befunden bei kürzlich aufgetretenem unklarem Exanthem in der Schwangerschaft daran gedacht werden, daß IgM-Antikörper vereinzelt mehr als ein Jahr nach natürlicher und vor allem nach Impfinfektion nachweisbar bleiben können, so daß das Exanthem eine andere Ursache haben kann [3, 34, 45].

Nachdem der IgM-Antikörpernachweis auch mit den empfindlichsten Methoden in der Regel auf sechs bis acht Wochen begrenzt ist, kann

Testmethode			IgM	IgA	IgG
Hämagglutinations-Hemmtest	Grundtest	HAH	☐	▨	▧
Saccharose-Dichtegradient	(Standardmethode)	SDG	☐	▨	☐
ELISA indirekt	(z.B. Enzygnost® Behring*, Rubazyme® Abbott)	ELISA IgM	▨	(▨)*	☐
ELISA anti-µ-capture mit enzymmarkiertem mAK	z.B. Rubenz M III z.B. ETI-Rubek M, Sorin	MACEIA	▨		☐
ELISA anti-µ-capture mit enzymmarkiertem Antigen	„in house" und Orion (Labsystems)	ELA	▨	(▨)*	☐
RIA anti-µ-capture mit radioaktiv markiertem mAK	„in house"	MACRIA	▨	(▨)*	☐
Hämolysis in Geltest		HiG	☐		▧
ELISA indirekt	(z.B. Enzygn., Behring, Rubazyme Abbott)	ELISA IgG	☐		▧

( )* IgA-Antikörperbestimmung prinzipiell möglich

Schema 2 Serologische Methoden zum Nachweis von spezifischen Röteln-IgM- und -IgG-Antikörpern.

danach bei Fehlen von IgM-Antikörpern eine kürzliche frische Infektion nicht mit Sicherheit ausgeschlossen werden. Die Ergebnisse mit den HAH- und IgG-Tests sind in diesen Fällen auch nicht hilfreich, da zu diesem Zeitpunkt in diesen Tests die maximalen Werte erreicht sind. Erst nach länger zurückliegender Infektion kommt es zu einem allmählichen IgG-Titerabfall, der im HAH quantitativ besser meßbar ist als mit den IgG-Testen. Prinzipiell sind erhöhte HAH-Titerwerte, die jedoch von Labor zu Labor variieren können, eher verdächtig auf kürzliche Infektion als niedrige Titer. Ein erhöhter Titer allein berechtigt jedoch nicht zu der Annahme einer kürzlichen Infektion, genausowenig wie ein niedriger oder mittlerer HAH-Titer eine solche ausschließt [29].

Im Hinblick auf die immunbiologischen Grenzen der Rötelnserologie ist das gezielte Befragen der schwangeren Frau nach früherer Rötelnimpfung, Rötelnkontakt und rötelnverdächtigen Symptomen bei der Blutentnahme durch den Arzt unerläßlich [61].

In Zweifelsfällen kann man zwischen der 22. und 24. Schwangerschaftswoche fetales Blut unter Ultraschallbeobachtung aus der Nabelvene gewinnen [19, 39, 43, 71]. Bei Nachweis von rötelnspezifischen IgM-Antikörpern kann eine pränatale Rötelninfektion angenommen werden, obwohl eine Vorhersage über das Auftreten oder Ausbleiben einer Schädigung nicht möglich ist. Bei Fehlen von IgM-Antikörpern in fetalem Blut kann eine pränatale Infektion mit hoher Wahrscheinlichkeit jedoch nicht mit absoluter Sicherheit ausgeschlossen werden. Der Nachweis des Rötelnvirus im Fruchtwasser, gewonnen durch Amniozentese, wurde ebenfalls schon versucht [1, 2, 9]. Heute wird in der Frühschwangerschaft der Virusnachweis mittels Hybridisierung bzw. besser mit der Polymerase-Chain-Reaktion (PCR) in Chorionzottenbiopsiematerial erprobt [39a, 81a].

Für die *Feststellung der Rötelnimmunitätslage* im gebärfähigen Alter in der Mutterschaftsvorsorge bedeuten HAH-Titer unter 1:8 seronegativ, das heißt Empfänglichkeit für Röteln, HAH-Titer von 1:32 und höher bestehende Immunität. Bei HAH-Titern von 1:8 oder 1:16, die sich in anderen IgG-Testarten (HIG und ELISA) bestätigen lassen, ist Immunität wahrscheinlich und sollte so auch im Mutterpaß dokumentiert werden. Dies bringt zum Ausdruck, daß die Titer gelegentlich überprüft werden sollten. Bei divergierenden niederen HAH- und IgG-Befunden ist die Immunität zweifelhaft [29, 61]. Interpretationen von Rötelnantikörperbefunden durch das Labor können nur gelten, wenn gleichzeitig der Arzt durch Befragen einen kürzlichen Rötelnkontakt sowie rötelnverdächtige Symptome ausgeschlossen hat. Sicherer wäre es, jedoch auch nicht ganz ohne Probleme, in der Mutterschaftsvorsorgeuntersuchung für Röteln mit dem HAH-Test gleichzeitig den IgM-Test durchzuführen.

Für die Labordiagnose der pränatalen Rötelninfektion und der Rötelnembryopathie wird neben den gleichen serologischen Tests wie zur Diagnose der postnatalen Rötelninfektion auch der Virusnachweis benutzt. Diagnostisch beweisend für eine pränatale Infektion beim Kind im ersten halben Lebensjahr ist der Nachweis von IgM- zusammen mit HAH- oder IgG-Antikörpern und nach dem sechsten Lebensmonat bis etwa zum dritten Lebensjahr persistierende HAH- oder IgG-Antikörper. Das Virus kann in den ersten sechs bis acht Lebensmonaten aus Rachensekret, Urin, Liquor, der isolierten Lymphozytenfraktion und aus verschiedenen Organen, wie zum Beispiel der Linse, isoliert werden. Bei schwergeschädigten Kindern persistieren die IgM-Antikörper und das Virus länger als bei leichtgeschädigten Kindern oder solchen mit pränataler Infektion ohne Symptome bei der Geburt (Abb. 2) [27, 34, 80].

2.5 Prophylaxe

Alle prophylaktischen Maßnahmen beziehen sich nur auf die Schwangerschaft. Die Vermeidung von Rötelnkontakt (Expositionsprophylaxe) ist wegen der schon vor Ausbruch der Symptome – falls diese auftreten – bestehenden Virusausscheidung wenig erfolgversprechend.

2.5.1 Passive Prophylaxe

Hierfür stehen heute hochtitrige Röteln-Immunglobuline zur Verfügung [24, 42, 73]. Sie werden in der BRD bei schwangeren Frauen mit negativem oder unbekanntem Immunstatus im ersten und zweiten Trimenon bei sicherem oder fraglichem Kontakt angewandt [29, 61]. Die Immunglobulingabe ist nur bis zum achten Tag nach Kontaktbeginn, das heißt *vor* Einsetzen der virämischen Phase sinnvoll. Zu diesem Zeitpunkt kann das Immunglobulin in der empfohlenen Dosierung das Angehen der Infektion häufig, jedoch nicht immer verhindern. Bei späterer Gabe kann es nur noch die Virämie vermindern und den Infektionsablauf verzögern und somit den Infektionszeitpunkt für den Embryo über den kritischen Zeitpunkt hinaus verschieben.

Wichtig ist zu beachten, daß nach Immunglobulingabe eine angegangene Rötelninfektion subklinisch abläuft. Deshalb ist es notwendig, Antikörperkontrollen nach zwei bis drei und vier bis sechs Wochen durchzuführen. Bei der ersten Kontrolle finden sich häufig fraglich bis schwach positive HAH- oder IgG-Werte *ohne* IgM-Antikörper. Hierbei handelt es sich um Antikörper aus dem Immunglobulin. Wenn sich bei der zweiten Kontrolle nach vier bis sechs Wochen dann wieder negative HAH- und IgG-Werte ergeben, ist die Infektion ausgeblieben. Finden sich HAH-Titer von 1:32 und höher sowie positive IgM-Werte, ist eine Infektion sicher erfolgt. Nach Immunglobulingabe sind die HAH- und IgM-Titer niedriger als bei akuten Infektionen ohne Immunglobulinprophylaxe. Je nach dem Gestationsalter zur Zeit der mütterlichen Infektion muß somit dennoch eine Interruptio in Erwägung gezogen werden, da es trotz der Immunglobulingabe zur Rötelnembryopathie kommen kann. Dies ist, ebenso wie bei subklinischem Verlauf der Röteln ohne Immunglobulinprophylaxe, jedoch seltener der Fall [23].

Eine wiederholte Verabreichung von Immunglobulin an seronegative Frauen bis zur 18. Schwangerschaftswoche als Präventionsmaßnahme ist besonders bei ängstlichen oder beruflich exponierten Frauen (Kindergärtnerinnen, Lehrerinnen) möglich. Dieses Procedere ist jedoch aufwendig, erfordert mehrere Kontrollen und ist keine absolut sichere Maßnahme. Die Immunglobulingabe sollte nur für Sonderfälle, wie für Frauen, die in keinem Fall einer Interruptio zustimmen würden, und für Schwangere mit Rötelnkontakt im dritten und vierten Schwangerschaftsmonat reserviert bleiben.

2.5.2 Aktive Prophylaxe

Für die aktive Rötelnschutzimpfung wurden verschiedene Lebendimpfstoffe entwickelt. Seit 1969 ist der Cendehill-, seit 1972 der $HPV_{77}DE_5$- und seit 1979 vermehrt der RA-27/3-Impfstoff in Gebrauch. Der $HPV_{77}DE_5$-Impfstoff wird seit 1979 nicht mehr eingesetzt. In dem Masern-Mumps-Rötelnimpfstoff für die Kleinkinderimpfung ist seit 1979 als Rötelnkomponente der RA-27/3-Virusstamm enthalten. Die Impfstoffe werden in Volumen von 0,5 Milliliter subkutan injiziert [30, 31, 36].

Impfstrategien

Von den beiden fundamental unterschiedlichen Impfstrategien wurde in der BRD von 1971 bis 1980 das englische Modell angewandt [20].

Hiernach wurden als Hauptrisikogruppen die zehn- bis 13jährigen präpubertären Mädchen ohne vor- oder nachherige Kontrolle des Immunstatus und die seronegativen Frauen im gebärfähigen Alter oder im Wochenbett ohne nachfolgende Kontrolle des Impferfolgs geimpft. Dabei bleibt die Rötelnepidemiologie unverändert, und der Impfschutz muß in der Schwangerschaft bei Rötelnkontakt tragfähig sein [67]. Seit 1980 wurde nach dem amerikanischen Modell auch die Kleinkinderimpfung zusammen mit der Masern- und Mumpsimpfung eingeführt. Diese dient dazu, die Rötelninfektketten zu unterbrechen und langfristig gesehen die natürlichen Röteln zu eliminieren [4, 58, 74]. Der Erfolg der verschiedenen Impfstrategien wird am Rückgang der Zahl der Rötelnembryopathien gemessen. Dies ist zur Zeit mit beiden Impfstrategien zu beobachten [79]. Dabei spielt jedoch die verbesserte Diagnostik von Rötelninfektionen in der Schwangerschaft und eine rechtzeitige Schwangerschaftsunterbrechung eine erhebliche Rolle [84]. Dies gilt vor allem für die BRD, wo noch zu wenig geimpft wird [29, 30].

Verträglichkeit und Wirksamkeit der Impfung

Die Impfung ist gut verträglich. Gelegentlich kommt es zu Arthralgien, die vor allem bei jungen Frauen auftreten [78]. Nach unserer Erfahrung liegt die Arthralgierate mit dem Cendehill-Impfstoff unter zehn Prozent und mit dem RA 27/3 und dem $HPV_{77}DE_5$ etwas höher [37]. Die Arthralgien sind von kurzfristiger Dauer. In etwa einem Prozent kommt es zu rekurrierenden Arthralgien und zur Arthritis. Nach der Wochenbettimpfung kann es in Ausnahmefällen durch Stillen [8, 51] zur Infektion des Kindes und neonatalen Röteln kommen [64]. Diese Einzelbeobachtungen sollten aber der Wochenbettimpfung und dem Stillen nicht im Weg stehen.

Die Wirksamkeit der Impfung ist sehr gut. Innerhalb von vier bis zehn Wochen bilden 95 Prozent der Geimpften Antikörper. Bei der Wochenbettimpfung sind Impfversager etwas häufiger. Ebenso bei Frauen, die anti-Rh-o(D)-Immunglobulin (human) erhalten haben [21]. Die Titer nach Impfung mit dem Cendehill- und $HPV_{77}DE_5$-Impfstoff sind im allgemeinen zwei bis drei Stufen und mit dem RA-27/3-Impfstoff eine Stufe niedriger als nach natürlicher Infektion. Nach vier bis acht Jahren sind die anfänglichen Titerdifferenzen mit den drei Impfstoffen ausgeglichen [46, 49, 86]. Über die Antikörperpersistenz liegen für den Cendehill-Impfstoff Untersuchungen über zehn bis 17 Jahre [46, 60, 75], für den $HPV_{77}DE_5$-Impfstoff und den RA-27/3-Impfstoff über sieben bis 14 Jahre [46, 49, 54, 56, 57] vor. In den meisten Impfstudien konnten bei über 92 Prozent der erfolgreich Geimpften nach dieser Zeit noch Antikörper nachgewiesen werden, die bei etwa 16 bis 23 Prozent allerdings nur noch im fraglich bis schwach positiven Antikörperbereich liegen. Wiederimpfungen bewirken nur selten eine dauerhafte Titersteigerung. Bei Zweitimpfungen kann es vermehrt zu arthralgischen Beschwerden kommen [17, 87].

Durch die bisherigen Impfungen in der BRD wurde nach unseren Erhebungen im Stuttgarter Raum die seronegative Rate insgesamt von 1981 mit elf bis zwölf Prozent bis 1990 auf 5,2 Prozent gesenkt [30, 39a]. Welch schnellen Effekt die gezielte Impfung der seronegativen Frauen auf die Seronegativrate einerseits und die Antikörpertiterverteilung andererseits haben kann, zeigt der Vergleich der Antikörperbefunde bei Frauen mit und ohne Impfangabe (Abb. 3 a).

So beträgt die Seronegativrate bei den geimpften Frauen nur 2,5 Prozent im Vergleich zu den 8,6 Prozent bei Frauen ohne Impfangabe. Bei den geimpften Frauen sind jedoch die Raten der fraglich und schwach positiven HAH-Titer von 1:8 und 1:16 mit 20,6 Prozent signifikant höher als bei Frauen ohne Impfangabe (10,5 Prozent) [46]. Da der Immunschutz für die Dauer des gebärfähigen Alters ausreichen muß, sollten diese niederen Titer überwacht werden. Bei allen jungen Mädchen und Frauen mit und ohne frühere Impfung sollte vor der ersten Schwangerschaft der Immunstatus geprüft werden, um die noch Seronegativen und fraglich Seropositiven zu impfen [61].

2.5.3 Reinfektionen

Trotz erfolgreicher Impfung können früher oder später bei Rötelnkontakt in Gegenwart von Antikörpern Reinfektionen stattfinden [27, 29, 34, 45, 54, 59, 86]. Dies ist nach natürlich erworbener Immunität nur selten der Fall und hat bis auf Ausnahmefälle [48] keine Konsequenzen für die Frucht [18]. Die Reinfektion nach früherer Impfung verläuft in der Regel asymptomatisch und bewirkt eine HAH- und IgG-Titersteigerung, kann aber auch mit mäßiger IgM-Antikörperbildung einhergehen [69, 70]. Bei bekanntem Titer nach Impfung ist hierbei keine Schädi-

Abb. 3a   Röteln-Antikörpertiterverteilung bei Schwangeren und bei Frauen im gebärfähigen Alter mit und ohne Impfangaben (1981 bis Juni 1987).

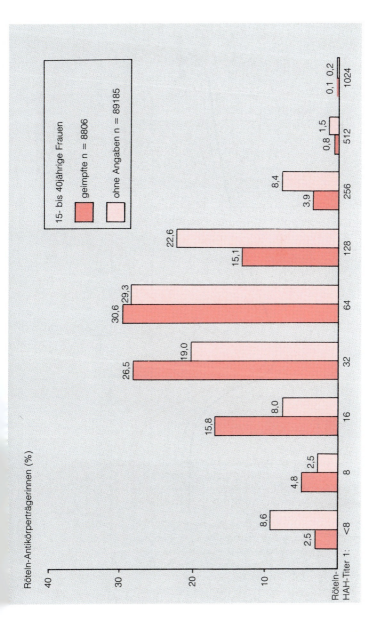

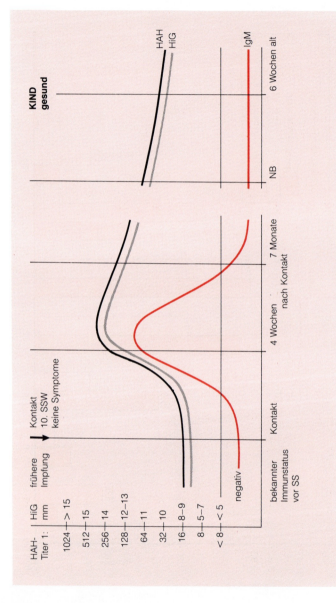

Abb. 3b Reinfektion in der Schwangerschaft nach früherer Rötelnimpfung mit Erfolgskontrolle.

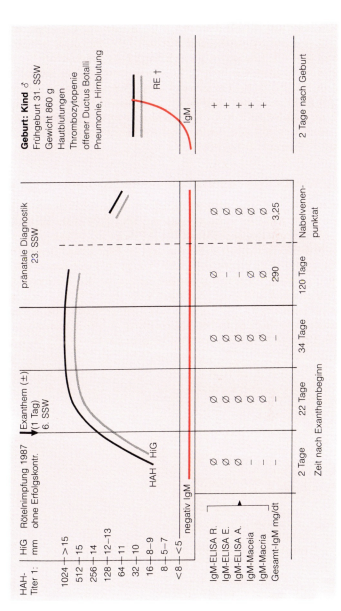

Abb. 3c Wahrscheinliche Reinfektion in der Schwangerschaft nach früherer Rötelnimpfung ohne Erfolgskontrolle.

gung des Kindes zu erwarten [22, 27, 29] (Abb. 3b). Bei nicht kontrolliertem Immunstatus nach Impfung ist die Beurteilung der Situation, besonders wenn Symptome auftreten und IgM-Antikörper gebildet werden [69, 70], schwieriger, da auch einige Fälle von Rötelnembryopathien bei Kindern von früher geimpften Müttern bekannt geworden sind [6, 41, 47, 81b]. Ein Beispiel hierfür zeigt Abbildung 3c. In diesem Falle waren bei der Reinfektion weder im mütterlichen Blut noch im Nabelschnurblut des Feten IgM-Antikörper feststellbar [43]. Das Kind kam mit dem Vollbild der Rötelnembryopathie zur Welt (s. auch „Pränatale Diagnostik").

2.5.4 Versehentliche Impfung in der Schwangerschaft

Zum Risiko der versehentlichen Impfung vor und in der Frühgravidität liegen beruhigende Informationen aus den USA [10, 11a], der BRD [28, 35, 39a] und England [83] vor. Bei 1176 Schwangerschaften in den USA bzw. 510 in Stuttgart wurde von 1971 bis 1986 (Stand Dezember 1986) an Hand der lebendgeborenen Kinder und der Kinder von Müttern, die bei der Impfung seronegativ waren, der Ausgang der Schwangerschaft überwacht. Nach den vorliegenden Daten kommen zwar in einem kleinen Prozentsatz (2,5 Prozent) pränatale subklinische Infektionen vor, doch ist das beobachtete Risiko für eine Rötelnembryopathie gleich Null, und das theoretische maximale Risiko liegt bei der

Registrierte Frauen	Center for Disease Control (Atlanta, USA) n = 1176		Stuttgart (Enders) n = 510	
beobachtetes Risiko (Neugeborene)	0/812	0%	0/391	0%
maximales Risiko (Neugeborene seronegativer Mütter)	0/267	1,4%	0/185	2,7%
maximales Risiko (USA + BRD)		0,7%		
„Normalrisiko" für kongenitale Defekte	~2–3%		~3,5%	
Risiko bei Röteln im ersten Trimenon	25–35%			

Schema 3 Risiko für kongenitales Rubella-Syndrom bei Rötelnimpfung vor und in der Frühgravidität.

Tabelle 5 Maßnahmen zur Verhütung von Rötelnembryopathien

Aktive Impfung:	im Kindesalter und präpubertär oder *vor* der 1. Schwangerschaft, allenfalls im 1. Wochenbett
Immunitätslage:	Feststellung *vor* der 1. Schwangerschaft bei geimpften und nichtgeimpften Frauen
Mutterschaftsvorsorge:	Überwachung der Immunitätslage durch Anamnese und Antikörpertest. Diagnose akuter Infektionen. Bei Kontakt seronegativer Frauen Gabe von Immunglobulinen. In Problemfällen IgM-Antikörperbestimmung im fetalen Blut in der 22.–23. SSW

Röteln

*1.–12. SSW**	kindliches Risiko 35%	Interruptio
*13.–17. SSW**	kindliches Risiko –10%	pränatale Diagnostik
*mehr als 18. SSW**	kindliches Risiko < 3,5%	keine Interruptio
6 Wochen vor bis 10 Tage nach der letzten Regel	kindliches Risiko < 3,5%?	keine Interruptio
*Reinfektion nach früherer Impfung 1.–17. SSW**	bei bekanntem Prätiter ohne Symptome	keine Interruptio
*in 1.–12. SSW**	ohne Prätiter mit Symptomen	Interruptio
*in der 13.–17. SSW**		pränatale Diagnostik
Akzidentelle Impfung	vor/in Frühgravidität	keine Interruptio

* SSW = Schwangerschaftswoche, ab der letzten Regel berechnet (Gestationswoche minus zwei Wochen)

Zusammenfassung der Zahlen aus den USA und Stuttgart bei 0,7 Prozent ($p < 0,05$). Auch aus England liegen ähnliche günstige Ergebnisse vor [83]. Aufgrund dieser Sachlage wird bei akzidenteller Rötelnimpfung vor und in der Frühschwangerschaft heute die Interruptio nicht mehr empfohlen [62]. Trotzdem gilt weiterhin, daß in diesem Zeitraum nicht geimpft werden sollte. Wichtig bleibt es auch, den Ausgang der Schwangerschaft bei akzidenteller Impfung zu überwachen, damit kongenitale Defekte und Anomalien verschiedener Art, die in der BRD in ± 3,5 Prozent und in USA in zwei bis drei Prozent bei jeder Schwangerschaft zu erwarten sind [10a], nicht der akzidentellen Rötelnimpfung zur Last gelegt werden (Schema 3).

2.6 Therapie

Eine Behandlung ist bei unkomplizierten Röteln nicht erforderlich. Bei Fieber ist Bettruhe angezeigt. Bei Rubeolenenzephalitis kommt eine Kortikosteroidtherapie in Betracht. Die Behandlung der Arthralgie ist symptomatisch. Bei der Rötelnembryopathie sind frühzeitig unterstützende Maßnahmen wichtig.

2.7 Zusammenfassung

Die Maßnahmen, die uns heute in der BRD zur Verhütung von Rötelnembryopathien zur Verfügung stehen, sind in Tabelle 5 zusammengestellt.

Literatur (siehe auch Literaturnachtrag, S. 274)

1. Alford, C. A., F. A. Neva, T. H. Weller: Virologic and serologic studies on human products of conception after maternal rubella. New. Engl. J. Med. 271 (1964) 1275–1281.
2. Alestig, K., F. K. Bartsch, L. A. Nilson, O. Strannegard: Studies of Amniotic fluids in women infected with rubella. J. infect. Dis. 129 (1974) 79.
3. Al Nakib, W., J. M. Best, J. E. Banatvala: Rubellaspecific serum and nasopharyngeal immunoglobulin responses following naturally acquired and vaccine-induced infection. Prolonged persistence of virusspecific IgM. Lancet I (1975) 182–185.

4. Bart, K. J., W. A. Orenstein, S. R. Preblud, A. R. Hinman: Universal immunization to interrupt rubella. Proceedings of the International Symposium on the Prevention of Congenital Rubella Infection, 1984 in Washington. Rev. Inf. Dis. 7 (Suppl. 1) (1985) 177–184.
5. Best, J. M., S. J. Palmer, P. Morgan-Capner, J. A. Hodgson: Comparison of Rubazyme M and Macria for the detection of rubella-specific IgM. J. Virol. Meth. 8 (1984) 99–109.
6. Bott, L. M., D. H. Eizenberger: Congenital rubella after successful vaccination. Med. J. Aust. 1 (1982) 512–514.
7. Brökelmann, J., M. Niesen, K. E. Schneweis, H. Weitzel, M. H. Wolff: Präkonzeptionelle Röteln – Hinweis auf eine besondere Form der Pathogenese von Rötelnembryopathien. Geburtsh. u. Frauenheilk. 34 (1974) 1007–1011.
8. Buimovici-Klein, E., K. L. Hite, R. T. Byrne et al.: Isolating rubellavirus in milk after postpartum immunization. J. Pediat. 91 (1977) 939–941.
9. Cederquist, L. L., I. A. Zervoudakis, L. C. Ewool, L. B. Senterfit, S. D. Litwin: Prenatal diagnosis of congenital rubella. Brit. med. J. 276 (1977) 615.
10. Center for Disease Control: Rubella vaccination during pregnancy – United States 1971–1983. Morb. Mort. Weekly Rep. 33 (1984) 365.
11. Center for Disease Control: Rubella vaccination during pregnancy – United States, 1971–1985. Morb. Mort. Weekly Rep. 35 (1986) 275–284.
12. Center for Disease Control: Rubella and congenital rubella syndrome – United States, 1984–1985. Morb. Mort. Weekly Rep. 35 (1986) 129–135.
13. Chantler, J. K., D. K. Ford, A. J. Tingle: Persistent rubella infection and rubella-associated arthritis. Lancet I (1982) 1323–1325.
14. Chantler, J. K., A. J. Tingle: Isolation of rubella virus from human lymphocytes after acute natural infection. J. infect. Dis. 145 (1982) 673–677.
15. Chantler, J. K., A. J. Tingle, R. E. Petty: Persistent rubella virus infection associated with chronic arthritis in children. New Engl. J. Med. 313 (1985) 1117–1123.
16. Cooper, L. Z., A. L. Flormann, P. R. Ziring, S. Krugman: Loss of rubella hemagglutination inhibition antibody in congenital rubella. Amer. J. Dis. Child. 122 (1971) 397–403.
17. Coyle, P. K., J. S. Wolinsky, E. Buimovici-Klein, E. Moucha, L. Z. Cooper: Rubella-specific immune complexes after congenital infection and vaccination. Infect. Immun. 36 (1982) 498–503.
18. Cradock-Watson, J. E., M. K. S. Ridehalg, M. J. Anderson, J. R. Pattison: Outcome of asymptomatic infection with rubella virus during pregnancy. J. Hyg. Camb. 87 (1981) 147–154.
19. Daffos, F., F. Forestier, L. Grangeot-Keros, M. C. Pavlovsky, P. Lebon, M. Chartier, J. Pillot: Prenatal diagnosis of congenital rubella. Lancet II (1984) 1–3.
20. Dudgeon, J. A.: Selective immunization: Protection of the individual. Proceedings of the International Symposium on the Prevention of Congenital Rubella Infection in Washington 1984. Rev. Inf. Dis. 7 (Suppl. 1) (1985) 185–190.
21. Edgar, W. M., M. H. Hambling: Rubella vaccination and anti-D-immunoglobulin administration in the puerperium. Brit. J. Gynaec. 84 (1977) 754–757.
22. Ehrengut, W., H. Lennartz: Wirksamkeit der Cendehill-Vakzine in der Prophylaxe der Rötelnembryopathie. Dtsch. med. Wschr. 105 (1980) 153–154.

23. Enders, G.: Röteln und Schwangerschaft. Gynäkologe 10 (1977) 15–30.
24. Enders, G.: Zur Wertbestimmung und Anwendung von Immunglobulin-Präparaten. In: Spiess, H. (Hrsg.): Immunglobuline in Prophylaxe und Therapie. Tagungsbericht der Deutschen Vereinigung zur Bekämpfung der Viruskrankheiten in Verbindung mit dem Deutschen Grünen Kreuz, S. 39–48. München 1977.
25. Enders, G.: Röteln-Embryopathie noch heute? Geburtsh. u. Frauenheilk. 42 (1982) 403–413.
26. Enders, G.: Virus- und andere Infektionen in der Schwangerschaft: Diagnostik und Prävention. Z. Geburtsh. Perinat. 187 (1983) 109–116, 155–167.
27. Enders, G.: Rubella Infections. Symposium: Diagnostics in Perinatal Infections, Marburg. Med. Laboratory (Behring) Suppl. I (1984) 58–71.
28. Enders, G. Akzidentelle Impfung in der Schwangerschaft. Dtsch. med. Wschr. 109 (1984) 1806–1809.
29. Enders, G.: Aktuelle Probleme der Rötelndiagnostik und der Impfung. Ärztl. Lab. 30 (1984) 291–298.
30. Enders, G.: Stand der Masern-, Mumps- und Rötelnschutzimpfung in der Bundesrepublik. Öff. Ges.Wes. 49 (1987) 418–425.
31. Enders, G.: Stand der Masern-, Mumps- und Röteln-Schutzimpfung. Diagnostik 17 (1984) 11–14.
32. Enders, G.: Problems of rubella diagnostic by different IgM techniques and the need of test combinations. In: Habermehl, K.-O. (ed.): Rapid Methods and Automation in Microbiology, Proceedings of the Fourth International Symposium on Rapid Methods and Automation in Microbiology and Immunology in Berlin 1984, pp. 146–161. Springer, Heidelberg 1985.
33. Enders, G.: Klinischer Leitfaden Röteln. Abbott Diagn. Division, Wiesbaden 1985.
34. Enders, G.: Serological test combinations for safe detection of rubella infections. Proceedings of the International Symposium on the Prevention of Congenital Rubella Infection 1984 in Washington. Rev. Infect. Dis. 7 (Suppl. 1) (1985) 113–122.
35. Enders, G.: Rubella antibody titers in vaccinated and nonvaccinated women and results of vaccination during pregnancy. Proceedings of the International Symposium on the Prevention of Congenital Rubella Infection, 1984 in Washington. Rev. Infect. Dis. 7 (Suppl. 1) (1985) 103–107.
36. Enders, G.: Die Masern-, Mumps- und Rötelnschutzimpfung in der Bundesrepublik Deutschland. Dtsch. Ärztebl. 82 (1985) 2335–2338.
37. Enders, G.: Rötelnimpfung ja – Risiko der Wiederimpfung. Dermatologe 33 (1985) 491–504.
38. Enders, G.: Röteln. In: Gsell, O., H. Krech, W. Mohr (Hrsg.): Fortschritte in der klinischen Virologie, S. 157–177. Urban & Schwarzenberg, München–Wien–Baltimore 1986.
39. Enders, G.: Erfahrungen mit der pränatalen Diagnostik von Röteln, Toxoplasmose und Zytomegalie aus fetalem Blut. In: Murken, J. (Hrsg.): Pränatale Diagnostik und Therapie, S. 173–180. Enke, Stuttgart 1987.
40. Enders, G., M. Alexander: Rubeolen (Röteln). In: Hornbostel, H., W. Kaufmann, W. Siegenthaler (Hrsg.): Innere Medizin in Praxis und Klinik, Bd. 3, S. 13. 9–13.15. Thieme, Stuttgart 1985.

41. Enders, G., A. Calm, J. Schaub: Rubella embryopathy after previous maternal rubella vaccination. Infection 12 (1984) 96–98.
42. Enders G., R. G. Geursen: Zur Prophylaxe von Diphtherie, Röteln und Varizellen mit homologen Immunglobulinen. Die gelben Hefte (Behring) 22 (1982) 22–33.
43. Enders, G., W. Jonatha: Prenatal Diagnosis of Intrauterine Rubella. Infection 15 (1987).
44. Enders, G., F. Knotek: Detection of IgM antibodies against rubella virus: Comparison of two indirect ELISAs and an anti-IgM-capture immunoassay. J. med. Virol. 19 (1986) 377–386.
45. Enders, G., F. Knotek, U. Pacher: Comparison of various serological methods and diagnostic kits for the detection of acute, recent, and previous rubella infection, vaccination, and congenital infections. J. med. Virol. 16 (1985) 219–232.
45a. Enders, G., U. Nickerl-Pacher, E. Miller, J. E. Cradock-Watson: Outcome of confirmed periconceptional maternal rubella. The Lancet (1988) 1445–1447.
46. Enders, G., U. Pacher: Röteln-Impfung: Antikörperpersistenz für 14–17 Jahre und Immunstatus von Frauen ohne und mit Impfanamnese. Immun. Infekt. (April 1988).
47. Forrest, J. M., M. A. Menser: Failure of rubella vaccination to prevent congenital rubella. Med. J. Aust. 1 (1977) 77.
48. Forsgren, M., G. Carlström, K. Strannegard: Congenital rubella after maternal reinfection. Scand. J. infect. Dis. 11 (1979) 81–83.
49. Gitmans, U., G. Enders, H. Glück, B. Harm, L. Lindemann: Die Rötelnschutzimpfung mit HPV$_{77}$DE$_5$- und RA 27/3-Impfstoffen von 11–16 Jahre alten Mädchen: Untersuchungen zur Antikörperentwicklung und Antikörperpersistenz nach 4 und 8 Jahren. Immun. Infekt. 11 (1983) 79–90.
50. Grillner, L., M. Forsgren, B. Barr, M. Böttiger, L. Danielsson, C. De Verdier: Outcome of rubella during pregnancy with special reference to the 17–24th week of gestation. Scand. J. infect. Dis. 15 (1983) 321–325.
51. Grillner, L., C. Hedström, H. Bergström et al.: Vaccination against rubella of newly delivered women. Scand. J. infect. Dis. 5 (1973) 237–241.
52. Groscurth, P., G. Kistler, G. Töndury: Zum Problem der Röteln im zweiten Schwangerschaftsdrittel. Dtsch. med. Wschr. 98 (1973) 570.
53. Hanshaw, J. B., J. A. Dudgeon: Viral Diseases of the Fetus and Newborn. Kapitel 3: Rubella, pp. 17–96. Saunders, Philadelphia 1978.
54. Harcourt, G. C., J. M. Best, J. E. Banatvala: Rubellaspecific serum and nasopharyngeal antibodies in volunteers with naturally acquired and vaccine-induced immunity after intranasal challenge. J. Inf. Dis. 142 (1980) 145–155.
55. Hardy, D. C., G. H. McCrachen, M. R. Gilkeson, J. L. Sever: Adverse fetal outcome following maternal rubella after first trimester. J. Amer. med. Ass. 207 (1969) 2414.
56. Herrmann, K. L., S. B. Halstead, N. H. Wiebenger: Rubella antibody persistence after immunization. J. Amer. med. Ass. 2 (1982) 193.
57. Hillary, J. B., A. H. Griffith: Persistence of antibody 10 years after vaccination with Wistar RA 27/3 strain live attenuated rubella vaccine. Brit. med. J. 280 (1980) 1580.

58. Hinman, A. R., K. J. Bart, W. A. Orenstein, S. R. Preblud: Rational strategy for rubella vaccination. Lancet I (1983) 39–41.
59. Horstmann, D. M., H. Liebhaber, G. L. Bouvier, D. A. Rosenberg, S. B. Halstead: Rubella: Reinfection of vaccinated and naturally immune persons exposed in an epidemic. New Engl. J. Med. 283 (1970) 771–778.
60. Just, M., V. Just, R. Berger, F. Burkhardt, U. Schilt: Rubella vaccines – duration of immunity studies done in Switzerland. Proceedings of the International Symposium on The Prevention of Congenital Rubella Infection in Washington 1984. Rev. Inf. Dis. 7 (Suppl. 1) (1985) 91–94.
61. Kassenärztliche Bundesvereinigung: Neue Aspekte in der gesetzlichen Mutterschaftsvorsorge. Dtsch. Ärztebl. 37 (1990) 73–76.
62. Kassenärztliche Bundesvereinigung: Stellungnahme des wissenschaftlichen Beirates der Bundesärztekammer: Röteln-Impfung in der Schwangerschaft. Dtsch. Ärztebl. 7 (1985) 417–418.
63. Kistler, G. S.: Morphologische Aspekte des pränatalen Virusinfektes. In: Spiess, H. (Hrsg.): Der pränatale und perinatale Virusinfekt. Bericht von der Tagung der Deutschen Vereinigung zur Bekämpfung der Viruskrankheiten in Verbindung mit dem Deutschen Grünen Kreuz, S. 31–39. Medizinische Verlagsgesellschaft, Marburg 1981.
64. Landes, R. D., J. W. Bass, E. W. Millundick, W. J. Oetgen: Neonatal rubella following postpartum maternal vaccination. J. Pediat. 97 (1980) 465–467.
65. Leidel, J., Th. Mertens, H. J. Eggers: Auftreten und Persistenz rötelnspezifischer IgM-Antikörper. Dtsch. med. Wschr. 102 (1977) 1418–1421.
66. Miller, E., J. E. Gradock-Watson, T. M. Pollock: Consequences of confirmed maternal rubella at successive stages of pregnancy. Lancet II (1982) 781–784.
67. Miller, C. L., E. Miller, P. J. L. Sequeira, J. E. Cradock-Watson, M. Longson, E. C. Wiseberg: Effect of selective vaccination on rubella susceptibility and infection in pregnancy. Brit. med. J. 291 (1985) 1398–1401.
68. Morgan-Capner, P.: The detection of rubella specific antibody. Public Health Laboratory Service Microbiol. Digest 1 (1983) 6–11.
69. Morgan-Capner, P., J. Hodgson, J. E. Best, J. Sellwood, J. Tippett et al.: Problems with rubella reinfection. In: Habermehl, K.-O. (ed.): Rapid Methods and Automation in Microbiology. Proceedings of Fourth International Symposium on Rapid Methods and Automation in Microbiology and Immunology in Berlin 1984. Springer, Heidelberg 1985.
70. Morgan-Capner, P., J. Hodgson, M. H. Hambling, C. Dulake, T. J. Coleman, P. A. Boswell, R. P. Watkins, J. Booth, H. Stern, J. M. Best, J. E. Banatvala: Detection of rubella-specific IgM in subclinical rubella reinfection in pregnancy. Lancet I (1985) 244–246.
71. Morgan-Capner, P., C. H. Rodeck, K. Nicolaides, J. E. Cradock-Watson: Prenatal diagnosis of rubella (letter). Lancet II (1984) 343.
72. Morgan-Capner, P., R. S. Tedder, J. E. Mace: Reactivity for rubella-specific IgM in sera from patients with infectious monucleosis (letter). Lancet I (1983) 589.
73. Neumann-Haefelin, D., Ch. Neumann-Haefelin, E. E. Petersen, Th. Luthardt, R. Haas: Passive Rötelnprophylaxe. Dtsch. med. Wschr. 100 (1975) 177–181.
74. Orenstein, W. A., K. J. Bart, A. R. Hinman, S. R. Preblud, W. L. Greaves, S.

W. Doster, H. C. Stetler, B. Sirotkin: The opportunity and obligation to eliminate rubella from the United States. J. Amer. med. Ass. 251 (1984) 1988–1994.
75. O'Shea, S., J. M. Best, J. E. Banatvala, W. C. Marshall, J. A. Dudgeon: Rubella vaccination. Persistence of antibodies for up to 16 years. Brit. med. J. 285 ('82) 253.
76. Peckham, C. S.: Clinical and laboratory studies of children exposed in utero to maternal rubella. Arch. Dis. Childh. 47 (1972) 254.
77. Peckham, C. S.: Clinical and serological assessment of children exposed in utero to firmed maternal rubella. Brit. med. J. I (1974) 256.
78. Polk, B. F., J. F. Modlin, J. A. White et al.: A controlled comparison of joint reactions among women receiving one of two rubella vaccines. Amer. J. Epidemiol. 115 (1982) 19–25.
79. Proceedings of the International Symposium on the Prevention of Congenital Rubella Infection, 1984 in Washington. Rev. Infect. Dis. 7 (Suppl. 1) (1985).
80. Rawls, W. E.: Viral persistence in congenital rubella. Progr. Med. Virol. 18 (1974) 273–288.
81. Rawls, W. E., J. Dysmeter, J. L. Melnick: Serologic diagnosis and fetal involvement in maternal rubella: Criteria for abortion. J. Amer. med. Ass. 203 (1968) 627–631.
81a. Ruther, A., Diplomarbeit: Rubellavirusnachweis mittels Polymerase Chain Reaction (PCR) im Vergleich zur Hybridisierung und Virusisolierung, vorgelegt der Fakultät für Biologie der Universität Hohenheim, August 1990.
81b. Saule, H., G. Enders: Congenital rubella after previous immunity of the mother. Eur. J. Ped. (im Druck 1987).
82. Sever, J. L., J. B. Hardy, K. B. Nelson, M. R. Gilkeson: Rubella in the collaborative perinatal research study. Amer. J. Dis. Childh. 118 (1969) 123–132.
83. Sheppard, S., R. W. Smithells, A. Dickson, H. Holzel: Rubella vaccination and pregnancy: preliminary report of a national survey. Brit. med. J. 292 (1986) 727.
84. Smithells, R. W., S. Sheppard, H. Holzel, A. Dickson: National congenital rubella surveillance programme (NCRSP) July 1971–June 1984. PHLS Communicable Disease Report 43 (1984) 3–4.
85. Thompson, K. M., J. O. Tobin: Isolation of rubella virus from abortion material. Brit. med. J. I (1970) 264–266.
86. Thomssen, R.: Feldversuche zur Wertbestimmung von Rötelnimpfung mit „Cendehill" und „RA 27/3". Die Reinfektionshäufigkeit der geimpften und natürlich immunen Personen im Vergleich zur Infektionshäufigkeit empfindlicher Personen innerhalb einer 3- bzw. 5jährigen Beobachtungszeit. Zbl. Bakteriol. Mikrobiol. Hyg. (A) 236 (1976) 163.
87. Tingle, A. J., T. Yang, M. Allen, G. D. Kettyls, R. P. B. Larke, M. Schulzer: Prospective immunological assessment of arthritis induced by rubella vaccine. Infect. Immun. 40 (1983) 22–28.
88. Töndury, G., D. W. Smith: Fetal rubella pathology. J. Pediat. 68 (1966) 867–879.
89. Vejtorp, M., B. Mansa: Rubella IgM antibodies in sera from infants born after maternal rubella later than the 12th week of pregnancy. Scand. J. infect. Dis. 12 (1980) 1–5.

3 Zytomegalie

3.1 Erreger, Infektion, Epidemiologie 36
3.2 Zytomegalieinfektion in der Schwangerschaft 38
3.2.1 Allgemeines 38
3.2.2 Prä-, peri- und frühpostnatale Zytomegalieinfektionen
und das Zytomegaliesyndrom 39
3.3 Krankheitsbild der kongenitalen Zytomegalie 40
3.4 Diagnose 41
3.5 Prophylaxe 46
3.6 Therapie 46
3.7 Zusammenfassung 47

Das Zytomegalievirus (CMV) verursacht zweifellos die häufigste kongenitale und frühpostnatale Infektion. Die Bedeutung dieser Infektion für das Kind ist von ähnlicher Größenordnung wie die Röteln vor dem Einsatz der prophylaktischen Maßnahmen. Aufgrund der immunologischen Besonderheiten der CMV-Infektion ist eine Prophylaxe zur Verhütung von kongenitalen CMV-Infektionen zur Zeit nicht möglich [9].

3.1 Erreger, Infektion, Epidemiologie

Das Zytomegalievirus gehört zu der Gruppe der Herpesviren [65]. Nach der Primärinfektion persistiert das Virus lebenslänglich wahrscheinlich in den Lymphozyten und kann unter bestimmten Voraussetzungen reaktiviert werden [19].

Die Ansteckungsquellen für die Primärinfektion sind Speichel, Harn, zervikale und vaginale Sekrete, Samen, Tränen und Blut. Für die horizontale Übertragung ist wegen der Labilität des Erregers gegenüber Umwelteinflüssen ein enger und längerer körperlicher Kontakt notwendig [2, 34b, 36, 36a, 38a, 66]. Die Erstinfektion verursacht nach einer nicht genau bekannten Inkubationszeit bei sonst Gesunden meist nur uncharakteristische Symptome, wie Fieber, Lymphknotenschwellung, gelegentlich das Bild einer Mononukleose mit negativem Paul-Bunnel-Test und negativer Epstein-Barr-Serologie [40]. In Ausnahmefällen kommt es zum Guillain-Barr-Syndrom mit aufsteigenden Lähmungen, Hepatitis und Myokarditis [12, 48]. Das Virus wird für kürzere Zeit mit dem Speichel und oft für längere Zeit im Urin und den Genitalsekreten ausgeschieden.

Die Immunabwehr beginnt mit der Interferonproduktion, den zellulären Immunreaktionen (Suppression der lymphoproliferativen Reaktion gegenüber Mitogenen, einem Anstieg des Suppressor-Helfer-Zellverhältnisses, der Produktion des Makrophagenhemmfaktors und Zell-Lysis-Faktors), gefolgt von der Entwicklung der humoralen Antikörper. Die IgM-, IgA- und IgE-Antikörper [64] treten zuerst auf und verschwinden im allgemeinen acht bis zwölf Wochen nach der Primärinfektion. Die IgG-Antikörper werden fast gleichzeitig meßbar, bleiben aber, nachdem sie ihre maximalen Titer erreicht haben, in absinkenden Titern lebenslänglich nachweisbar [11, 12, 16].

Besonders bei jugendlichen Erwachsenen und jungen schwangeren Frauen wird das latent persistierende Virus durch periodisch rekurrierende Infektion mit intermittierender, geringgradiger Virusausscheidung unterbrochen. Die Ursache hierfür ist unbekannt, doch dürfte sie im Bereich der zellulären Immunität liegen [24, 37]. Bei rekurrierenden Infektionen, die klinisch bei sonst gesunden Personen nicht erkennbar sind, kommt es zu Steigerung der IgG-Antikörpertiter und gelegentlich auch wieder zur IgM-Antikörperbildung [50]. Mit zunehmendem Alter nehmen die rekurrierenden Infektionen ab. Die Zytomegaliedurchseuchung zeigt zwei Gipfel, den ersten im zweiten bis dritten Lebensjahr und den zweiten mit Aufnahme des Geschlechtsverkehrs zwischen 15 und 30 Jahren. Der Grad der Durchseuchung hängt im wesentlichen

Tabelle 6 Epidemiologie der Zytomegalievirus-Infektion

sozialer Status	Infektions- zeitpunkt	Durchseuchung in Abhängigkeit vom Alter			
		3 Monate bis 3 Jahre	4–14 Jahre	15–30 Jahre	> 30 Jahre
niedrig	früh	20–60%	70%	> 90%	> 90%
hoch	spät	10–20%	30%	40–50%	55%
gesamt		1. Höhepunkt		2. Höhepunkt	
Übertragung:	Intimkontakt	Mutter/Kind in Heimen		sexuelle Aktivität	

vom Lebensstandard und auch von der geographischen Lage ab. So erreicht sie in Entwicklungsländern und bei niederem sozialem Milieu bis zum jugendlichen Erwachsenenalter ungefähr 90 Prozent und bei höherem sozialem Milieu zwischen 40 und 50 Prozent. Die Durchseuchung ist demnach in verschiedenen Populationen und weltweit sehr unterschiedlich [35, 66] (Tab. 6).

In der BRD liegt die Zytomegaliedurchseuchung bei den 18- bis 30jährigen Blutspendern, die repräsentativ für die Gesamtbevölkerung sind, zwischen 45 und 55 Prozent [11].

3.2 Zytomegalieinfektion in der Schwangerschaft

3.2.1 Allgemeines

Junge Frauen der mittleren und oberen sozialen Schicht in Industrieländern weisen bei Eintritt in die Schwangerschaft zu 45 bis 55 Prozent CMV-Antikörper auf, während die jungen Frauen in Entwicklungsländern und die aus niederem sozialem Milieu zu etwa 90 Prozent durchseucht sind [1, 38, 51, 63, 66]. In der Bundesrepublik sind nach unseren Erhebungen in der Schwangerschaftsvorsorge mit 13 bis 17 Prozent Ausländerinnenanteil zur Zeit 54,3 Prozent antikörperpositiv [11, 12].

Im Gegensatz zu Röteln, wo die Gegenwart mütterlicher Antikörper einen Schutz vor pränataler Infektion gewährleistet, sind bei der Zytomegalie die Kinder seronegativer als auch seropositiver Mütter dem Risiko einer prä- und perinatalen Zytomegalieinfektion ausgesetzt [35]. Bei Erstinfektion, die vor allem bei sehr jungen Schwangeren (18 bis 25 Jahre) zu erwarten ist, kann die pränatale Infektion mit nachfolgender kindlicher Schädigung im ersten und zweiten, aber auch im dritten Trimenon zustande kommen [9]. Die jährlichen Zuwachsraten an Primärinfektionen in der Frühschwangerschaft sollen zwischen 1,6 und 3,7 Prozent liegen [1a, 15a, 32, 34a, 38, 39, 60]. Hierbei wird durch intrauterine Übertragung mit einer kindlichen Infektionsrate von ca. 40 Prozent und einer Schädigungsrate von ca. 5–15 Prozent gerechnet. Die Infektionsübertragung ist unabhängig vom Gestationsalter, doch treten kindliche Schädigungen eher bei mütterlicher Primärinfektion in der Frühschwangerschaft auf. Bei den jungen seropositiven Schwangeren ist in mehr als zehn Prozent mit einer rekurrierenden Infektion zu rechnen. Diese findet durch die zunehmende Depression der zellulären Immunität, vor allem im zweiten und dritten Trimenon [13, 46] statt, wie der positive Virusnachweis aus dem Zervixsekret und IgG-Antikörpertiteranstiege sowie auch ein positiver IgM-Antikörpernachweis zeigen [34, 40].

3.2.2 Prä-, peri- und frühpostnatale Zytomegalieinfektionen und das Zytomegaliesyndrom

Bei der *Erstinfektion* in der Schwangerschaft wird das Virus durch Virämie im ersten bis dritten Trimenon transplazental auf den Feten übertragen. Die reaktivierte Infektion der Schwangeren kann sowohl auf diesem Weg, aber besonders durch Aszension des Virus aus dem Genitalbereich zur intrauterinen Infektion führen [22]. Die perinatale Infektion ereignet sich beim Geburtsvorgang durch Exposition zu den infizierten genitalen Sekreten [55], während die frühpostnatale Infektion hauptsächlich durch die Muttermilch [5], durch Kontaktinfektion in Kinderheimen [2, 6] und nicht selten auch durch Bluttransfusion als iatrogene Infektion stattfindet [30, 31, 68]. Die peri-, frühpostnatalen und die iatrogenen Infektionen können trotz Gegenwart mütterlicher Antikörper erfolgen.

Die Informationen über die *Immunantwort des Feten* auf die intrauterine oder des Neugeborenen auf die perinatale Infektion sind noch begrenzt. Die Interferonproduktion ist relativ gering [8], und die zellulären Abwehrreaktionen sind vermindert [14, 34c]. Es werden in der Mehrzahl der Fälle zunächst IgM-Antikörper und später erst IgG-Antikörper gebildet. In Abhängigkeit vom Gestationsalter bei Infektion können IgM-Antikörper bei Geburt erhöht sein oder noch fehlen, während die IgG-Antikörper zunächst den mütterlichen Antikörperstatus widerspiegeln [15]. Bei der peri- und frühpostnatalen Infektion kommt es im Verlauf von mehreren Wochen ebenfalls zur Entwicklung von IgM- und IgG-Antikörpern. Die IgM-Antikörper sind nach intrauteriner, perinataler und frühpostnataler Infektion zumindest für mehrere Wochen bis Monate, gelegentlich auch länger, und die IgG-Antikörper lebenslang nachweisbar.

Bei kongenital und perinatal erworbenen, aber auch nach frühpostnatalen Infektionen kann die Virusausscheidung aus dem Rachen, besonders aber aus dem Urin, in Gegenwart von Antikörpern mehrere Jahre andauern [2, 66].

Bei Geburt ist durchschnittlich ein Prozent aller lebendgeborenen Kinder mit CMV-Virus infiziert. Diese Rate variiert in verschiedenen Populationen von 0,2 bis 2,4 Prozent [32, 38, 39, 56, 57, 60, 62]. In der

Bundesrepublik liegt sie nach unseren Erfahrungen eher bei 0,2 Prozent [10]. Zehn bis 15 Prozent der Kinder mit CMV-Infektion haben Symptome bei der Geburt [17, 59], und weitere zehn bis 15 Prozent können Spätmanifestationen entwickeln [3, 17, 18, 27, 28, 32, 42, 45, 47, 59, 67]. Es zeichnet sich ab, daß die meisten schwergeschädigten Kinder von jungen Erstgebärenden mit Primärinfektionen im ersten und zweiten Trimenon der Schwangerschaft geboren werden [25, 41, 42]. Die Folgen der reaktivierten mütterlichen Infektion für das Kind sind heute noch nicht voll abschätzbar. Sie führen in einigen Populationen sehr selten [53, 56], in anderen [1, 38, 39, 42] dagegen etwas häufiger ebenfalls zu neurologischen Symptomen und Spätschäden beim Kind. Obwohl es infizierte Kinder aus zwei Schwangerschaften gibt, sind Berichte über Schädigungen beim zweiten Kind Ausnahmen [7, 23, 58]. Ebenso werden in den Regionen, in denen die Mütter fast zu 100 Prozent Antikörper aufweisen, keine geschädigten Kinder geboren [51].

3.3 Krankheitsbild der kongenitalen Zytomegalie

Bei etwa fünf Prozent der CMV-infizierten Neugeborenen liegt die typische Zytomegalie-Einschlußkörperchenkrankheit vor, bei weiteren fünf bis zehn Prozent sind diese Erscheinungen weniger ausgeprägt, und

Tabelle 7 Folgen der kongenitalen Zytomegalieinfektion

kongenitales Syndrom	Defekte?	Spätschäden
Hepatosplenomegalie	kardiovaskulär?	geistiger und körperlicher Entwicklungsrückstand
Thrombozytopenie	gastrointestinal?	
Petechien	Gallengangsatresie	
Hyperbilirubinämie		Intelligenzdefizit
hämolytische Anämie		Sprach-Hörstörungen
Mikrozephalie		Taubheit
Chorioretinitis		
Enzephalitis mit oder ohne Verkalkung		
Krämpfe		
atypische Lymphozytose		

85 bis 90 Prozent haben keine Symptome bei der Geburt. Beim Zytomegaliesyndrom kommt es in über 90 Prozent zu Spätfolgen, die auch bei etwa zehn bis 15 Prozent der infizierten, jedoch bei Geburt unauffälligen Kinder auftreten können (Tab. 7).

Die *perinatale Infektion sowie die frühpostnatale Infektion*, die sich zehn bis 60 Prozent der Neugeborenen in den ersten Lebenswochen und -monaten erwerben [26, 28, 38b], verläuft in der Regel asymptomatisch. Gelegentlich kommt es im Alter von vier bis zwölf Wochen zu Pneumonien, seltener zu Hepatitiden und hämolytischen Anämien [43, 52, 54, 66].

Die durch Bluttransfusion *iatrogen erworbene Zytomegalieinfektion* betrifft vor allem seronegative, frühgeborene, untergewichtige Kinder. Die Infektionsrate beträgt etwa 15 Prozent. Klinische Charakteristika dieses Syndroms sind Hepatosplenomegalie (93 Prozent), septisches Krankheitsbild (88 Prozent), respiratorischer Insuffizienz (71 Prozent), graue Hautfarbe (71 Prozent), Fieber von mehr als 38 °C (36 Prozent), atypische Lymphozytose (93 Prozent) und Thrombozytopenie. Die Letalität beträgt 20 Prozent. Auch bei Kindern mit passiven mütterlichen Antikörpern kommt es in etwa 15 Prozent zur Infektion, allerdings mit klinisch schwächeren oder keinen Auswirkungen. Dies weist auf einen Schutzeffekt der passiven Antikörper hin [31, 68].

3.4 Diagnose

Klinische Diagnostik

Die klinische Diagnose einer CMV-Erstinfektion wird wegen des meist uncharakteristischen Krankheitsbildes oder subklinischen Verlaufs nur selten gestellt. Bei verdächtigen Symptomen in der Schwangerschaft, die oft lange anhalten, sollte eine Laboruntersuchung zur Bestätigung oder zum Ausschluß einer primären Zytomegalieinfektion veranlaßt werden. Die reaktivierte Infektion verläuft bei gesunden Schwangeren meist symptomlos und kann daher nur durch Antikörperkontrollen von Beginn bis Ende der Schwangerschaft entdeckt werden.

Labordiagnostik

Eine Erst- oder eine akut reaktivierte Zytomegalieinfektion kann durch Erreger- oder Antigennachweis im Urin, im Rachen- und Zervixsekret und in Leukozyten [3a] sowie durch Nachweis eines Antikörperanstiegs beziehungsweise von IgM-Antikörpern diagnostiziert werden. Der Nachweis von IgA- und IgE-Antikörpern ist weniger aussagekräftig [12]. Bei reaktivierten Infektionen können IgM-Antikörper fehlen, so daß nur erhöhte CMV-Antikörpertiter den Verdacht nahelegen [12, 21, 44].

Der *Virusnachweis* wird heute noch am sichersten durch Verimpfung der Untersuchungsproben auf humandiploide Zellkulturen durchgeführt. Hierbei muß man oft sechs bis 20 Tage auf das Ergebnis warten. Heute ist jedoch mit dem Early-Antigen-Nachweis mittels Anzüchtung und Immunfluoreszenz mit monoklonalen Antikörpern oder dem DNA-Nachweis mit der Polymerase-Chain-Reaction (PCR) eine schnellere Diagnostik möglich [3a, 4, 32a].

Die *Antikörper* im Serum werden hauptsächlich mit der Komplementbindungsreaktion (KBR) nachgewiesen. Mit zwei Blutproben können Titeranstiege festgestellt werden. In einem Einzelblut liegen Titer bis 1:32 oder 1:40 im „Normbereich", Titer von 1:64 oder 1:80 und mehr sind als erhöht zu betrachten. Die IgG-Antikörperbestimmung gibt, wenn nicht quantitativ durchgeführt, nur einen Anhalt darüber, ob Antikörper vorhanden sind oder nicht. Für den IgM-Antikörpernachweis stehen heute mehrere Verfahren (IFL, ELISAs, RIA, anti-my capture immunoassays) zur Verfügung, deren Resultate nicht immer übereinstimmen [12, 49]. Bei positivem IgM-Antikörperbefund muß

Tabelle 8 Labordiagnostik der Zytomegalievirusinfektion

	Virusnachweis	Antikörpernachweis
Schwangere	Urin, Blut Zervixabstrich (Fruchtwasser und Blut, 23. SSW) → Isolierung und Schnellmethoden	KBR bzw. IgG + IgM – AK evtl. IgM-AK-Nachweis im fetalen Serum in 23. SSW
Neugeborenes	Urin, Blut Rachenabstrich → Isolierung und Schnellmethoden	KBR bzw. IgG + IgM – AK
Spender und *Empfänger*	vor Transplantationen und Bluttransfusionen IgG-AK-Nachweis	

außerdem auch eine Mitreaktion durch Infektion mit anderen Erregern, zum Beispiel mit dem Epstein-Barr-Virus, ausgeschlossen werden. Ein hochpositiver IgM-Antikörperbefund besagt, daß wahrscheinlich eine akute primäre CMV-Infektion besteht, während bei einem schwachpositiven IgM-Antikörperbefund eine postakute primäre oder akut reaktivierte Infektion vorliegen kann. Nach Erstinfektion können IgM-Antikörper oft langfristig (mehr als ein Jahr) nachweisbar bleiben [12, 12b] (Tab. 8).

Diagnose der prä- und perinatalen Zytomegalieinfektion

Eine ätiologische Diagnose ist anhand der klinischen Symptome, die bei Geburt auch fehlen können, kaum möglich. Die Labordiagnostik erfolgt mit den oben angegebenen Methoden. Eine sichere Differenzierung zwischen intrauteriner, peri- und frühpostnataler Infektion ist allein durch den Virus- oder Antigennachweis innerhalb der ersten Lebenstage möglich. Eine intrauterine Infektion kann mit Sicherheit ausgeschlossen werden, wenn Virus- und Antikörpernachweis beim Kind sowie bei der Mutter negativ sind. Eine intrauterine Infektion liegt vor, wenn der Virusnachweis vor allem im Urin in der ersten Lebenswoche positiv ausfällt. Häufig – aber nicht immer – sind dann auch erhöhte IgG-Antikörpertiter und IgM-Antikörper nachweisbar [21].

Die peri- und frühpostnatale CMV-Infektion ist durch ansteigende Antikörpertiter sowie IgM-Antikörper erkennbar. Der Virusnachweis im Urin und zum Teil auch im Rachensekret fällt ebenfalls meist positiv aus. Die Virusausscheidung im Urin kann Monate bis Jahre andauern.

Die klinischen und Laborbefunde bei einem Kind mit kongenitalem CMV-Syndrom sowie die Befunde bei der Mutter nach Entbindung und in zwei Folgeschwangerschaften sind in Abbildung 4 dargestellt [9].

Bei dem Kind mit dem Vollbild des kongenitalen Zytomegaliesyndroms konnten für mehr als 18 Monate erhöhte KBR- und IgG-Titer sowie IgM-Antikörper und die Virusausscheidung aus dem Urin nachgewiesen werden. Während der zweiten Schwangerschaft der Mutter kam es im zweiten bis dritten Trimenon zur Reaktivierung der Zytomegalieinfektion. Dies ist am Titeranstieg der KBR- und IgG-Antikörper erkennbar. Sie führte jedoch nicht zur Infektion des zweiten Kindes, wie das Fehlen von IgM-Antikörpern, das Verschwinden der KBR- und IgG-Antikörper in den ersten sechs Lebensmonaten sowie der negative Isolierungsbefund aus dem Urin zeigten. Auch das dritte Kind war nicht infiziert.

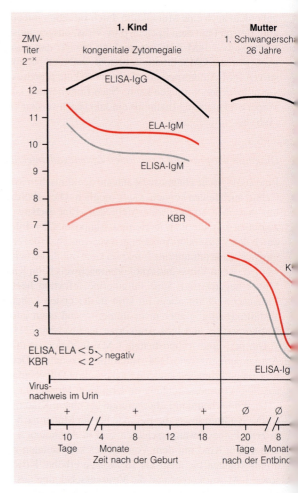

Abb. 4 Labordiagnose einer kongenitalen Zytomegalie nach pränataler Infektion.

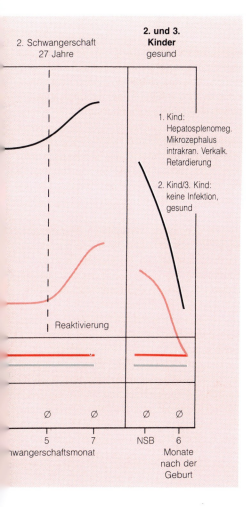

3.5 Prophylaxe

Prophylaktische und therapeutische Maßnahmen zur Verhütung der kongenitalen Zytomegalieinfektion in der Schwangerschaft sind kaum möglich, weil Erstinfektionen oft ohne charakteristische Symptome, insbesondere jedoch die reaktivierte Infektion, symptomlos ablaufen und nur zufällig oder ausnahmsweise durch Laboratoriumsuntersuchungen diagnostiziert werden.

Möglichkeiten einer *aktiven Impfprophylaxe* werden seit längerer Zeit untersucht, eine brauchbare Zytomegalievakzine ist aber noch nicht vorhanden. Wenn geeignete, z. B. nicht infektiöse Subunit-Impfstoffe zur Verfügung stehen [66], wäre eine Antikörperbestimmung *vor* der ersten Schwangerschaft notwendig, um die seronegativen Frauen durch Impfung zu schützen [10, 20].

Die *passive Prophylaxe* mit dem heute verfügbaren Zytomegalie-Hyperimmunglobulin zum Schutz vor intrauterinen Infektionen scheidet in der Praxis aus, da der schwangeren seronegativen Frau das Hyperimmunglobulin während der ganzen Schwangerschaft gegeben werden müßte. Außerdem hat sich gezeigt, daß Antikörper der Mutter selbst in hohen Konzentrationen das Kind nicht zuverlässig vor einer Infektion schützen können. Da klinisch manifeste Schäden in solchen Fällen jedoch wesentlich seltener sind, ist zwar ein unvollständiger, aber doch bedeutsamer Schutz durch humorale Antikörper anzunehmen. Dementsprechend ist ebenfalls eine gewisse Schutzwirkung der passiven Immunisierung in der Schwangerschaft zu erwarten. Auch zur Verhütung einer iatrogenen frühpostnatalen Infektion bei Blutaustausch von seronegativen Neugeborenen kann das Zytomegalie-Hyperimmunglobulin nützlich sein. Besser ist es jedoch, nur Blut CMV-seronegativer Spender für Frühgeborene einzusetzen [10, 33, 68].

3.6 Therapie

Eine wirksame Therapie der Zytomegalieinfektion gibt es bisher nicht. Therapeutische Ansätze kämen auch schon deswegen kaum in Frage, weil die Infektion in der Schwangerschaft relativ selten erkannt wird. Verschiedene antivirale Präparate, die auch bei anderen Herpesviren angewandt werden (zum Beispiel Idoxuridin/IDU, Trifluorothymidine/TFT, Vidarabine/ara A und Aciclovir/ACV), sowie Interferon sind bisher nur bei kongenital geschädigten Kindern und immunsupprimierten Patienten (Tumor, Transplantation) mit relativ wenig Erfolg eingesetzt worden [66]. Erfahrungen mit Ganciclovir liegen bisher nur zur Behandlung schwerer Cytomegalievirusinfektionen bei AIDS-Patienten vor [29a]. Die Anwendung antiviraler Chemotherapie bei Schwangeren mit akuter Erst- oder reaktivierter Infektion kann vorläufig nicht empfohlen werden.

3.7 Zusammenfassung

Aufgrund der Besonderheiten der Zytomegalievirusinfektion und der begrenzten Möglichkeit einer Prophylaxe oder Therapie wird zur Zeit ein routinemäßiges Screening für Zytomegalieimmunstatus in der Schwangerschaft als Vorsorgeuntersuchung kontrovers beurteilt [1a, 15a, 34a, 36a, 38, 39, 59].

Mögliche Maßnahmen zur individuellen Erfassung und Prophylaxe der Zytomegalieinfektion bei Mutter und Kind

Für eine Individualprophylaxe kann man im ersten und dritten Trimenon die Antikörper bestimmen. Seronegative Schwangere, insbesondere diejenigen, die in medizinischem und Pflegebereich tätig sind, sollten auf die Übertragungswege als Schmutz- und Schmier- sowie Intimkontaktinfektion und entsprechende hygienische Maßnahmen aufmerksam gemacht werden [2, 6, 34a, 36, 38a, 59, 69]. Bei Auftreten grippaler oder mononukleoseähnlicher Symptome in der Schwangerschaft sollte die Zytomegaliediagnostik durchgeführt werden. Bei serologisch-virologischem Verdacht auf Erstinfektion in den ersten 20 Schwangerschaftswochen wird eine Ultraschallkontrolle der Stufe III empfohlen. Besonders bei Auffälligkeiten kann durch Gewinnung von fetalem Blut aus der Nabelvene unter Ultraschallsicht in der 23.–24. Schwangerschaftswoche der IgM-Antikörpernachweis durchgeführt und aus Fruchtwasser der Virusnachweis versucht werden [12a, 29]. Im positiven Fall ist eine Interruptio zu diskutieren, da bei dieser Sachlage in ca. 40 Prozent eine fetale Infektion zu erwarten und in ca. 5–15 Prozent mit dem Risiko einer kindlichen Schädigung zu rechnen ist [1a, 15a, 34a, 42, 60].

Zum Ausschluß einer primären Infektion bei Seronegativen bzw. einer reaktivierten Infektion bei Seropositiven, die nur selten zu kindlichen Schädigungen führt, kann eine zweite Antikörperbestimmung

Schwangere	45–55% CMV-Ak-positiv
Risiko für Erstinfektion	~ 45% CMV-Ak-Titerkonversion 2–4%
Risiko für Reaktivierung	~ 55% CMV-Ak-Titeranstieg > 10%

Risiko für kindliche Schäden größer bei Erstinfektion im 1.–3. Trimenon als bei Reaktivierung

Antikörperbestimmung und individuelle Maßnahmen

im 1. und 3. Trimenon

- seronegativ
  - bei mononukleoseverdächtigen Symptomen
  - CMV-Diagnostik
  - Erstinfektion ~ 3%
  - Urin: positiv
  - IgM- und IgG-Ak: positiv
    - Risiko d. kindl. Infektion ~ 40%
    - CMV-Syndrom bei 5–15% der infizierten Neugeborenen
  - 22.–23. SSW: fetales Blut zur IgM-Ak-Bestimmung
    - IgM: positiv → Interruptio
    - IgM: negativ → keine Interruptio

- seropositiv
  - Reaktivierung
  - Urin, Genitalabstrich: positiv
  - IgG-Ak-Anstieg und IgM-Ak neg./pos.

bei Neugeborenen CMV-Diagnostik

◁ Schema 4   Mögliche Maßnahmen und Diagnostik zur Erkennung von Zytomegalieinfektion in der Schwangerschaft.

Ende des 2. bis 3. Trimenons erfolgen. Bei Titeranstieg und/oder positivem IgM-Befund sollte als Konsequenz das Neugeborene sorgfältig überwacht und durch serologisch-virologische Untersuchungen festgestellt werden, ob eine kindliche Infektion vorliegt oder ausgeblieben ist (Schema 4).

Literatur (siehe auch Literaturnachtrag, S. 274)

1. Ahlfors, K., S. A. Ivarsson, T. Johnsson, L. Svanberg: Primary and secondary maternal cytomegalovirus infections and their relation to congenital infection. Analysis of maternal sera. Acta paediat. scand. 71 (1982) 109–113.
1a. Ahlfors, K., S. A. Ivarsson, S. Harris et al.: Congenital cytomegalovirus infection and disease in Sweden and the relative importance of primary and secondary maternal infections: Preliminary findings from a prospective study. Scand. J. infect. Dis. 16 (1984) 129–137.
2. Center for Disease Control: Prevalence of cytomegalovirus excretion from children in five day-care centers – Alabama. Morb. Mort Weekly Rep. 34 (1985) 49–51.
3. Dahle, A. J., F. P. McCollister, S. Stagno, D. W. Reynolds, H. E. Hoffman: Progressive hearing impairment in children with congenital cytomegalovirus infection. J. Hearing Speech Disorders 44 (1979) 220–229.
4. Doerr, H. W., T. Holtz, M. Fraunhoffer, R. Braun: Immunologische Diagnostik der Zytomegalievirus- (CMV) Infektion. Lab. med. 9 (1985) 28–35.
5. Dworsky, M. E., M. Yow, S. Stagno, R. F. Pass, C. A. Alford: Cytomegalovirus infection of breast milk and transmission in infancy. Pediatrics 72 (1983) 295–299.
6. Dworsky, M. E., K. Welch, G. Cassady, S. Stagno: Occupational risk for primary cytomegalovirus infection among pediatric health-care workers. New Engl. J. Med. 309 (1983) 950–953.
7. Embil, J. A., R. L. Ozere, E. V. Haldane: Congenital cytomegalovirus infection in two siblings from consecutive pregnancies. J. Pediat. 77 (1970) 417–421.
8. Emödi, G., M. Just: Impaired interferon response in children with congenital cytomegalovirus disease. Acta paediat. scand. 63 (1974) 183.
9. Enders, G.: Virus- und andere Infektionen in der Schwangerschaft: Diagnostik und Prävention. Z. Geburtsh. Perinat. 187 (1983) 109–116, 155–167.
10. Enders, G.: Zytomegalie bei Schwangeren. Antwort auf Leserumfrage. Gynäk. Praxis 8 (1984) 625–629.
11. Enders, G.: Vergleich verschiedener serologischer Methoden zum Zytomegalieantikörpernachweis. In: Luthardt, T. (Hrsg.): Transfusionsbedingte Zytomegalievirusinfektionen, S. 53–67. Steinkopff, Darmstadt 1985.

12. Enders, G.: Diagnosis of cytomegalovirus infections. In: Simon, C., P. J. Wilkinson (eds.): Diagnosis of Infectious Diseases: New Aspects, pp. 225–236. Schattauer, Stuttgart 1986.
13. Gehrz, R. C., W. R. Christianson, K. M. Linner, M. M. Conroy, S. A. McCue, H. H. Balfour Jr.: Cytomegalovirusspecific humoral and cellular immune responses in human pregnancy. J. infect. Dis. 143 (1981) 391–395.
14. Gehrz, R. C., S. C. Marker, S. O. Knorr, J. M. Kalis, H. H. Balfour, Jr.: Specific cell-mediated immune detect in active cytomegalovirus infection of young children and their mothers. Lancet II (1977) 844–847.
15. Griffiths, P. D., S. Stagno, R. F. Pass, R. J. Smith, C. A. Alford, Jr.: Congenital cytomegalovirus infection: diagnostic and prognostic significance of the detection of specific immunoglobulin M antibodies in cord serum. Pediatrics 69 (1982) 544–549.
15a. Griffiths, P. D., C. A. Baboonian: A prospective study of primary cytomegalovirus infection during pregnancy: Final report. Brit. J. Obstet. Gynaec. 91 (1984) 307–315.
16. Hamilton, J. D.: Cytomegalovirus and immunity. In: Melnick, J. L. (ed.): Monographs in Virology, Vol. 12. Karger, Basel 1982.
17. Hanshaw, J. B., J. A. Dudgeon: Congenital cytomegalovirus. Major Problems in Clinical Pediatrics 17 (1978) 97–152.
18. Hanshaw, J. B., A. P. Scheiner, A. W. Moxley, L. Gaev, V. Abel, B. Scheiner: School failure and deafness after „silent" congenital cytomegalovirus infection. New Engl. J. Med. 295 (1976) 468–470.
19. Ho, M.: Cytomegalovirus: Biology and Infection. Plenum Medical Book Company, New York 1982.
20. Jilg, W., F. Deinhardt: Zytomegalie bei Schwangeren. Antwort auf Leserumfrage. Gynäk. Praxis 8 (1984) 629.
21. Krech, U.: Diagnostik und Prävention prä- und perinataler Virusinfektionen: Zytomegalie und andere Herpesviren. In: H. Spiess (Hrsg.): Der prä- und perinatale Virusinfekt, S. 95. Deutsches Grünes Kreuz, Marburg 1982.
22. Krech, U. H., M. Jung, F. Jung: Cytomegalovirus Infections of Man. Karger, Basel 1971.
23. Krech, U., Z. Konjajev, M. Jung: Congenital cytomegalovirus infection in siblings from consecutive pregnancies. Helv. paediat. Acta 26 (1971) 355–362.
24. Kumar, A., D. L. Madden, G. A. Nankervis: Humoral and cell-mediated immune responses to herpesvirus antigens during pregnancy – A longitudinal study. J. clin. Immunol. 4 (1984) 12–17.
25. Kumar, M. L., E. Gold, I. Jacobs, C. Ernhart, G. A. Nankervis: Primary CMV infections in pregnancy. Pediatrics (1985).
26. Kumar, M. L., G. A. Nankervis, A. R. Cooper, E. Gold: Postnatally acquired cytomegalovirus infections in infants of CMV-excreting mothers. J. Pediat. 104 (1984) 669–673.
27. Kumar, M. L., G. A. Nankervis, E. Gold: Inapparent congenital cytomegalovirus infection: a follow-up study. New. Engl. J. Med. 288 (1973) 1370–1372.
28. Kumar, M. L., G. A. Nankervis, I. B. Jacobs, C. B. Ernhart, C. E. Glasson, P.

M. McMillan, E. Gold: Congenital and postnatally acquired cytomegalovirus infections: long-term follow-up. J. Pediat. 104 (1984) 674–679.
29. Lange, I., C. H. Rodeck, P. Morgan-Capner, A. Simmons, H. O. Kangro: Prenatal serological diagnosis of intrauterine cytomegalovirus infection. Brit. med. J. 284 (1982) 1673–1674.
29a. Laskin, O. L., D. M. Cederberg, J. Mills, L. J. Eron, D. Mildvan, S. A. Spector: Ganciclovir for the treatment and suppression of serious infections caused by cytomegalovirus. Amer. J. Med. 83 (1987) 201–207.
30. Luthardt, T.: Übertragung von Cytomegalievirus (CMV) bei Blutaustauschtransfusionen im Neugeborenenalter. Blut 23 (1971) 341.
31. Luthardt, T., et al.: Cytomegalievirus-Infektionen bei Kindern mit Blutaustauschtransfusion im Neugeborenenalter. Klin. Wschr. 49 (1971) 81.
32. MacDonald, H., J. O. H. Tobin: Congenital cytomegalovirus infection: a collaborative study on epidemiological, clinical and laboratory findings. Develop. Med. Child. Neurol. 20 (1978) 471–482.
33. Meyers, J. D.: Prevention and treatment of cytomegalovirus infections with interferons and immune globulin. Infection 12 (1984) 143–150.
34. Montgomery, R., L. Youngblood, D. N. Medearis: Recovery of cytomegalovirus from the cervis in pregnancy. Pediatrics 49 (1972) 524–531.
34a. Nankervis, G. A., M. L. Kumar, F. E. Cox, E. Gold: A prospective study of maternal cytomegalovirus infection and its effect on the fetus. Amer. J. Obstet. Gynec. 149 (1984) 435–440.
34b. Nelson, D. B., C. S. Peckham, K. N. Pearl, K. S. Chin, A. J. Garrett, D. E. Warren: Cytomegalovirus infection in day nurseries. Arch. Dis. Child. 62 (1987) 329–332.
34c. Okabe, M., S. Chiba, T. Tamura, Y. Chiba, T. Nakao: Longitudinal studies of cytomegalovirus-specific cell-mediated immunity in congenitally infected infants. Infect. Immun. 41 (1983) 128–131.
35. Onorato, I. M., D. M. Morens, W. J. Martone, S. K. Stansfield: The epidemiology of cytomegaloviral infections: recommendations for prevention and control. Rev. infect. Dis. 7 (1985) 479–497.
36. Pass, R. F., S. C. Hutto, D. W. Reynolds, R. B. Polhill: Increased frequency of cytomegalovirus infection in children in group day care. Pediatrics 74 (1984) 121–126.
36a. Pass, R. F., A. Little, S. Stagno, W. J. Britt, C. A. Alford: Young children as a probable source of maternal and congenital cytomegalovirus infection. New Engl. J. Med. 316 (1987) 1366–1370.
37. Pass, R. F., S. Stagno, W. J. Britt, C. A. Alford: Specific cell mediated immunity and the natural history of congenital infection with cytomegalovirus. J. infect. Dis. 184 (1978) 953–961.
38. Peckham, C. S., K. S. Chin, J. C. Coleman, K. Henderson, R. Hurley, P. M. Preece: Cytomegalovirus infection in pregnancy: Preliminary findings from a prospective study. Lancet I (1983) 1352–1355.
38a. Peckham, C. S., A. J. Garrett, K. S. Chin, P. M. Preece, D. B. Nelson, D. E. Warren: Restriction enzyme analysis of cytomegalovirus DNA to study transmission of infection. J. Clin. Pathol. 39 (1986) 318–324.
39. Peckham, C. S., W. C. Marshall: Infections in pregnancy. In: Barron, S. L., A.

M. Thomson (eds.): Obstetrical Epidemiology, pp. 210–262. Academic Press, London 1983.
40. Plotkin, S. A., S. Michelson, J. Pagano, F. Rapp (eds.): Cytomegalovirus: Pathogenesis and Prevention of Human Infection. Birth defects: Orig. article series, Vol. 20. Liss, New York 1985.
41. Preece, P. M., J. M. Blount, J. Glover, G. M. Fletcher, C. S. Peckham, P. D. Griffiths: The consequences of primary cytomegalovirus infection in pregnancy. Arch. Dis. Childh. 58 (1983) 970–975.
42. Preece, P. M., K. N. Pearl, C. S. Peckham: Congenital cytomegalovirus infection. Arch. Dis. Childh. 59 (1984) 1120–1126.
43. Remington, J. S., J. O. Klein: Infectious Diseases of the Foetus and the Newborn Infant. Saunders, Philadelphia 1983.
44. Reynolds, D. W., S. Stagno, Ch. A. Alford: Laboratory diagnosis of cytomegalovirus infections. In: Lennette, E. H., N. J. Schmidt (eds.): Diagnostic Procedures for Viral, Rickettsial and Chlamydial Infections. Amer. Publ. Hlth. Ass., Washington, D.C. 1979.
45. Reynolds, D. W., S. Stagno, K. G. Stubbs et al.: Inapparent congenital cytomegalovirus infection with elevated cord IgM: causal relation with auditory and mental deficiency. New Engl. J. Med. 290 (1974) 291–296.
46. Rola-Pleszcynki, M., L. D. Frenkel, D. A. Fuccillo, S. A. Hensen, M. M. Vincent, D. W. Reynolds, S. Stagno, J. A. Bellanti: Specific impairment of cell-mediated immunity in mothers of infants with congenital infection due to cytomegalovirus. J. infect. Dis. 135 (1977) 386–391.
47. Saigal, S., O. Lunyk, R. P. B. Larke, M. A. Chernesky: The outcome of children with congenital cytomegalovirus infection. Amer. J. Dis. Child. 136 (1982) 896–901.
48. Schmitz, H., G. Enders: Cytomegalovirus as a frequent cause of Guillain-Barré Syndrome. J. med. Virol. 1 (1977) 21–27.
49. Schmitz, H., R. Haas: Determination of different cytomegalovirus immunoglobulins (IgA, IgG, IgM) by immunofluorescence. Arch. ges. Virusforsch. 37 (1972) 332–339.
50. Schmitz, H., D. Kampa, H. W. Doerr, T. Luthardt, H. G. Hillemanns, A. Würtele: IgM antibodies to cytomegalovirus during pregnancy. Arch. Virol. 53 (1977) 177–184.
51. Schopfer, K., E. Lauber, U. Krech: Congenital cytomelovirus infection in newborn infants of mothers infected before pregnancy. Arch. Dis. Childh. 53 (1978) 536–539.
52. Stagno, S., D. M. Brasfield, M. B. Brown et al.: Infant pneumonitis associated with cytomegalovirus, chlamydia, pneumocystis and ureaplasma: a prospective study. Pediatrics 68 (1981) 322–329.
53. Stagno, S., M. E. Dworsky, J. Torres, T. Mesa, T. Hirsch: Prevalence and importance of congenital cytomegalovirus in three different populations. Pediatrics 69 (1982) 897–900.
54. Stagno S., R. F. Pass, C. A. Alford: Perinatal infections and maldevelopment. Birth Defects 1 (1981) 31–50.
55. Stagno, S., R. F. Pass, M. E. Dworsky, C. A. Alford, Jr.: Maternal cytomegalovirus infection and perinatal transmission. Clin. Obstet. Gynec. 25 (1982) 563–576.

56. Stagno, S., R. F. Pass, M. E. Dworsky et al.: Congenital cytomegalovirus infection. The relative importance of primary and recurrent maternal infection. New Engl. J. Med. 306 (1982) 945–949.
57. Stagno, S., D. W. Reynolds, E.-S. Huang, S. D. Thames, R. J. Smith, C. A. Alford Jr.: Congenital cytomegalovirus infection. Occurrence in an immune population. New Engl. J. Med. 296 (1977) 1254–1258.
58. Stagno, S., D. W. Reynolds, A. W. Lakeman, L. J. Charamella, C. A. Alford: Congenital cytomegalovirus infection: consecutive occurrence due to viruses with similar antigenic compositions. Pediatrics 52 (1973) 788–794.
59. Stagno, S., R. J. Whitley: Cytomegalovirus and Epstein-Barr virus infections (Current concepts). New Engl. J. Med. 313 (1985) 1270–1274.
60. Stagno, S., R. F. Pass, G. Cloud et al: Primary cytomegalovirus infection in pregnancy: incidence, transmission to fetus, and clinical outcome. JAMA 256 (1986) 1904–1908.
61. Starr, S. E., M. D. Tolpin, H. M. Friedman, K. Paucker, S. A. Plotkin: Impaired cellular immunity to cytomegalovirus in congenitally infected children and their mothers. J. Infect. Dis. 140 (1979) 500–505.
62. Stern, H.: Cytomegalovirus infection in the neonate and its prevention. Postgrad. med. J. 55 (1977) 588–591.
63. Stern, H., S. M. Tucker: Prospective study of cytomegalovirus infection in pregnancy. Brit. med. J. 2 (1973) 268–270.
64. van Loon, A. M., J. T. M. van der Logt, F. W. A. Heessen, J. van der Veen: Quantitation of immunoglobulin E antibody to cytomegalovirus by antibody capture enzyme-linked immunosorbent assay. J. clin. Microbiol. 21 (1985) 558–561.
65. Weller, T. H.: The cytomegaloviruses: ubiquitous agents with protean clinical manifestations. New Engl. J. Med. 285 (1971) 203–214, 267–274.
66. WHO: Final Report of Informal Meeting on Recent Progress towards the Prevention and Control of Herpesvirus Diseases. Genf 14.–18. 11. 1983. Bulletin of WHO 63 (1985) 185–201 (part 1) and 63 (1985) 427–444 (part 2).
67. Williamson, W. D., M. M. Desmond, N. LaFevers, L. H. Taber, F. I. Catlin, T. B. Weaver: Symptomatic congenital cytomegalovirus: disorders of language, learning and hearing. Amer. J. Dis. Child. 136 (1982) 902–905.
68. Yeager, A. S., C. Grumet, E. B. Hafleigh, A. M. Arvin, J. S. Bradley, C. G. Prober: Prevention of transfusionacquired cytomegalovirus infections in newborn infants. J. Pediat. 98 (1981) 281–287.
69. Young, A. B., D. Reid, N. R. Grist: Is cytomegalovirus a serious hazard to female hospital staff? Lancet I (1983) 975.

4 Herpes simplex

4.1 Erreger, Infektion, Epidemiologie 55
4.2 Herpes-simplex-Infektion und Schwangerschaft 57
4.3 Neonatale Herpes-simplex-Infektionen 57
4.4 Diagnose 59
4.5 Prophylaxe der Herpes-simplex-Infektion 62
4.6 Therapie 62
4.7 Vorgehen bei Herpes-simplex-Infektionen in der Schwangerschaft.................................... 63

Die Infektionen mit Herpes simplex genitalis, meist mit Typ 2, aber auch mit Typ 1, haben in den letzten Jahren weltweit zugenommen [7] und sind die zweithäufigste venerische Krankheit. Neben der Bedeutung dieser Infektion für die Schwangerschaft und das Neugeborene wird sie, ähnlich wie die zervikale Papillomvirusinfektion (HPV), besonders mit HPV Typ 16 und 18, als Promotor für Zervixdysplasien und Zervixkarzinome diskutiert [12] (Tab. 9).

Tabelle 9   Hauptprobleme der Herpes-simplex-Infektion

Primärinfektion mit akuter Erkrankung (1%)

– Haut- und Schleimhautmanifestation, oral – genital
– Enzephalitis (50% aller Enzephalitiden)
– disseminierte sepsisähnliche Erkrankung

Reaktivierte Infektion (35 bis 60% der Primärinfizierten)

– rekurrierende Haut- und Schleimhautmanifestation, oral – genital
– Enzephalitis

Bedeutung für

– sonst gesunde Personen, Zunahme der Genitalinfektion
– Schwangerschaft und Neugeborene
– reaktivierte Infektion bei immunsupprimierten Patienten
– Genital-Herpes mit Papillomviren → Genitalkrebs?

4.1 Erreger, Infektion, Epidemiologie

Die Herpes-simplex-Viren (HSV) Typ 1 und 2 gehören zur Gruppe der Herpesviren. Viren dieser Gruppe persistieren im infizierten Organismus und können zu rekurrierenden Infektionen führen. Ort der Latenz der HSV-Viren oder ihrer DNA sind Neurone der sensorischen und autonomen Ganglien (zum Beispiel Trigeminus, sakral, vagal), die die mukokutanen Gebiete der Primärläsion versorgen. In 35 Prozent der Primärinfizierten, vor allem bei solchen mit ausgeprägten Symptomen bei der Erstinfektion, kommt es bis zum dritten bis vierten Lebensjahrzehnt zum periodisch rekurrierenden Herpes labialis, bei 35 bis 60 Prozent zum rekurrierenden Herpes genitalis [27]. Ursache der rekurrierenden Infektion liegt, wie bei der Infektion mit anderen Herpesviren (Zytomegalie, Varizellen, Epstein-Barr) im Bereich der zellulären Immunität. Eine periodische, spezifische Unterfunktion der verschiedenen zellulären Abwehrreaktionen bei sonst gesunden Personen ist wahrscheinlich dafür verantwortlich. Faktoren für die Auslösung der rekurrierenden Episoden sind vielfältiger Art (Fieber, Trauma der Nervenwurzeln, Sonnenlicht, immunsuppressive Medikamente, Streß, Menstruation).

Die Übertragung der HSV-Infektion erfolgt vor allem durch engen körperlichen Kontakt mit kutanen Läsionen oder Sekreten einer infizierten Person, jedoch auch durch Virus aus dem Nasenrachenraum asymptomatischer Ausscheider [11].

Die *Erstinfektion* verläuft nach einer Inkubationszeit von drei bis neun Tagen im allgemeinen mit lokalisierter Virusvermehrung unter Beteiligung der regionalen Lymphknoten, seltener ist eine Virämie mit Dissemination der Infektion. Nur bei zehn bis 50 Prozent der Primärinfizierten kommt es zu Symptomen. Charakteristisch für HSV Typ 1 sind bei Kindern die Gingivostomatitis, Keratokonjunktivitis, mukokutane Läsionen oberhalb der Gürtellinie und seltener bei atopischem Ekzem eine generalisierte variziliforme Ausbreitung des Herpes. Bei Erwachsenen manifestiert sich die Erstinfektion mit Typ 1 häufig nur als akute Pharyngitis. Die schwerste Komplikation einer HSV-Typ-1-Erstinfektion ist die Enzephalitis, die ohne Therapie meist tödlich endet.

Der HSV Typ 2 verursacht vor allem mukokutane Läsionen im Genitalbereich. Die Allgemeinerscheinungen sind bei HSV-Typ-2-Infektionen meist ausgeprägter als bei solchen mit HSV Typ 1, jedoch verlaufen die Erstinfektionen mit Typ 2 bei früher schon mit Typ 1 infizierten Personen leichter. Die aseptische Meningitis, eine gelegentliche Komplikation bei genitaler HSV-Typ-2-Infektion, wird vor allem bei jugendlichen Erwachsenen gesehen. Die Virusausscheidung ist während der Inkubationszeit gering. Nach Auftreten der Eruption kann sie 14 bis 21 Tage anhalten [5, 21].

Die *Immunabwehr* nach HSV-Erstinfektion beginnt mit den zellulären Immunreaktionen, die weitgehend für die Beendigung der Virusvermehrung und der Lokalisierung der Infektion verantwortlich sind. Deshalb besteht bei Immundefekt oder Suppression, wie beispielsweise bei Frühgeborenen, Neugeborenen und unterernährten Kleinkindern oder bei durch Krankheit und Therapie immunsupprimierten Patienten, die Gefahr der Disseminierung der HSV-Infektion. Die Antikörperbildung setzt relativ langsam ein, maximale Titer werden erst nach vier bis sechs Wochen erreicht. Die IgM- und auch IgA-Antikörper sind bei Erstinfektion für drei bis fünf Wochen, die IgG-Antikörper in relativ stabilen Titern lebenslang nachweisbar. Sie können jedoch eine Reaktivierung der Infektion nicht verhindern [8a, 26].

Rekurrierende HSV-Infektionen rufen meist eine begrenztere Lokalläsion und geringere Systemreaktionen hervor als die Primärinfektion. Außerdem ist die Virusausscheidung auf drei bis sieben Tage verkürzt, und die Abheilung erfolgt rascher. Besonders im jugendlichen und Erwachsenenalter können rekurrierende Infektionen auch eine Enzephalitis verursachen und bei immunsupprimierten Personen und solchen mit Ekzem zum generalisierten Hautbefall führen. Die bei der rekurrierenden Infektion schon vorhandenen IgG-Antikörper steigen nur geringfügig an, und eine IgM-Antikörperbildung findet selten statt.

Die Herpes-simplex-Infektion gehört zu den am weitesten verbreiteten Infektionen des Menschen. Der Beginn der Durchseuchung mit HSV 1 und 2 hängt vor allem vom sozioökonomischen Status ab. Im niederen sozialen Milieu beginnt die Durchseuchung mit Typ 1 schon im ersten bis zweiten Lebensjahr und erreicht bis zum 14. Lebensjahr zwischen 80 bis 90 Prozent. Im höheren sozialen Milieu beginnt die Durchseuchung zwischen dem zweiten und fünften Lebensjahr, und der Prozentsatz der Antikörperträger variiert im frühen Erwachsenenalter zwischen 40 bis 70 Prozent. Der Durchseuchungsbeginn mit HSV Typ 2 fällt mit der Aufnahme des Geschlechtsverkehrs zusammen, die Zunahme ist zwischen dem 20. und 30. Lebensjahr am größten. Der Prozentsatz der Infizierten variiert in Abhängigkeit vom Partnerwechsel und den Praktiken des Geschlechtsverkehrs von drei bis 90 Prozent (Nonnen drei Prozent, Personen mit hoher Promiskuität 90 Prozent) [5, 20, 26].

4.2 Herpes-simplex-Infektion und Schwangerschaft

Die Übertragung der HSV-Genitalinfektion vom Mann auf die schwangere Frau ist keine Seltenheit. HSV-Infektionen während der Schwangerschaft sind dreimal häufiger als außerhalb der Schwangerschaft. Bei schwangeren Frauen aus niederen sozialen Schichten liegen asymptomatische, aktive HSV-Genitalinfektionen in 0,66 bis 2,3 Prozent vor [4, 36], während diese Rate bei Frauen der oberen sozialen Schichten zwischen 0,02 und 0,1 Prozent variiert [21]. Wie bei der Zytomegalie nimmt die Häufigkeit der reaktivierten aktiven HSV-Infektionen mit Fortschreiten der Schwangerschaft zu [5, 6, 14, 16, 26]. In den USA wird bei Entbindung mit einer Rate mütterlicher aktiver Infektionen von vier pro 100 bis eine pro 1000 und einer neonatalen Erkrankung pro 7500 Neugeborenen gerechnet [19, 36]. Im Vergleich zur Zytomegalie ist die kindliche Infektionsrate gering und die neonatale Erkrankung zwar selten, dann aber meist tödlich [32].

4.3 Neonatale Herpes-simplex-Infektionen

Über intrauterine Infektionen durch transplazentare Übertragung des Virus auf den Fetus im ersten Trimenon der Schwangerschaft mit den Folgen von Mißbildungen und Entwicklungsstörungen (Mikrozephalie, Mikrophthalmie, intrakranielle Kalzifikation und mukokutanen Herpes bei Geburt) liegen nur einzelne Fallbeschreibungen vor [15, 29, 31, 32].

Es erscheint eher wahrscheinlich, daß eine intrauterine Infektion nicht mit dem Überleben des Fetus vereinbar ist und zu Abort oder Totgeburt führt. Bei aktivem Genitalherpes ist die Abortrate in den ersten 20 Schwangerschaftswochen erhöht, ebenso die Frühgeburtsrate [10].

Das Hauptproblem liegt bei der genitalen Infektion zur Zeit der Entbindung. Zwar kann die Übertragung der Infektion auf den Fetus durch Aszension des Virus aus dem Genitalbereich auch intrauterin stattfinden, erfolgt jedoch hauptsächlich bei der Passage durch den Geburtskanal [35].

Die neonatale HSV-Infektion kann in einem unbekannten Prozentsatz subklinisch verlaufen, führt aber meist zu lokalisierten oder disseminierten sepsisähnlichen Erkrankungen. Sie ist zu 75 Prozent durch HSV Typ 2 und zu 25 Prozent durch HSV Typ 1 bedingt. Das Risiko einer symptomatischen neonatalen Krankheit hängt vor allem von der Art der HSV-Infektion bei der Mutter, dem Virusgehalt der Genitalsekrete und dem Trauma der exponierten Hautoberfläche des Kindes während der Geburt ab.

Bei einer aktiven Primärinfektion der Mutter kurz vor Entbindung beträgt das Risiko einer kindlichen Erkrankung 40 bis 50 Prozent, bei einer aktiven rekurrierenden Infektion nur fünf bis zehn Prozent [1, 25a]. Im letzteren Fall werden mütterliche IgG-Antikörper auf das Neugeborene übertragen, die zum Schutz der Neugeborenen einen Beitrag leisten [36, 36a]. Aufgrund der Unterfunktion der zellulären Abwehr sind frühgeborene Kinder für eine neonatale Herpeserkrankung vier- bis fünfmal mehr gefährdet als reife Neugeborene [21, 22, 24a, 32a].

Weitere Infektionsquellen für das Neugeborene sind asymptomatische Ausscheider bei Ärzten und Pflegepersonal und andere Neugeborene [9, 17] (Tab. 10).

Tabelle 10   Risiko und Quelle der neonatalen Herpes-simplex-Infektion

Risiko

genitale Primärinfektion von Mutter vor Entbindung 50%
genitaler rekurrierender Herpes simplex vor Entbindung 5%

Quelle

Mutter
– zervikale Infektion (mit und ohne Läsionen)
– Vulvaläsionen

Pflegepersonal (asymptomatische Ausscheider)

andere infizierte Säuglinge

Krankheitsbild

Die Symptomatik der neonatalen HSV-Infektionen und ihre Letalität ohne Therapie gibt Tabelle 11 wieder [1].

In mehr als 50 Prozent haben die infizierten Neugeborenen Hauteffloreszenzen in Form von vereinzelten oder gruppierten Bläschen oder bullösen Läsionen irgendwo am Körper, besonders am Kopf bei Geburt aus Schädellage oder in der Perianalgegend bei Geburt aus Steißlage.

Tabelle 11 Symptome bei neonataler Herpes-simplex-Infektion

lokalisiert:	Häufigkeit %	Letalität %
ZNS	35	50–75
Auge: Konjunktivitis Keratitis, Chorioretinitis	15	0
Haut: Exanthem	50	10
Mund: Bläschen	50	0
disseminiert: viele Organe befallen (Gehirn, Lunge, Magen, Niere, Leber, Milz usw.)	35–50	85
Gesamtletalität:		60

Konjunktivitis gefolgt von Keratitis sind häufig die ersten pathologischen Anzeichen. Zu diesem Zeitpunkt wird meist noch nicht an eine HSV-Infektion des Neugeborenen gedacht, erst wenn konstitutionelle Symptome, wie Fieber, Erbrechen, Nahrungsverweigerung, Lethargie, Krämpfe, auftreten. Bei der Mehrzahl der infizierten Kinder kommt es zu einer generalisierten Infektion mit einer Letalität von 60 Prozent [10, 26, 28]. Überlebende haben bleibende schwere neurologische und okuläre Schäden.

4.4 Diagnose

Klinische Diagnostik

Aufgrund charakteristischer Bläschen oder abheilender Läsionen (Lippe, Haut, Vulva, Zervix) wird die Diagnose vom Arzt gestellt. In den meisten Fällen, vor allem bei Schwangeren mit einer HSV-Anamnese oder der des Partners, kann eine aktive HSV-Infektion, insbesondere ohne Symptome, nur durch den Virusnachweis ausgeschlossen oder bestätigt werden. Dies gilt auch für die Diagnose einer neonatalen Herpesinfektion.

Labordiagnostik

Eine aktive Herpesinfektion wird am sichersten durch *Virusisolierung* aus Bläscheninhalt, Abstrichen, Gewebe, seltener aus Urin und ausnahmsweise aus Liquor in Gewebekultur diagnostiziert. Je nach Viruskonzentration und Transport des Materials können charakteristische Zellveränderungen in der Kultur sowie die Typdifferenzierung mit monoklonalen Antikörpern innerhalb von 48 Stunden vorliegen. Wichtig ist, daß der Bläscheninhalt optimal in einer Tuberkulinspritze sowie der Abstrich entsprechend den Vorschriften des Labors abgenommen, gekühlt und schnellstens ins Labor gelangen.

Der *zytologische Nachweis* der Herpesinfektion in Bläscheninhalt und Abstrichen anhand charakteristischer Zellveränderung zum Beispiel mit Papanicolaou-Färbung ist weniger sicher. Bei schon verkrusteten Läsionen kann durch Abkratzen der Basis der Läsion die Möglichkeit eines histopathologischen Nachweises versucht werden.

Neben der Zellkultur wird heutzutage, vor allem wegen des Transportproblems, die Schnelldiagnose durch *Antigennachweis* in Objektträgerausstrichen mit Hilfe der indirekten Immunfluoreszenz und typspezifischen monoklonalen Antikörpern [30] oder mit dem Enzyme-linked Immunoassay [25] versucht. Hierbei kann die Diagnose in wenigen Stunden vorliegen. Beide Methoden sind jedoch unempfindlicher als der Virusnachweis in Gewebekultur [26].

Die *Serodiagnose* einer Herpesinfektion kann mit der Komplementbindungsreaktion (KBR), dem Enzyme-linked Immunoassay (ELISA) oder Radioimmunoassay (RIA) durchgeführt werden. Mit letzteren Testen werden IgM-, IgA- und IgG-Antikörper nachgewiesen. In zwei zu verschiedenen Zeiten entnommenen Blutproben kann in der Komplementbindungsreaktion Anstieg oder Konstanz der Antikörper festgestellt werden. Bei Vorliegen einer Erstinfektion kommt es innerhalb von sechs bis zehn Tagen zu einem signifikanten Titeranstieg und zur Bildung von IgM- und IgA-Antikörpern [18]. Bei rekurrierenden Infektionen bleiben die Antikörpertiter meist konstant, meist fehlen auch IgM-Antikörper. Deshalb sind serologische Bestimmungen zum Nachweis einer rekurrierenden Infektion weniger aufschlußreich als der Virusnachweis. Die Feststellung von Antikörpern in einer einzelnen Blutprobe besagt, daß eine Infektion mit HSV durchgemacht wurde. Die serologische Differenzierung in Antikörper des Typs 1 oder des Typs 2 ist schwierig, da die beiden Typen zu nahe verwandt und die bisherigen Testmethoden nicht spezifisch oder für die Routine zu aufwendig sind [8a, 32b, 34].

Für die Labordiagnose der *neonatalen HSV-Infektion* ist ebenfalls der Virusnachweis vorrangig vor der Antikörperbestimmung. Bei Vorliegen einer isolierten Enzephalitis kann nur durch Hirnbiopsie eine Schnelldiagnose am besten mit dem Elektronenmikroskop gestellt werden, da im Liquor der Virus- oder Antigennachweis nur ausnahmsweise gelingt [23]. Anhand eines Antikörpertiteranstiegs und des Nachweises von IgM- und IgA-Antikörpern läßt sich die akute Infektion erst nach acht bis zwölf Tagen bestätigen, zumal mütterliche IgG-Antikörper im kindlichen Blut die Situation verschleiern. Bei frühzeitiger Aciclovir-Therapie ist die Antikörperentwicklung meist stark unterdrückt [36]. Ein weiteres Hilfsmittel zur nichtinvasiven Diagnose einer Herpesenzephalitis ist der Nachweis von IgM-, IgA- und IgG-Antikörpern im Liquor. Hierbei muß allerdings durch Bestimmung von Albumin und IgG-Globulin in Serum und Liquor und des IgG-Index gewährleistet sein, daß ihr Vorkommen im Liquor autochthon und nicht durch einen Defekt der Blut-Liquorschranke bedingt ist [8, 8a] (Tab. 12a und 12b).

Tabelle 12a   Labordiagnostik der Infektion mit Herpes-simplex-Virus Typ 1 und Typ 2 durch Antikörpernachweis

	Material	Methode	Testdauer
Immunstatus Typ 1+2	Serum	KBR ELISA-IgG-AK beachte: *Typ 1+2 AK-Differenzierung schwierig*	2 Tage 5 Stunden
primäre Infektionen	Serum	ELISA IgM (IgA) IgG beachte: *Titeranstieg langsam 6–8 Tage*	5 Stunden
	Liquor	ELISA (IgM, IgA) IgG beachte: *langsame AK-Bildung – Defekt der Blut-Liquor-Schranke*	5 Stunden
rekurrierende Infektionen	Serum	KBR ELISA IgG (IgA, IgM) beachte: *selten AK-Titeranstieg oder IgM-AK-Bildung*	2 Tage 5 Stunden
	Liquor	ELISA (IgM, IgA) IgG	5 Stunden

Tabelle 12b   Labordiagnostik der Infektion mit Herpes-simplex-Virus Typ 1 und Typ 2 durch Virusnachweis

Herpes-simplex-Krankheit	Auftreten	Material
Primärinfektion H.-Stomatitis H. disseminiert H. corneae H. enzephalitis (A)	Kinder, Jugendliche	Bläscheninhalt Abstriche Urin
rekurrierende Infektion H. labialis, genitalis H. enzephalitis (A)	junge Erwachsene	
primär oder rekurrierender H. labialis, genitalis	in Schwangerschaft	Hirnbiopsie (A) Liquor (A)
neonataler Herpes, H.-sepsis H.-enzephalitis (A)	Neugeborene	

4.5 Prophylaxe der Herpes-simplex-Infektion

Für die Prophylaxe der prä- und perinatalen Herpes-simplex-Infektion gilt ungefähr das gleiche wie für die Zytomegalieinfektion. Ein geeigneter Subunit-Impfstoff ist erst in Entwicklung. Ein Lebendimpfstoff, der leichter herzustellen wäre, scheidet für die Immunisierung seronegativer Frauen vor der ersten Schwangerschaft aufgrund der theoretischen Möglichkeit einer Reaktivierung der Impfinfektion oder seiner onkogenen Potenz aus. Die aktive Immunisierung mit inaktiviertem Impfstoff wird immer wieder versucht, sie kann aber Rezidive nicht verhindern [33]. Die passive Prophylaxe beim Neugeborenen mit Immunglobulin hat nur einen begrenzten Wert, auch passive Antikörper, die von der Mutter mitgegeben werden, können die Infektion nicht immer verhüten [26, 36a].

4.6 Therapie

Die spezifische antivirale Chemotherapie mit Vidarabin und vor allem heute mit Aciclovir und Guaninanaloge werden zur topischen und peroralen Behandlung von Herpesläsionen und intravenös bei der neo-

Methode	Testdauer
Gewebekultur-isolierung	2–3 Tage
Antigennachweis – ELISA	5 Stunden
Objektträger-IFL	1 Stunde
Elektronen-mikroskopie (A)	4 Stunden
DNA-Nachweis PCR (A)	2 Tage

natalen Herpessepsis und Enzephalitis mit einigem Erfolg eingesetzt. Ein guter Erfolg ist mit dem Aciclovir bei Primärinfektionen, weniger aber bei rekurrierenden Herpesläsionen zu verzeichnen. Durch sofortigen Einsatz des nicht toxischen Aciclovirs haben sich die Überlebenschancen bei Neugeborenen und Säuglingen mit HSV-bedingter Sepsis und Enzephalitis erheblich gebessert, ohne jedoch Rezidive verhindern zu können [36]. Deshalb sollte heute bei dem geringsten klinisch begründeten Verdacht auf neonatale Herpesinfektion die Labordiagnose nicht abgewartet, sondern sofort mit der Therapie begonnen werden. Eine prophylaktische Therapie Neugeborener von Müttern mit Genitalherpes-Anamnese wird nicht empfohlen (24a). In der Schwangerschaft sollte allerdings die orale und parenterale Chemotherapie mit Aciclovir bis auf weiteres vermieden werden, da über das Risiko ihres Einsatzes zu diesem Zeitpunkt nichts bekannt ist [13, 26].

4.7 Vorgehen bei Herpes-simplex-Infektionen in der Schwangerschaft

Eine primäre HSV-Infektion mit Typ 1 oder 2 in der Frühschwangerschaft stellt, wenn sie diagnostiziert wird, wegen des mangelnden

Beweises für HSV-Embryopathien keine Indikation zur Interruptio dar. Auch rekurrierender Herpes labialis bedeutet, wenn er bis zur Entbindung abgeheilt ist, keine Gefährdung für das Kind. Vor allem bei einer primären genitalen HSV-Infektion, weniger bei einer rekurrierenden symptomatischen genitalen HSV-Infektion kurz vor der Entbindung steht wegen des Risikos einer neonatalen HSV-Infektion und ihrer hohen Letalität die Schnittentbindung zur Diskussion. Die wenigen Untersuchungen hierzu zeigen (Tab. 13), daß das Risiko eines neonatalen Herpes bei Kaiserschnitt gegenüber der vaginalen Entbindung reduziert ist. Mehr als vier Stunden nach Ruptur der Eihäute ist dieser Vorteil jedoch nicht mehr feststellbar [19, 22]. Die Entscheidung, ob Schnitt- oder Vaginalentbindung bei nachgewiesener asymptomatischer HSV-Genitalinfektion vor Entbindung, ist dagegen weniger klar [2, 19] und sollte sich nach dem Zustand des Kindes richten [32]. Nach neueren Erfahrungen rät man bei symptomatischer Primärinfektion vor Entbindung zum Kaiserschnitt. Bei rekurrierenden Infektionen und positiven Antikörperbefunden für Typ 1 und Typ 2 ist das Risiko für das Neugeborene wesentlich geringer und bei fehlenden Läsionen zum Zeitpunkt der Geburt sollte man sich trotz einem eventuell positiven Virusnachweis zur vaginalen Schnittentbindung entschließen.

Das Vorgehen bei schwangeren Frauen mit HSV-Genitalanamnese oder der des Partners vor Entbindung und beim Neugeborenen [24a] ist in Tabelle 14 zusammengefaßt.

Tabelle 13   Risiko der neonatalen Herpesinfektion bei Müttern mit Genitalinfektion bei Entbindung

Art der Entbindung	Zahl der Fälle	Zahl der Kinder mit neonataler Infektion	
vaginal	26	14	(54%)
Kaiserschnitt			
vor Ruptur der Eihaut bzw. weniger als 4 Stunden nach Ruptur	28	2	(7%)
mehr als 4 Stunden nach Ruptur	19	18	(94%)

Tabelle 14 Management am Ende der Schwangerschaft bei Verdacht auf Herpes-simplex-Infektion

Screening bei Frauen mit:
- Anamnese für Genital-Herpes, auch beim Partner
- Primärinfektion in der Schwangerschaft

Abstriche für Viruskultur von Zervix und Vulva (auch ohne Läsionen) wöchentlich von der 36. Woche an

bei positivem Befund: in 39.–40. Schwangerschaftswoche
- mit primären Läsionen ohne Antikörper: Kaiserschnitt
- mit rekurrierenden Läsionen
und positiven Antikörpern: vaginale Entbindung

Neugeborenes:
- Immunglobulingabe und Trifluridin-Augentropfen
- Augen- und Nasopharyngealabstriche bei Geburt und 24 bis 36 Stunden später für Viruskultur
- bei Auffälligkeiten: sofort Aciclovirtherapie vor Eintreffen der virusserologischen Befunde

Literatur
(siehe auch Literaturnachtrag, S. 274)

1. Adler, M. W.: Pregnancy and the neonate. Brit. med. J. 288 (1984) 624.
2. Arvin, A. M., P. A. Hensleigh, C. G. Prober, D. S. Au, L. L. Yasukawa, A. E. Wittek, P. E. Palumbo, S. G. Paryani, A. S. Yeager: Failure of antepartum maternal cultures to predict the infant's risk of exposure to herpes simplex virus at delivery. New Engl. J. Med. 315 (1986) 796–800.
3. Binkin, N. J., J. P. Koplan, W. Cates, Jr.: Preventing neonatal herpes. The value of weekly viral cultures in pregnant women with recurrent genital herpes. J. Amer. med. Ass. 251 (1984) 2816–2821.
4. Bolognese, R. J., S. L. Corson, D. A. Fuccillo, R. Traub, F. Moder, J. L. Sever: Herpesvirus hominis type II infections in asymptomatic pregnant women. Obstet. and Gynec. 48 (1976) 507–510.
5. Corey, L., et al.: Genital herpes simplex virus infections: Clinical manifestations, course and complications. Ann. intern. Med. 98 (1983) 958–972.
6. Corey, L., K. K. Holmes: Genital herpes simplex virus infections: Current concept of diagnosis, therapy and prevention. Ann. intern. Med. 98 (1983) 973–983.
7. Editorial. Herpes simplex – changing patterns. Lancet II (1981) 1025–1026.
8. Enders, G.: Diagnostik der subakuten chronischen und slow-virusbedingten ZNS-Erkrankungen. Immun. Infekt. 14 (1986) 135–142.
9. Francis, D. P., K. L. Herrmann, J. H. MacMahon, K. H. Cahavigny, M. S.

Sanderlin: Nosocomial and maternally acquired herpes virus hominis infections. Amer. J. Dis. Child. 129 (1975) 889–893.
10. Hanshaw, J. B., J. A. Dudgeon: Viral Diseases of the Fetus and Newborn. Vol. XVII, chapter 5: Herpes simplex infection of the fetus and newborn, pp. 153–181. Saunders, Philadelphia 1978.
11. Hatherley, L. I., K. Hayes, I. Jack: Herpesvirus in an obstetric hospital. II: asymptomatic virus excretion in staff members. Med. J. Aust. 2 (1980) 273–275.
12. zur Hausen, H.: Viren in der Ätiologie des menschlichen Genitalkrebses. Med. Welt 35 (1984) 434–462.
13. Hirsch, M. S., R. T. Schooley: Treatment of herpesvirus infections. New Engl. J. Med. 309 (1983) 963–970, 1034–1039.
14. Kawana, T., K. Kawagoe, K. Takizawa, J. T. Chen, T. Kawaguchi, S. Sakamoto: Clinical and virologic studies on female genital herpes. Obstet. and Gynec. 60 (1982) 456–461.
15. Komorous, J. M., C. E. Wheeler, R. A. Briggamann: Intrauterine herpes simplex infections. Arch. Dermatol. 113 (1977) 918–922.
16. Kumar, A., D. L. Madden, G. A. Nankervis: Humoral and cell-mediated immune responses to herpesvirus antigens during pregnancy – A longitudinal study. J. Clin. Immunol. 4 (1984) 12–17.
17. Linnemann, C. C., T. G. Buchmann, I. J. Light, J. L. Ballard: Transmission of herpes simplex virus type I in a nursery for the newborn. Indentification of viral isolates by DNA "fingerprinting". Lancet I (1978) 964–966.
18. van Loon, A. M., J. T. M. van der Logt, F. W. A. Heessen, J. van der Veen: Use of enzyme-labeled antigen for the detection of immunoglobulin M and A antibody to herpes simplex virus in serum and cerebrospinal fluid. J. Med. Virol. 15 (1985) 183–195.
19. Marshall, W. C., C. S. Peckham: The management of herpes simplex in pregnant women and neonates. J. infect. Dis. 6 (Suppl. 1) (1983) 23–29.
20. Nahmias, A. J., W. R. Dowdle, R. F. (eds.): The Human Herpesviruses. Elsevier, New York 1981.
21. Nahmias, A. J., A. M. Visintine: Herpes simplex. In: Remington, J. S., J. O. Klein (eds.): Infectious Diseases of the Fetus and Newborn Infant, pp. 156–190. Saunders, Philadelphia 1976.
22. Nahmias, A. J., A. M. Visintine, C. B. Reimer, I. Del Buonos, S. L. Shore, S. E. Starr: Herpes simplex virus infection of the fetus and newborn. Progress in clinical and biological research. In: Krugman, S., A. A. Gershon (eds.): Infections of the Fetus and Newborn Infant, pp. 63–77. Liss, New York 1975.
23. Nahmias, A. J. et al. and the Collaborative Antiviral Study Group: Herpes simplex virus encephalitis: Laboratory evaluation and their diagnostic significance. J. infect. Dis. 145 (1982) 829–836.
24. Ng, A. B., J. W. Reagan, S. S. C. Yen: Herpes genitalis. Obstet. and Gynec. 36 (1970) 645–651.
25. Pereira, L., D. V. Dondero, D. Gallo, V. Devlin, J. D. Woodie: Serological analysis of herpes simplex virus types 1 and 2 with monoclonal antibodies. Infect. Immunol. 35 (1982) 363–367.
25a. Prober, C. G., W. M. Sullender, L. L. Yasukawa, D. S. Au, A. S. Yeager, A.

M. Arvin: Low risk of herpes simplex virus infections in neonates exposed to the virus at the time of vaginal delivery to mothers with recurrent genital herpes simplex virus infections. New Engl. J. Med. 316 (1987) 240–244.

26. Proceedings WHO: Recent Progress towards the Prevention and Control of Herpesvirus Diseases. Genf 14.–18. 11. 1983. Bulletin of WHO 63 (1985) 185–201 (part 1); 63 (1985) 427–444 (part 2).

27. Reeves, W. C. et al.: Risk of recurrence after first episodes of genital herpes: Relation to HSV type and antibody response. New Engl. J. Med. 305 (1981) 315–319.

28. Remington, J. S., J. O. Klein (eds.): Infectious Disease of the Fetus and the Newborn Infant. Saunders, Philadelphia 1983.

29. Schaffer, A. J., M. A. Avery: Diseases of the Newborn, p. 815. Saunders, Philadelphia 1977.

30. Schmidt, N. J., D. Gallo, V. Devlin, J. D. Woodie, R. W. Emmons: Direct immunofluorescence staining for detection of herpes simplex and varicella-zoster virus antigens in vesicular lesions and certain tissue specimens. J. clin. Microbiol. 12 (1980) 651–655.

31. South, M. A., W. A. F. Tompkins, C. R. Morris, W. E. Rawls: Congenital malformations of the central nervous system associated with genital type (type 2) herpesvirus. J. Pediat. 75 (1969) 13–18.

32. Stagno, S., R. J. Whitley: Herpes simplex virus and varicella-zoster virus infections (Current concepts). New Engl. J. Med. 313 (1985) 1327–1330.

32a. Sullender, W. M., J. L. Miller, L. L. Yasukawa et al.: Humoral and cell-mediated immunity in neonates with herpes simplex virus infection. J. Infect. Dis. Im Druck (1987).

32b. Svennerholm, B., S. Olofsson, S. Jeansson, A. Vahlne, E. Lycke: Herpes symplex virus type-selective enzyme-linked immunosorbent assay with Helix pomatia lectin-purified antigens. J. Clin. Microbiol. 19 (1984) 235–239.

33. Takahashi, M. In: FDA, BOB, NCI, NIAID: Experimental Herpesvirus Vaccine Workshop, pp. 366–383. Bethesda 1979.

34. Vestergaard, B. F., P. C. Grauballe: ELISA for herpes simplex type-specific antibodies in human sera using HSV type-1 and type-2 polyspecific antigens blocked with type-heterologous rabbit antibodies. Acta path. microbiol. scand., Sect. B. (1979) 261–263.

35. Whitley, R. J., A. J. Nahmias, A. M. Visintine, C. L. Fleming, C. A. Alford: The natural history of herpes simplex virus infection of mother and newborn. Pediatrics 66 (1980) 489–494.

36. Yeager, A. S.: Genital herpes simplex infections: Effect of asymptomatic shedding and latency on management of infections in pregnant women and neonates. J. Invest. Derm. 83 (1984) 53s–56s.

36a. Yeager, A. S., A. M. Arvin, I. J. Urbani, J. A. Kemp: Relationship of antibody to outcome in neonatal herpes simplex virus infections. Infect. Immun. 29 (1980) 532–538.

5 Herpes gestationis

Die Bezeichnung Herpes gestationis (HG) ist insofern irreführend, als es sich nicht um eine herpesvirusbedingte Erkrankung handelt. HG ist die einzige nichtinfektiöse erythematobullöse Hauterkrankung, die sowohl bei der Mutter als auch beim Neugeborenen manifest werden kann (Synonyma: Pemphigus gravidarum, Dermatitis multiformis gestationis, Pemphigus pruriginosus gestationis). Die Herpes gestationis wurde bisher als die einzige Hauterkrankung angesehen, die ausschließlich in der Schwangerschaft, besonders im 2. Trimenon, und im Wochenbett auftritt. Sie kann bei weiteren Schwangerschaften rekurrieren, wobei ein früherer Beginn und ein schwererer Verlauf zu erwarten ist. HG entspricht jedoch der Dermatitis herpetiformis Duhring außerhalb der Gravidität, so daß es sich möglicherweise um zwei Varianten derselben Krankheit handelt und der einzige Unterschied in der Begrenzung des Herpes gestationis auf Gravidität und Puerperium besteht. Die Hauterkrankung ist möglicherweise hormonal bedingt. Ihre Ätiologie ist ungeklärt. Die Frequenz wird unterschiedlich mit 1:3000 bis 1:5000 Schwangerschaften angegeben, mit Prädilektionsalter zwischen 16–39 Jahren [1, 2, 3, 4].

Herpes gestationis beginnt häufig mit Prodromalsymptomen, Übelkeit, Fieber und Kopfschmerz. Bei den Hauterscheinungen handelt es sich um rote urtikarielle Flecken mit Papeln, Bläschen und Blasen, die nach Platzen mit braun-gelblichen oder hämorrhagischen Krusten bedeckt sind. Die Läsionen finden sich an Bauch, Rücken, Schenkel, Vorderarmen und im Genitalbereich. Die Erkrankung verläuft schubweise; im Vordergrund steht der *Juckreiz*. Die Infektionsgefahr durch Kratzeffekte als Folge des starken Juckreizes ist immer gegeben. Bei sekundärer Infektion sollte nach Möglichkeit keine Sectio caesarea durchgeführt werden, die sonst bei Herpes gestationis wegen des erhöhten Risikos von Totgeburten (7,7 Prozent gegenüber 1,3 Prozent) zum Teil empfohlen wird. Auch die Frühgeburtenrate ist mit 23 Prozent gegenüber 5 Prozent erhöht [4].

Bei zehn bis 20 Prozent der Neugeborenen können transitorisch bis zu ein bis zwei Tage post partum Effloreszenzen wie bei der Mutter auftreten; sie heilen meist innerhalb von einer Woche ab.

5.1 Diagnose

Eine exakte Diagnose ist außer durch die histologische Untersuchung auch durch die direkte Immunfluoreszenz möglich: Nachgewiesen wird die bandartige Anlagerung der Komplement-Komponente C_3 mit oder ohne IgG an der Basalmembranzone. Im Serum läßt sich ein zirkulierender Herpes-gestationis-Faktor mit dem indirekten Komplement-Immunfluoreszenztest nachweisen.

5.2 Therapie

Sowohl lokal als auch systemisch sollte mit Glukokortikosteroiden und bei bakteriellen Superinfektionen mit Antibiotika behandelt werden.

Literatur

1. Bork, K., G. W. Korting: Schwangerschaftsdermatosen und das Verhalten einiger Dermatosen in der Schwangerschaft. In: Käser, O., V. Friedberg, K. G. Ober, K. Thomsen, J. Zander (Hrsg.): Gynäkologie und Geburtshilfe. Band II, Teil 2. Thieme, Stuttgart 1981.
2. Knörr, K., H. Knörr-Gärtner, F. K. Beller, Ch. Lauritzen: Lehrbuch der Geburtshilfe und Gynäkologie, S. 279. Springer, Berlin–Heidelberg 1982.
3. Landtaler, M.: Therapeutischer Nihilismus ist bei Dermatosen in der Schwangerschaft nicht zu vertreten. Gyne. 4 (1983) 26.
4. Winton, G. B., C. W. Lewis: Dermatoses of pregnancy. J. Am. Acad. Derm. 6 (1982) 977–998.

6 Varizellen-Zoster

6.1 Erreger, Infektion, Epidemiologie 70
6.2 Varizellen und Schwangerschaft 72
6.3 Kongenitales Varizellensyndrom. 74
6.4 Neonatale Varizellen. 76
6.5 Zoster und Schwangerschaft 78
6.6 Diagnose 78
6.7 Prophylaxe 80
6.8 Therapie. 81
6.9 Vorgehen bei Varizellen-Zoster-Kontakt und -Infektion in
    der Schwangerschaft. 84

Varizellen in der Schwangerschaft sind ein relativ seltenes Ereignis, da etwa 93–94 Prozent der Frauen die Krankheit in der Kindheit durchgemacht haben und deshalb Antikörper und Schutz vor Erstinfektion besitzen. Wenn Varizellen in den ersten 21 Schwangerschaftswochen vorkommen, besteht allerdings ein geringes Risiko für das Auftreten eines kongenitalen Varizellensyndroms. Bei Varizellen um den Entbindungstermin ist die Gefahr einer schwer verlaufenden generalisierten neonatalen Infektion mit letalem Ausgang gegeben. Der Zoster in Gravidität wird zwar als Ursache für kindliche Schädigungen verdächtigt, dies ist jedoch bisher nicht bewiesen. Gelegentlich erkranken Kinder, die in utero Varizellen-exponiert waren, im frühen Kindesalter an Zoster [9, 10, 11, 22].

6.1 Erreger, Infektion, Epidemiologie

Das Varizellen-Zostervirus (VZV), zur *Gruppe der Herpesviren* gehörig, hat wie diese die Tendenz, nach Erstinfektion in noch unbekannter Form latent in den sensorischen Ganglien zu persistieren. Bei Abschwächung der zellulären Immunität durch Alter und Immunsuppression, wie in der Gravidität oder durch Krankheit und Therapie, kann das genetische Material beziehungsweise das Virus reaktiviert werden und eine Zostererkrankung verursachen [24].

Die Ansteckung mit Varizellenvirus geschieht wahrscheinlich über den Respirationstrakt durch *Tröpfcheninfektion*. Das Virus wird vom infizierten Patienten schon drei bis vier Tage vor Exanthembeginn im Rachen ausgeschieden. Während des vesikulären Stadiums enthalten die Bläschen hohe Viruskonzentrationen. Das Virus ist hochkontagiös. Bei Exposition von Empfänglichen kommt es in mehr als 90 Prozent zur Erkrankung. Varizellen bei Empfänglichen können auch durch Kontakt mit Zosterpatienten auftreten.

Nach einer *Inkubationszeit* mit einer zellassoziierten, virämischen Phase tritt nach 16 bis 21 Tagen die charakteristische Erkrankung mit Fieber, Übelkeit und dem typischen papulo-vesikulären Exanthem am ganzen Körper einschließlich der behaarten Kopfhaut auf. Die Krankheit verläuft meist gutartig und dauert etwa zehn Tage. Der Patient ist bis zur Verkrustung der letzten Bläschen als infektiös zu betrachten. Die Hauptkomplikation ist die postinfektiöse Enzephalitis. Sie heilt aber meist ohne Spätfolgen aus. Bei Erwachsenen und bei schwangeren Frauen verlaufen die Varizellen oft schwer und sind nicht selten durch eine Pneumonie kompliziert, die zum Tod führen kann [22]. Besonders stark gefährdet sind Patienten unter immunsuppressiver Therapie. Hier liegt die Letalität bei sieben Prozent [28].

Die *Immunabwehr* beginnt mit den zellulären Immunreaktionen, gefolgt von der Entwicklung der Antikörper, von denen die IgM- und IgA-Antikörper für sechs bis zwölf Wochen, die IgG-Antikörper lebenslang nachweisbar sind [8]. Die IgG-Antikörper werden von der Mutter transplazental auf das Neugeborene übertragen. Die Dauer des Nestschutzes beträgt in Abhängigkeit der Ausgangstiter bei der Mutter ein bis vier oder sechs Monate [10, 14].

Die Immunität gegenüber einer exogenen Reinfektion ist sehr stabil, so daß Zweiterkrankungen an Varizellen praktisch unbekannt sind. Durch die Untersuchungen der letzten Jahre wurde festgestellt, daß bei Varizellen, ähnlich wie bei der Zytomegalie- und Herpes-simplex-Virusinfektion, die Kompetenz der zellulären Abwehrmechanismen für die Begrenzung der Infektion sowie für den Schutz vor einer Reaktivierung die Hauptrolle spielen [25].

Eine *Reaktivierung* des Varizellenvirus führt klinisch meist zum Zoster entlang der sensorischen Verteilung der befallenen dorsalen, spinalen oder kranialen Nervenwurzeln. Jedoch kann sich die reaktivierte Infektion nur durch typische Schmerzen ohne Hauteruptionen manifestieren. Jährlich werden 0,3 bis 0,5 Prozent der Population von einer Zosterinfektion betroffen. Die Häufigkeit nimmt mit dem Lebensalter zu, so daß mehr als die Hälfte der Fälle bei den über 50jährigen auftritt.

Bei immunsupprimierten Patienten, besonders solchen unter Behandlung wegen eines Morbus Hodgkin und nach Knochenmarkstransplantation, kommt es in 35 bis 50 Prozent zum Zoster mit einer Letalität von drei bis fünf Prozent bei der disseminierten Form. Bei schwangeren Frauen rechnet man in den USA mit mindestens 2,16 Zosterfällen pro 1000 Schwangere [3]. Nach unseren Erfahrungen dürfte diese Zahl höher liegen.

Im Gegensatz zu häufig rekurrierenden Herpes-simplex-Infektionen treten wiederholte Zosterepisoden nur selten auf. Beim Zoster steigen die oft kaum mehr meßbaren IgG-Antikörper innerhalb von acht Tagen auf hohe Werte an, in 35 Prozent werden auch IgM-Antikörper mit mittleren Titern und in 85 Prozent IgA-Antikörper mit hohen Titern gebildet [10].

In den meisten Industrieländern ist die *Durchseuchung* mit Varizellen bis zum 14. Lebensjahr abgeschlossen, so daß nur sechs bis sieben Prozent im Erwachsenenalter für die Erstinfektion empfänglich sind.

6.2 Varizellen und Schwangerschaft

Nach unseren Untersuchungen sind in der BRD nur sechs bis sieben Prozent der schwangeren Frauen antikörpernegativ und somit bei Kontakt dem Risiko einer Varizellen-Erstinfektion ausgesetzt [10, 11]. Bei einer Varizellen-Erstinfektion in der Gravidität wird das Virus vermutlich auf dem Blutweg transplazentar auf den Feten bzw. das Kind übertragen. Es wird aber auch die Möglichkeit einer aszendierenden Infektion, ausgehend vom infizierten Epithel der Zervix zur Dezidua und den fetalen Membranen, diskutiert. Die Infektion in der Frühschwangerschaft kann durch indirekte toxische Effekte meist bei schweren Krankheitsverläufen zum Abort, in der späteren Schwangerschaft zur Frühgeburt oder Totgeburt führen [22]. Eine klare Relation zwischen Gestationsalter und Schwere der kindlichen Schädigung, dem *kongenitalen Varizellensyndrom* besteht nicht [16]. Das seltene Zustandekommen eines kongenitalen Varizellensyndroms bei mütterlichen Varizellen im ersten und zweiten Trimenon und die im Vergleich zur postnatalen Varizellenexposition relativ geringe Infektionsrate des Neugeborenen von 25 bis 30 Prozent bei mütterlichen Varizellen um den Geburtstermin sprechen entweder für eine nur sehr kurze virämische Phase oder für eine geringe Fähigkeit des Varizellenvirus, die Plazentaschranke zu passieren [10]. Außerdem tragen die mütterlichen IgG-

Antikörper, die innerhalb von vier bis sechs Tagen nach Exanthembeginn ansteigen und transplazentar auf das Kind übergehen, dazu bei, die Infektion beim Fetus oder Neugeborenen zu verhüten oder zu modifizieren [12].

Die *Pathogenese* des kongenitalen Varizellensyndroms ist noch weitgehend ungeklärt. Man nimmt an, daß die Defekte durch Virusschädigung der sich entwickelnden neuralen Gewebe zustande kommen, obwohl bei der Mehrzahl der beschriebenen Fälle die mütterliche Infektion nach der Zeit der embryologischen Entwicklung der vorderen und hinteren Nervenwurzeln und dorsalen Ganglien erfolgt ist. Es ist jedoch vorstellbar, daß das VZ-Virus, im Gegensatz zu Rötelnviren, beim Feten keine generelle chronische Infektion vieler Organe, sondern nur eine Infektion der Ganglien bewirkt. Irgendwann im fetalen Leben könnte es zu einer Reaktivierung des Virus kommen, das die für das kongenitale Varizellensyndrom typischen Manifestationen verursacht. Die Hypothese einer latenten Persistenz des Varizellenvirus bei in utero infizierten Kindern wird unterstützt durch die Beobachtung, daß bei Kindern von Müttern mit VZV-Infektion in der Schwangerschaft in den ersten zwei Lebensjahren bereits eine rekurrierende Infektion in Form eines typischen Zosters auftreten kann [4].

Anders als bei Röteln oder Zytomegalie konnte das VZ-Virus bisher weder aus Abort- noch Interruptiomaterial von Frauen mit serologisch bewiesener Varizelleninfektion in der Schwangerschaft, noch von Neugeborenen mit dem Varizellensyndrom isoliert werden. Außerdem sind bei den geschädigten Kindern mit den bisherigen Methoden spezifische IgM- oder IgA-Antikörper nur ausnahmsweise nachweisbar [22]. Als anerkanntes Indiz für den Kausalzusammenhang zwischen mütterlichen Varizellen, pränatal durchgemachter VZV-Infektion und kongenitalem VZV-Syndrom kann zur Zeit lediglich der Nachweis von persistierenden VZV-IgG-Antikörpern in den ersten Lebensjahren dienen [11, 15, 16, 17, 27].

Eine mütterliche VZV-Infektion um den Entbindungstermin wird nur in etwa 25 bis 30 Prozent intrauterin auf das Kind übertragen. Der Ausgang der *neonatalen* Varizelleninfektion hängt vom Zeitpunkt der mütterlichen Infektion und der Gegenwart von mütterlichen IgG-Antikörpern ab. Bei mütterlichen Varizellen mehr als fünf bis 21 Tage *vor* Entbindung mit Auftreten neonataler Varizellen innerhalb der ersten vier Lebenstage ist der Krankheitsverlauf variabel, aber gutartig. Bei Ausbruch des mütterlichen Varizellenexanthems vier Tage *vor* bis zwei Tage *nach* Entbindung kann die VZV-Erkrankung beim Kind sehr schwer verlaufen. Ihr Ausbruch ist nach einer für konnatale Varizellen charakteristischen, verkürzten Inkubationszeit von neun bis zehn Tagen, innerhalb sechs bis zwölf Tage nach Geburt zu erwarten. Die Letalität beträgt nach älteren Untersuchungen 31 Prozent [12, 20]. Diese Rate scheint nach neuesten Erhebungen in England zu hoch zu sein [20a]. Die Erklärung für den unterschiedlichen Verlauf neonataler Varizellen sind Gegenwart oder Abwesenheit mütterlicher plazentagängiger IgG-Antikörper, die im ersteren Fall die Infektion und Erkrankung beim Kind modifizieren. Im letzteren Fall sind wenig oder keine mütterlichen Antikörper gebildet, die noch auf das Kind übertragen werden könnten. Dieses Konzept hat zur Einführung der passiven Prophylaxe mit Zoster-Hyperimmunglobulin geführt [6, 13, 16a, 20].

6.3 Kongenitales Varizellensyndrom

Im Jahre 1947 wurde der erste Fall von Laforet und Lynch beschrieben [18]. Seither sind in der Weltliteratur aus verschiedenen Teilen der Welt über weitere 32 Fälle als Folge von mütterlichen Varizellen zwischen der achten bis 21. Schwangerschaftswoche mit Ausnahme eines Falls

Tabelle 15 Prospektive Studie über die Embryopathierate bei Varizellen-Zoster-(VZV-)Infektion in der Schwangerschaft (1979 bis Juli 1990)

VZV-Infektion in der Schwangerschaft	lebendgeborene Kinder	Varizellensyndrom beim Neugeborenen	Prozent
Varizellen in der 1. bis 33. Schwangerschaftswoche	566	$7 < \genfrac{}{}{0pt}{}{2\,\text{leicht}}{5\,\text{schwer}\,(3\dagger)}$ mütterliche Varizellen: 7., 10., 12., 13., 15., 17., 19. Schwangerschaftswoche	1,2
Zoster in der 2. bis 38. Schwangerschaftswoche	170	0	0

im dritten Trimenon berichtet worden [10, 15, 16, 17, 22, 27]. Nicht alle Fälle wurden jedoch publiziert.

In unserer seit 1979 laufenden prospektiven Studie zur Erfassung des kindlichen Risikos bei mütterlichen Varizellen und Zoster-Infektion in der Schwangerschaft wurden bis Juli 1990 sieben von 566 Kindern (1,2 Prozent) mit dem kongenitalen Varizellensyndrom geboren [G. Enders, Veröffentlichung 1988]. Davon wiesen fünf Kinder das Vollbild des Varizellensyndroms auf und drei verstarben innerhalb von einer bis vier Wochen nach Geburt. Zwei Kinder waren nur leicht geschädigt und zeigten in den ersten zwei bis drei Lebensjahren bis auf Gelenkkontrakturen im Bereich der früheren Hautläsionen, Mikrophthalmie und Anisokorie eine gute Entwicklung [11]. (Tab. 15).

Tabelle 16 Kongenitales Varizellensyndrom nach 32 Fällen der Weltliteratur

Abnormalitäten	Häufigkeit %
Hautskarifikationen, Ulzeration, Narben	100
Hypoplasie der Gliedmaßen	86
geringes Geburtsgewicht	82
Paralyse mit Muskelatrophie einer Gliedmaße	70
Katarakt und/oder andere Augendefekte, Hornersyndrom	64
zerebrale Krämpfe und/oder psychomotorische Retardierung	50
rudimentäre Finger	42
Chorioretinitis	41
Hirnatrophie	29
Letalität	47

adaptiert von de Nicola und Mitarbeiter [6] und Hanshaw und Mitarbeiter [16] mit neuen Daten bis 1987

Bei der in England durchgeführten Studie mit Analyse von bisher 142 durch Varizellen komplizierten Schwangerschaften (104 Fälle im ersten und zweiten Trimenon, 38 Fälle im dritten Trimenon) wies nur eines der Neugeborenen die verdächtige Hautskarifikation des Varizellensyndroms auf [20a, und persönliche Mitteilung von E. Miller, Public Health Laboratory Service, London, vom Juli 87, unveröffentlicht]. Dagegen wurde bei 43 prospektiv verfolgten schwangeren Frauen mit Varizellen in den USA einmal ein Kind mit typischer Varizellenembryopathie geboren. Die Mutter hatte Varizellen im ersten Trimenon. Bei weiteren sieben Kindern ohne Varizellensyndrom ergaben sich jedoch gewisse Hinweise auf pränatale Infektion. Es wurden vereinzelt IgM- [1] beziehungsweise persistierende IgG-Antikörper beziehungsweise ein positiver, gegen Varizellenantigen gerichteter Lymphozytentransformationstest [2] beziehungsweise das Auftreten eines Herpes-Zoster im siebten Lebensmonat festgestellt.

Die Hauptstigmata des kongenitalen Varizellensyndroms sind in Tabelle 16 zusammengestellt und in Abbildung 5 und 6 dargestellt.

Kutane Läsionen mit Skarifizierungen, Ulzerationen und Narbenbildung sowie Hypoplasien der Gliedmaßen sind die konstanten Symptome bei allen Fällen, während die weiteren Symptome in unterschiedlicher Häufigkeit vorliegen. Die Letalität beträgt in den schweren Fällen 47 Prozent. Die überlebenden Kinder entwickeln sich später meist zufriedenstellend, wobei die oben erwähnten Kontrakturen an den Gelenken in der Nachbarschaft der früheren Hautläsion, die Muskelatrophien und Sehstörungen (Mikrophthalmie, Anisokorie) die hauptsächlichen Spätschäden darstellen [10, 11, 16, 17a].

6.4 Neonatale Varizellen

Das Spektrum der angeborenen Windpocken kann sehr breit sein und von einzelnen diskreten Bläschen bis zu schwersten letalen Krankheitsverläufen reichen. In letzteren Fällen kommt es zum plötzlichen Temperaturanstieg, zur schnellen Ausbreitung des oft hämorrhagischen und konfluierenden Exanthems, auch auf die viszeralen Organe, Pneumonie, Enzephalitis und Tod innerhalb von vier bis sechs Tagen [16, 16a, 26].

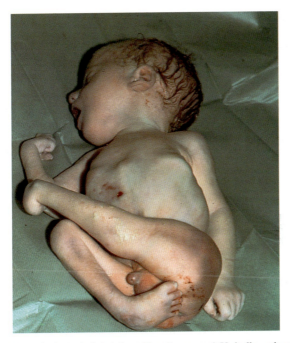

Abb. 5 Gliedmaßenhypoplasie bei einem Neugeborenen mit Varizellenembryopathie (verstorben, aus der prospektiven Studie).

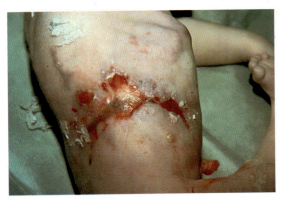

Abb. 6 Hautskarifizierung bei einem Neugeborenen mit Varizellenembryopathie (verstorben, aus der prospektiven Studie).

6.5 Zoster und Schwangerschaft

Das kindliche Risiko bei mütterlichem Zoster ist sicher sehr klein. In der Literatur wird insgesamt über 13 Fälle mit Abnormalitäten nach Zoster in der Schwangerschaft berichtet, jedoch ist die Mehrzahl dieser Fälle nicht gut dokumentiert [3]. Die fehlende Berichterstattung über Schädigung beim Kind spricht dafür, daß ein solches Risiko nicht gegeben ist. Auch in unseren Untersuchungen bei bisher 98 Frauen mit Zoster in der Schwangerschaft wurden normale, gesunde Kinder geboren [11]. Das gleiche wird bei bisher 14 schwangeren Frauen in der prospektiven Studie von Paryani und Mitarbeitern berichtet [22] (Tab. 15). Wie bei Varizellen in der Schwangerschaft kann es auch nach Zoster in der Schwangerschaft zu Zoster im Kleinkindesalter kommen.

6.6 Diagnose

Klinische Diagnostik

Obgleich die Diagnose aufgrund des typischen Krankheitsbildes für Varizellen und Zoster meist klinisch gestellt werden kann, sollte sie bei Varizellen oder Zoster in der Schwangerschaft und bei Neugeborenen sowie bei immunsupprimierten Patienten und bei Komplikationen durch Laboratoriumsuntersuchungen unbedingt bestätigt werden.

Bei Varizellenkontakt in der Schwangerschaft oder bei immunsupprimierten Patienten ist die schnelle serologische Bestimmung des Immunstatus richtungweisend für weitere prophylaktische Maßnahmen.

Labordiagnostik

Aus floriden Bläschen kann die Diagnose durch Erregernachweis in Zellkulturen oder heute schneller durch den Antigennachweis mit Immunfluoreszenz, ELISA [28], bzw. durch DNA-Nachweis mittels PCR erfolgen [Enders et al. 1990, unveröffentlicht]. Meistens sind jedoch nur Blutproben für eine serologische Untersuchung verfügbar.

Die Serodiagnose von Varizellen kann heute durch Nachweis von IgG- und IgM-Antikörpern in den ersten vier bis sechs Tagen nach Exanthembeginn gestellt werden. Ein signifikanter Antikörpertiteranstieg in der Komplementbindungsreaktion in einer acht bis zehn Tage später entnommenen Zweitblutprobe sichert die Diagnose. Beim Zoster steigen vor allem IgG- und IgA- sowie KBR-Antikörper, selten IgM-Antikörper, innerhalb von sechs bis acht Tagen auf hohe Titerwerte an.

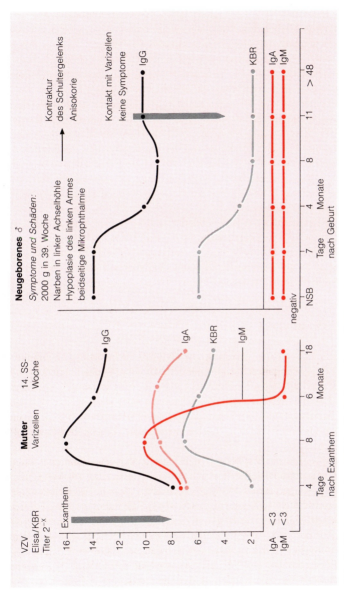

Abb. 7 Diagnose des kongenitalen Varizellensyndroms (Überlebender).

Bei Kindern mit und ohne kongenitalem Varizellensyndrom sind IgM- und IgA-Antikörper bei Geburt nach unseren Erfahrungen mit den bisherigen Methoden nur ausnahmsweise nachweisbar, so daß sich die Diagnose einer intrauterin durchgemachten Infektion meist nur durch persistierende IgG-Antikörper nach dem sechsten bis siebten Lebensmonat bestätigen läßt [11]. In der zahlenmäßig sehr viel kleineren Studie von Paryani und Mitarbeitern [22] konnten bei einem Kind mit Varizellenembryopathie ebenfalls keine IgM-Antikörper festgestellt werden, während dies bei asymptomatischen Kindern einmal der Fall war.

Abbildung 7 zeigt VZV-KBR-, IgM- und IgA-Antikörpertiter bei der Mutter nach akuter Infektion und die diesbezüglichen Antikörperbefunde beim geschädigten Kind im Nabelschnurblut (NSB) und bis zum Alter von vier Jahren. Beim Varizellenkontakt im Alter von elf Monaten erwies sich das Kind aufgrund der vorliegenden niedrigen IgG-Antikörper als geschützt.

Zur Feststellung der Immunitätslage bei Varizellen- oder Zosterkontakt ist die IgG-Antikörperbestimmung im ELISA am besten geeignet, da mit diesem Test auch niedere Antikörperkonzentrationen, die zum Beispiel in der Komplementbindungsreaktion und im Immunfluoreszenztest nicht erfaßt werden, nachgewiesen werden können.

6.7 Prophylaxe

Für die *aktive Prophylaxe* kann heute ein gut wirksamer Lebendimpfstoff zum Schutz Immunsupprimierter (vor allem Leukämiekinder) und auch zur Impfung seronegativer Ärzte und Pflegepersonals besonders auf Entbindungs- und Onkologiestationen oder seronegativer Frauen vor der ersten Schwangerschaft eingesetzt werden. Da es sich um einen Lebendimpfstoff handelt, dürfen schwangere Frauen nicht geimpft werden [23].

Zur *passiven Prophylaxe* steht das Zoster-Hyperimmunglobulin (ZIG) für intramuskuläre und intravenöse Anwendung zur Verfügung. Der Antikörpergehalt von sogenannten ZIG-Präparaten ist weltweit sehr unterschiedlich, und dementsprechend sind die damit erzielten Erfolge widersprüchlich [11c]. In den in der BRD verwendeten Präparaten ist die Antikörperkonzentration relativ einheitlich hoch. Es wird vor allem für immunsupprimierte Patienten, schwangere Frauen mit Varizellen- und Zosterkontakt und Neugeborene von Müttern mit Varizellen um den Geburtstermin angewendet. Allerdings sollte bei Schwangeren vor

Verabreichung des teuren ZIG schnell die Immunitätslage bestimmt werden, da 93–94 Prozent der schwangeren Frauen Antikörper und damit Schutz vor Erstinfektion haben.

Zur Verhütung einer Varizelleninfektion muß das ZIG innerhalb von 24 bis 96 Stunden nach Kontakt in einer Dosierung von 0,2 ml/kg bis 72 Stunden und 0,4 ml/kg bis 96 Stunden intramuskulär oder in der für die intravenös zu applizierenden Präparate vorgesehenen Dosis verabreicht werden. Bei späterer Gabe kann die Infektion nicht mehr verhindert, sondern nur die Erkrankung modifiziert werden. Trotz zeitlich optimaler Verabreichung und Dosierung des ZIG kommt es dennoch häufig zur modifizierten Erkrankung [11, 11c, 20a].

Bei schon ausgebrochenem Exanthem ist eine ZIG-Gabe nur dann gerechtfertigt, wenn es sich um eine Schwangere zwei bis drei Tage vor Entbindung handelt. Dadurch will man dem Feten passive IgG-Antikörper vermitteln, da die IgG-Antikörperbildung bei der Mutter noch minimal ist [15a]. Man sollte außerdem bei dieser Sachlage die Geburt nicht einleiten, sondern möglichst verzögern [26]. Nach der Entbindung müssen dem Kind sofort mindestens 2 ml des ZIG intramuskulär oder das adäquate Volumen des intravenös zu applizierenden Präparats verabreicht werden. Das gleiche gilt für Kinder, bei deren Mutter das Exanthem zwei bis vier Tage nach Entbindung aufgetreten ist [20a]. Trotz Gabe von ZIG kann es vor allem bei unzureichender Antikörperkonzentration bei mütterlichen Varizellen ein bis vier Tage vor Entbindung zu mild bis schwer [2a, 4a] und sogar zu letal verlaufenden neonatalen Varizellen kommen [14a, 16a]. Diese Kinder sollten bis 16 Tage nach Ausbruch des mütterlichen Exanthems (maximale Inkubationszeit für neonatale Varizellen [29]) in der Klinik gut überwacht werden, damit bei den ersten Anzeichen von Varizellen sofort mit der intravenösen Aciclovir-Therapie begonnen werden kann. Eine prophylaktische Therapie mit Aciclovir bei solchen Kindern mit hohem Risiko für neonatale Varizellen wird widersprüchlich beurteilt. Sie wird zum Teil nicht [16a] und zum Teil einschließlich für die erkrankte Mutter empfohlen, da Aciclovir plazentagängig ist [14a].

6.8 Therapie

Von den bisher entwickelten Präparaten zur antiviralen Chemotherapie hat sich bei Varizellen und Zoster das Aciclovir (ACV) am besten bewährt. Es wird vor allem bei immunsupprimierten Patienten mit

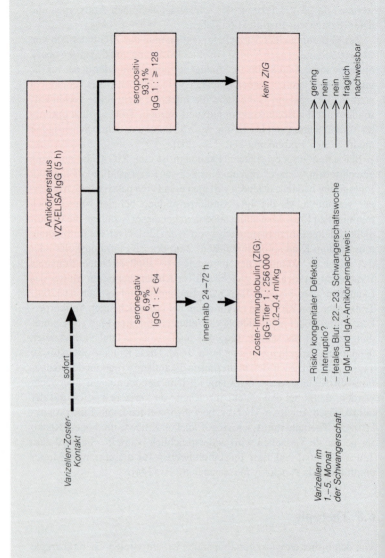

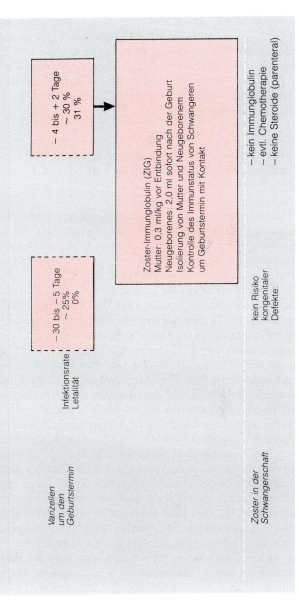

Schema 5 Vorgehen bei Varizellen-Zoster-Kontakt und -Infektion in der Schwangerschaft.

pneumonischer Komplikation und bei Zosterpatienten intravenös mit gutem Erfolg eingesetzt. In der Schwangerschaft sollte bis auf weiteres die intravenöse Therapie unterbleiben, da noch keine genügenden Erfahrungen im Hinblick auf teratogene Wirkung vorliegen [28].

Bei Auftreten von *neonatalen Varizellen* wird heute ebenfalls die intravenöse Therapie mit Aciclovir in der Dosierung von 10 mg/kg i.v. achtstündlich empfohlen.

6.9 Vorgehen bei Varizellen-Zoster-Kontakt und -Infektion in der Schwangerschaft

Dies ist in Schema 19-5 zusammengestellt.

Bei Varizellen- oder Zosterkontakt wird die schnelle Feststellung des Immunstatus und die anschließende passive Prophylaxe mit Zoster-Hyperimmunglobulin bis zur 22. Schwangerschaftswoche empfohlen. Bei Varizellen im ersten und zweiten Trimenon ist das Risiko eines kongenitalen Varizellensyndroms klein und liegt nach den Ergebnissen unserer prospektiven Studie bei 1,2 Prozent (Stand Sept. 1990). Eine Interruptio ist deshalb nicht gerechtfertigt. Die Gewinnung von fetalem Blut in der 22. bis 23. Schwangerschaftswoche unter Ultraschallsicht, wie sie bei Problemfällen mit Röteln, Zytomegalie oder auch Toxoplasmose nicht selten durchgeführt wird [5, 7, 11a, 11b, 19], ist bei Varizellen nicht hilfreich, da mit den bisherigen Methoden beim infizierten Neugeborenen bzw. Feten keine IgM- oder IgA-Antikörper als Hinweis auf eine pränatale Infektion festgestellt werden konnten und die nachweisbaren IgG-Antikörper von der Mutter stammen.

Bei einer Varizelleninfektion um den Geburtstermin sind die passive Prophylaxe mit Hyperimmunglobulin für Mutter und Kind und die Verzögerung des Geburtstermins die sicherste Maßnahme zur Verhütung schwerverlaufender neonataler Varizellen. Sowohl Mutter als auch Kind müssen für die Zeit des infektiösen Stadiums bis zur Verkrustung der Windpocken isoliert und bei den Kontaktpersonen die Immunitätslage geprüft werden [21]. Die Mutter kann ihr Kind stillen. Bei einer Zosterinfektion in der Schwangerschaft sind keine kindlichen Schädigungen zu erwarten, und die Immunglobulinprophylaxe ist nicht erforderlich. Bei Zoster um den Geburtstermin müssen die Läsionen gut abgedeckt und Kontakte mit anderen Schwangeren vermieden werden. Die Mutter kann ihr Kind unter Vorsichtsmaßnahmen (Abdecken der Läsion und Mundschutz) stillen.

Bei Neugeborenen von antikörperpositiven Müttern hängt der Nestschutz bei Varizellen- oder Zosterexposition in der häuslichen Umgebung von der Höhe der passiv übertragenen mütterlichen VZV-IgG-Antikörpertiter ab. Bei hohen mütterlichen IgG-Titern (zum Beispiel 1:1024) dürfte der Schutz drei bis fünf Monate, bei niederen IgG-Titern (1:128 bis 1:512) vier bis sechs Wochen [10, 15] anhalten. Bei Titern von 1:64 bis 1:128 ist bei nicht vermeidbarer Exposition des Neugeborenen zusätzlich die prophylaktische Gabe von zwei Millilitern Varizellen-Hyperimmunglobulin zu empfehlen.

Literatur

1. Arvin, A. M., C. M. Koropchak: Immunoglobulins M and G to varicella-zoster virus measured by solid-phase radioimmunoassay: antibody responses to varicella and herpes zoster infections. J. Clin. Microbiol. 12 (1980) 367–374.
2. Arvin, A. M., R. B. Pollard, L. E. Rasmussen, T. C. Merigan: Selective impairment of lymphocyte reactivity to varicella-zoster virus antigen among untreated patients with lymphoma. J. Infect. Dis. 137 (1978) 531–540.
2a. Bose, B., M. Kerr, E. Brookes: Varicella zoster immunoglobulin to prevent neonatal chickenpox. Lancet I (1986) 449–450.
3. Brazin, S. A., J. W. Simkowich, T. Johnson: Herpes zoster during pregnancy. Obstet. and Gynec. 53 (1979) 175–181.
4. Brunell, P. A., G. S. Kotchmar: Zoster in infancy: failure to maintain virus latency following intrauterine infection. J. Pediat. 1 (1981) 71–73.
4a. Carter, P. E., P. Duffty, D. J. Lloyd: Neonatal varicella infection. Lancet II (1986) 1459–1460.
5. Daffos, F., F. Forestier, L. Grangeot-Keros, M. C. Pavlovsky, P. Lebon, M. Chartier, J. Pillot: Prenatal diagnosis of congenital rubella. Lancet II (1984) 1–3.
6. De Nicola, L. K., J. B. Hanshaw: Congenital and neonatal varicella. J. Pediat. 94 (1979) 175–176.
7. Desmonts, G., F. Daffos, F. Forestier, M. Capella-Pavlovsky, Ph. Thulliez, M. Chartier: Prenatal diagnosis of congenital toxoplasmosis. Lancet I (1985) 500–504.
8. Enders, G.: Serodiagnosis of Varicella-Zoster Virus Infection in Pregnancy and Standardization of the ELISA IgG and IgM Antibody Tests. Develop. biol. Standards, Vol. 52. Karger, Basel 1982.
9. Enders, G.: Virus- und andere Infektionen in der Schwangerschaft: Diagnostik und Prävention. Z. Geburtsh. Perinat. 187 (1983) 109–116, 155–167.
10. Enders, G.: Varicella-Zoster virus infection in pregnancy. In: Melnick, J. L. (ed.): Progress in Medical Virology. Vol. 29, pp. 166–196. Karger, Basel 1984.
11. Enders, G.: Management of varicella-zoster contact and infection in pregnancy using a standardized varicellazoster ELISA test. Postgrad. med. J. 61 (Suppl. 4) (1985) 23–30.

11a. Enders, G.: Erfahrungen mit der pränatalen Diagnostik von Röteln, Toxoplasmose und Zytomegalie aus fetalem Blut. In: Murken, J. (Hrsg.): Pränatale Diagnostik und Therapie, S. 173–180. Enke, Stuttgart 1987.

11b. Enders, G., W. Jonatha: Prenatal Diagnosis of Intrauterine Rubella. Infection 15 (1987) 162–164.

11c. Evans, E. B., T. M. Pollock, J. E. Cradock-Watson, M. K. S. Ridehalgh: Human anti-chickenpox immunglobulin in the prevention of chickenpox. Lancet I (1986) 354–356.

12. Gershon, A. A.: Varicella in mother and infant, problems old and new. In: Krugman, S., A. A. Gershon (eds.): Infections of the Fetus and Newborn Infant. Prog. clin. biol. Res., Vol. 3, pp. 79–95. Liss, New York 1975.

13. Gershon, A. A.: Immunoprophylaxis of varicella-zoster infections. Amer. J. Med. 76 (1984) 672.

14. Gershon, A. A., R. Raker, S. Steinberg, B. Topf-Olstein, L. M. Drusin: Antibody to varicella-zoster virus in parturient women and their offspring during the first year of life. Pediatrics 58 (1976) 692.

14a. Haddad, J., U. Simeoni, J. Messer, D. Willard: Acyclovir in prophylaxis and perinatal varicella. Lancet I (1987) 161.

15. Hajdi, G., Z. Meszner, G. Nyerges, B. Büky, M. Simon: Congenital varicella syndrome. Infection 14 (1986) 177–180.

15a. Hanngren, K., M. Grandien, G. Granström: Effect of zoster immunglobulin for varicella prophylaxis is the newborn. Scand. J. infect. Dis. 17 (1985) 343–347.

16. Hanshaw J. B., J. A. Dudgeon (eds.): Viral Diseases of the Fetus and Newborn. Vol. XVII, Chapter 7: Varicella-Zoster Infections. pp. 192–208. Saunders, Philadelphia 1978.

16a. Holland, P., D. Isaacs, E. R. Moxon: Fetal neonatal varicella infection. Lancet II (1986) 1156.

17. König, R., P. Gutjahr, R. Kruel, G. Enders, J. Spranger: Konnatale Varizellen-Embryo-Fetopathie. Helv. paediat. Acta 40 (1985) 391–398.

17a. Kotchmar, G. S., C. Grose, P. A. Brunell: Complete spectrum of the varicella congenital defects syndrome in 5-year-old child. Päd. Inf. Dis. 3 (1984) 142–145.

18. Laforet, E. G., C. Lynch: Multiple congenital defects following maternal varicella. New Engl. J. Med. 236 (1947) 534–537.

19. Lange, I., C. H. Rodeck, P. Morgan-Capner, A. Simmons, H. O. Kangro: Prenatal serological diagnosis of intrauterine cytomegalovirus infection. Brit. med. J. 284 (1982) 1673–1674.

20. Meyers, J. D.: Congenital varicella in term infants: risk reconsidered. J. infect. Dis. 129 (1974) 215–217.

20a. Miller, E., W. M. Hopkinson, J. E. Cradock-Watson, M. K. S. Ridehalgh: Use of anti-varicella zoster immunglobulin for the prevention of chickenpox in neonates and pregnant women. CDR 14 (1986) 3–4.

21. Myers, M. G., D. A. Rasley, W. J. Hierholzer: Hospital infection control for varicella zoster virus infection. J. Pediat. 70 (1982) 199–202.

22. Paryani, S. G., A. M. Arvin: Intrauterine infection with varicella-zoster virus after maternal varicella. N. Engl. J. Med. 314 (1986) 1542–1546.

23. Proceedings of Symposium on Active Immunization Against Varicella, 29.–30. 11. 84 in München. Postgrad. med. J. 61 (1985).
24. Roizman, B.: The family herpesviridae: General description, taxonomy and classification. In: Roizman, B. (ed.): Herpes-Viruses. Vol. 1. Plenum Press, London 1982.
25. Steele, R. W.: Immunology of varicella zoster virus. Compreh. Immunol. 9 (1982) 73–88.
26. v. Stockhausen, H. B., W. Coerdt, R. Dennin, K. Fischer, H. Grimm, R. H. Willig: Risiko von Windpocken in der Schwangerschaft und Neonatalperiode. Dtsch. med. Wschr. 109 (1984) 1192–1196.
27. Unger-Köppel, J., P. Kilcher, O. Tönz: Varizellenfetopathie. Helv. paediat. Acta 40 (1985) 399–404.
28. WHO: Final report of Informal Meeting on Recent Progress towards the Prevention and Control of Herpesvirus Diseases. Genf 14.–18. 11. 1983. Bulletin of WHO 63 (1985) 185–201 (part 1) und 63 (1985) 427–444 (part 2).
29. Young, N. A., A. A. Gershon: Chickenpox, measles and mumps. In: Remington, J. S., J. O. Klein (eds.): Infectious Disease of the Fetus and Newborn Infant. 2nd ed., pp. 375–427. Saunders, Philadelphia 1983.

7 Epstein-Barr-Virus

Das Epstein-Barr-Virus (EBV) gehört zur Gruppe der Herpesviren. Es verursacht die Mononukleose (Pfeiffersches Drüsenfieber) und mit noch unbekannten Cofaktoren das Burkitt-Lymphom und das Nasopharyngealkarzinom. Die Durchseuchung beginnt in unseren Breiten im Kindesalter mit dem Hauptinfektionsgipfel bei den elf- bis 20jährigen. Im gebärfähigen Alter besitzen Frauen des oberen sozioökonomischen Status im allgemeinen zu 60 Prozent und des niederen sozioökonomischen Status zu über 90 Prozent EBV-Antikörper.

Die Beziehung zwischen einer EBV-Infektion in der Schwangerschaft und Geburtsanomalien wird aufgrund verschiedener Berichte und Studien vermutet und kontrovers beurteilt [6, 14]. So wurden Herzmißbildungen, Katarakt und multiple Mißbildung mit einer Mononukleoseinfektion in der Frühschwangerschaft assoziiert [1, 2, 12]. Keiner dieser Fälle war jedoch durch virusserologische Untersuchungen belegt. In Versuchen, pränatale EBV-Infektionen durch Nachweis des EBV in Nabelschnurlymphozyten zu verifizieren, ergab sich nur in einem von 2841 Neugeborenen ein positives Resultat [2, 3, 4, 15]. Dieses und ein anderes Neugeborenes, bei dem der Nachweis von EBV im Rachensekret [15] gelang, waren bei Geburt unauffällig und entwickelten sich normal. In zwei Fällen von Neugeborenen mit multiplen Mißbildungen spricht jedoch der positive EBV-Antigennachweis in den Lymphozyten der Neugeborenen für eine ursächliche Beziehung zwischen mütterlicher EBV-Infektion in der Schwangerschaft und den Mißbildungen [7, 10]. Unsere diesbezüglichen prospektiven Untersuchungen haben bisher keinen Anhalt für kongenitale Infektionen bei Mononukleose in der Schwangerschaft gezeigt.

Ähnlich wie bei der Zytomegalie ist auch beim Epstein-Barr-Virus, das lebenslänglich in B-Lymphozyten persistiert, eine *Reaktivierung der Infektion* in der Schwangerschaft zu erwarten [5, 11, 13, 14]. Dies läßt sich durch Nachweis von Früh(EA)-antikörpern oder durch Nachweis des Virus im Pharyngealsekret bestätigen [5, 16]. Diese reaktivierten latenten Infektionen führen jedoch nicht zur Infektion der Frucht oder des Feten [5].

Erstinfektionen mit Mononukleose in der Schwangerschaft sind relativ selten [9, 11]. Bei Mononukleosekontakt in der Schwangerschaft sollte die Immunitätslage bestimmt und in jedem Fall mit mononukleoseverdächtigen Krankheitserscheinungen die Diagnose durch serologische Untersuchungen abgeklärt werden. Dies ist notwendig, da solche Symptome auch durch Röteln oder Zytomegalie bedingt sein können. Deshalb müssen Antikörperbestimmungen zum Ausschluß einer akuten Röteln- und Zytomegalieinfektion gleichzeitig durchgeführt werden. Bei Feststellung einer akuten Mononukleoseinfektion besteht nach heutigem Kenntnisstand keine Indikation zur Interruptio. Die Frau und das Neugeborene sollten jedoch klinisch und virusserologisch sorgfältig überwacht werden.

Zur *Labordiagnose* einer frischen, akut reaktivierten oder früher durchgemachten EBV-Infektion wird vor allem die Methode der indirekten Immunfluoreszenz zum Nachweis von IgG-, IgM- und IgA-Antikörpern sowie von Früh(EA)- und bleibenden (EBNA) Antikörpern eingesetzt [8]. Zur Feststellung einer kongenitalen Infektion bedarf es neben der serologischen Untersuchung des Erregernachweises aus Körperflüssigkeiten durch Beimpfung von kultivierten Nabelschnurblut-Lymphozyten und des Nachweises deren spontaner Transformation [2, 7].

Prophylaxe: Bei Kontakt in der Schwangerschaft kann 0,2 ml/kg Standardglobulin verabreicht werden, obwohl es keine Daten über den Wert dieser Maßnahme gibt.

Für die aktive Prophylaxe ist ein Impfstoff in Entwicklung. Dieser enthält die hochmolekulare Glykoproteinkomponente (Gp 340) des Epstein-Barr-Virus-Membranantigens. Er soll zunächst gegen Mononukleose, dann gegen das Burkitt-Lymphom in Afrika und gegen das Nasopharyngealkarzinom in Asien eingesetzt werden [4a].

Literatur

1. Belfrage, S., E. Dahlquist: Infectious mononucleosis: age, civil state, and pregnancy – an epidemiological study. Scand. J. infect. Dis. 1 (1969) 57–60.
2. Brown, Z. A., M. A. Stenchever: Infectious mononucleosis and congenital anomalies. Amer. J. Obstet. Gynec. 131 (1978) 108–109.
3. Chang, R. S., W. Blankenship: Spontaneous in vitro transformation of leukocytes from a neonate. Proc. Soc. Exp. Biol. Med. 144 (1973) 337–339.
4. Chang, R. S., C. T. Le: Failure to acquire Epstein-Barr virus infection after intimate exposure to the virus. Amer. J. Epidemiol. 119 (1984) 392–395.
4a. Epstein, M. A.: Vaccination against Epstein-Barr virus: Current progress and future strategies. Lancet I (1986) 1425–1427.
5. Fleischer, G., R. Bolognese: Persistent Epstein-Barr virus infection and pregnancy. J. Infect. Dis. 147 (1983) 982–986.

6. Fleischer, G., R. Bolognese: Epstein-Barr virus infections in pregnancy: a prospective study. J. Pediat. 104 (1984) 374–379.
7. Goldberg, G. N., V. A. Fulginiti, G. Ray et al.: In utero Epstein-Barr virus (infectious mononucleosis) infection. J. Amer. med. Ass. 246 (1981) 1579–1581.
8. Henle, W., G. Henle, C. A. Horwitz: Epstein-Barr virus-specific diagnostic tests in infectious mononucleosis. Hum. Path. 5 (1974) 551–565.
9. Icart, J., J. Didier, M. Dalens et al.: Prospective study of Epstein-Barr virus (EBV) infection during pregnancy. Biomedicine 34 (1981) 160–163.
10. Joncas, J. H., C. Alfieri, M. Leyritz-Wills et al.: Simultaneous congenital infection with Epstein-Barr virus and cytomegalovirus. New. Engl. J. Med. 304 (1981) 1399–1403.
11. Le, C. T., R. S. Chang, M. H. Lipson: Epstein-Barr virus infections during pregnancy: a prospective study and review of the literature. Amer. J. Dis. Child. 137 (1983) 466–468.
12. Miller, H. C., S. H. Clifford, C. A. Smith, J. Warkany, J. L. Wilson, H. Yannet: Study of the relation of congenital malformations to maternal rubella and other infections: preliminary report. Pediatrics 3 (1949) 259–270.
13. Purtilo, D. T., K. Sakamoto: Reactivation of Epstein-Barr virus in pregnant women: social factors, and immune competence as determinants of lymphoproliferative diseases – a hypothesis. Med. Hypotheses 8 (1982) 401–408.
14. Sakamoto K., J. Greally, R. F. Gilfillan et al.: Epstein-Barr virus in normal pregnant women. Amer. J. Reprod. Immunol. 2 (1982) 217–221.
15. Visintine, A. M., P. Gerber, A. J. Nahmias: Leucocyte transforming agent (Epstein-Barr-Virus) in newborn infants and older individuals. J. Pediat. 89 (1976) 571–575.
16. Waterson, A. P.: Virus infection (other than rubella) during pregnancy. Brit. med. J. 2 (1979) 564–566.

8 Masern

Maserninfektionen in der Schwangerschaft sind in Industrieländern aufgrund der noch hohen natürlichen Durchseuchung in der Kindheit Ausnahmen. Etwa 98 Prozent der schwangeren Frauen besitzen Antikörper und sind bei Masernkontakt geschützt. Es bleibt abzuwarten, ob die Masernimpfung im Kleinkindesalter denselben tragfähigen Schutz wie die natürlich erworbene Immunität im Erwachsenenalter gewährleistet [1, 2].

Bei Masern in der Schwangerschaft sind bei Virgin-soil-Epidemien in Grönland Aborte, Totgeburten, Frühgeburten und einige Fälle von extremen Fehlbildungen beschrieben worden [4]. Unter normalen epidemiologischen Bedingungen sind letztere in anderen [5] und auch unseren Überwachungsstudien von bisher 36 Frauen mit Masern in der Schwangerschaft nicht beobachtet worden. Nicht selten sind die Masernverläufe in der Schwangerschaft schwerer als im Kindesalter, und Fehl- und Frühgeburten kommen vor [1, 2, 3].

Bei *Masernkontakt* sollte die Immunitätslage geprüft werden. Dies kann mit dem ELISA-Test innerhalb von fünf Stunden durch Nachweis von IgG-Antikörpern geschehen. Bei Fehlen von Antikörpern sollte normales Immunglobulin, das gut wirksam ist, verabreicht werden. Die Maserninfektion kann durch Gabe von 0,2 bis 0,4 ml/kg Immunglobulin innerhalb der ersten drei bis vier Tage nach Exposition verhütet und bei späterer Gabe noch mitigiert werden.

In jedem Fall sollte eine *Maserninfektion* in der Schwangerschaft serologisch bestätigt werden. Dies kann durch den Nachweis von IgG- und IgM-Antikörpern vier bis fünf Tage nach Ausbruch des Exanthems oder durch Nachweis eines Titeranstiegs mit jeweils einer Blutprobe aus der akuten und der späteren Krankheitsphase in der Komplementbindungsreaktion geschehen. Die Untersuchung eines Nabelschnurbluts mit dem Ausschluß von IgM-Antikörpern bestätigt, daß keine pränatale Infektion stattgefunden hat. Eine Interruptio ist bei Masern in der Schwangerschaft nicht indiziert.

Akute Masern kurz vor und nach Entbindung können schwere neonatale Infektionen beim Neugeborenen bewirken. Im Fall der mütterlichen Infektion sollte das Neugeborene Immunglobulin erhalten und isoliert werden. Das Stillen hängt vom Zustand der Mutter ab (siehe Abschnitt Mumps, Tab. 17).

Literatur

1. Enders, G.: Diagnostik und Prävention prä- und perinataler Virusinfektionen: Varizellen, Masern, Mumps. In: Spiess, H. (Hrsg.): Der pränatale und perinatale Virusinfekt. Tagungsbericht der Deutschen Vereinigung zur Bekämpfung der Viruskrankheiten in Verbindung mit dem Deutschen Grünen Kreuz, S. 107–124. Medizinische Verlagsgesellschaft, Marburg 1981.
2. Enders, G.: Schutzimpfungen gegen Masern und Mumps. In: Spiess, H. (Hrsg.): Schutzimpfungen. Tagungsbericht der Deutschen Vereinigung zur Bekämpfung der Viruskrankheiten in Verbindung mit dem Deutschen Grünen Kreuz, S. 57–72. Medizinische Verlagsgesellschaft, Marburg 1985.
3. Enders, G.: Virus- und andere Infektionen in der Schwangerschaft: Diagnostik und Prävention. Z. Geburtsh. Perinat. 187 (1983) 109–116 und 155–167.
4. Jespersen, C. S., J. Littauer, U. Sagild: Measles as a cause of fetal defects. A retrospective study of ten measles epidemics in Greenland. Acta paediatr. scand. 66 (1977) 367–372.
5. Siegel, M. S.: Congenital malformations following chickenpox, measles, mumps and hepatitis. Results of a cohort study. J. Amer. med. Ass. 226 (1973) 1521–1524.

9 Mumps

Primäre Mumpsinfektionen in der Schwangerschaft kommen zwar etwas häufiger vor als Masern, jedoch besitzen auch gegen Mumps in unseren Breiten etwa 96 Prozent der Frauen im gebärfähigen Alter Antikörper [1, 2, 4, 4a]. Im Gegensatz zu Masern kommen bei Mumps, besonders nach früherer Impfung, die seit ungefähr acht Jahren bei uns durchgeführt wird, symptomatische Reinfektionen vor. Außerdem können auch andere Viren, zum Beispiel die Parainfluenzaviren, mumpsähnliche Symptome hervorrufen [3].

Eine Beziehung zwischen Mumpsinfektion in der Schwangerschaft und Hydrozephalus oder Endokardfibroelastose beim Neugeborenen hat sich beim Einsatz der modernen Serologie bisher nicht bestätigen lassen [5, 6, 7, 8, 9, 10].

Auch in unseren bisherigen prospektiven Untersuchungen von 39 Fällen frischer Mumpsinfektion in der Schwangerschaft wurden gesunde und pränatal nicht infizierte Kinder geboren. Dennoch sollte bei Mumpskontakt in der Schwangerschaft die Immunitätslage mit dem ELISA überprüft und bei klinischem Verdacht die Mumpsinfektion serologisch bestätigt oder ausgeschlossen werden. Das geschieht schnell, einfach und zuverlässig mit einer vier bis fünf Tage nach Symptombeginn entnommenen Blutprobe durch Nachweis von IgM- und IgG-Antikörpern.

Bei Mumpskontakt ist die Immunglobulin-Prophylaxe (0,2 bis 0,5 ml/kg) bei Seronegativen jedoch weniger sicher als bei Masern, weil Mumpsinfektionen in etwa 30 Prozent subklinisch verlaufen und der Kontaktbeginn oft unklar ist.

Nach einer Mumpsinfektion in der Schwangerschaft kann durch Untersuchung des Nabelschnurbluts bei fehlenden IgM-Antikörpern eine pränatale Infektion ausgeschlossen werden. Eine Interruptio ist bei Mumps in der Schwangerschaft nicht indiziert. Ebenso wie bei Masern können akute Mumpsinfektionen kurz vor bis kurz nach Entbindung schwere neonatale Erkrankungen hervorrufen. Deshalb sollten die Neugeborenen sofort Immunglobulin erhalten und isoliert werden.

Das Vorgehen bei Masern-Mumps-Kontakt und -Infektion in der Schwangerschaft ist in Tabelle 17 aufgeführt.

Tabelle 17   Vorgehen bei Masern-Mumps-Kontakt und -Infektion in der Schwangerschaft

	Masern	Mumps
Antikörper-Positivrate und Schutz im gebärfähigen Alter	98%	96%
Kontakt		
sofortige Blutentnahme	Antikörperbestimmung Testresultat in 5 Stunden	
seropositiv	keine Maßnahmen	
seronegativ	Immunglobulin 0,2 ml/kg	Mumps-Immunglobulin 0,2 ml/kg
Wert des Immunglobulins	Verhütung oder Abschwächung der Infektion	weniger effektiv
Akute Infektion		
Risiko im 1. bis 3. Trimenon	Abort (+) Totgeburt (±) Fehlbildung? Entwicklungsstörungen ±?	Fehlbildung ∅
Interruptio	nein	nein
Akute Infektion		
kurz vor/nach Entbindung	schwere neonatale Krankheit möglich	
Maßnahme	Immunglobulingabe bei der Geburt Isolierung	

Literatur (siehe auch Literaturnachtrag, S. 274)

1. Enders, G.: Diagnostik und Prävention prä- und perinataler Virusinfektionen: Varizellen, Masern, Mumps. In: Spiess, H. (Hrsg.): Der pränatale und perinatale Virusinfekt. Bericht von der Tagung der Deutschen Vereinigung zur Bekämpfung der Viruskrankheiten in Verbindung mit dem Deutschen Grünen Kreuz, S. 107–124. München 1981.

2. Enders, G.: Virus- und andere Infektionen in der Schwangerschaft: Diagnostik und Prävention. Z. Geburtsh. Perinat. 187 (1983) 109–116 und 155–167.
3. Enders, G.: Schutzimpfungen gegen Masern und Mumps. In: Spiess, H. (Hrsg.): Schutzimpfungen. Notwendigkeit, Wirkung/Nebenwirkungen, Impfpolitik. Bericht von der Tagung des Deutschen Grünen Kreuzes in Verbindung mit der Deutschen Vereinigung zur Bekämpfung der Viruskrankheiten, S. 57–72. Medizinische Verlagsgesellschaft, Marburg 1985.
4. Enders, G.: Die Masern-, Mumps- und Rötelnschutzimpfung in der Bundesrepublik Deutschland. Dtsch. Ärzteblatt 82 (1985) 2335–2338.
5. London, W., S. G. Kent, A. E. Palmer, D. A. Tucillo, S. A. Houff, N. Saini, I. L. Sever: Induction of congenital hydrocephalus mit mumpsvirus in rhesus monkeys. J. infect. Dis. 139 (1979) 324–328.
6. Monif, G. R. G.: Maternal mumps infection during gestation: Observations on the pregnancy. Amer. J. Obstet. Gynec. 119 (1974) 549–551.
7. Siegel, M. S.: Congenital malformations following chickenpox, measles, mumps and hepatitis. Results of a cohort study. J. Amer. med. Ass. 226 (1973) 1521–1524.
8. St. Geme, J. W., G. R. Noren, P. Adams: Proposed embryopathic relation between mumps virus and primary endocardial fibroelastosis. New Engl. J. Med. 275 (1966) 339.
9. St. Geme, J. W., H. Peralta, E. Farias et al.: Experimental gestational mumps virus infection and endocardial fibroelastosis. Pediatrics 48 (1971) 821.
10. St. Geme, J. W. S. jr., H. Peralta, L. F. van Pelt: Intrauterine infection of the rhesus monkey with mumps virus. Abbreviated viral replication in the immature fetus as an explanation for split immunological recognition after birth. J. infect. Dis. 126 (1972) 249–256.

10 Coxsackie-Echo-Viren

Das Vorkommen intrauteriner Infektionen mit Coxsackie-A- (24 Typen), Coxsackie-B- (6 Typen) und Echoviren (34 Typen) aus der Gruppe der Enteroviren wird vermutet [4]. Diese Infektionen werden aber wegen der häufig uncharakteristischen Symptomatik meist nur als Erkältungskrankheit, mit Myalgien einhergehend, diagnostiziert, so daß diesbezügliche prospektive Studien für den Schwangerschaftsausgang fehlen. Über vereinzelte Fälle mit Verdacht auf eine im dritten Trimenon intrauterin erworbene Coxsackievirusinfektion, besonders mit Coxsackie-Virus-B Typ 3, assoziiert mit kongenitaler Myokarditis beim Feten beziehungsweise mit intrauterinem oder postnatalem Fruchttod [2, 7] wurde berichtet. Die Mehrzahl der Enterovirusinfektionen werden von den Neugeborenen in der Regel perinatal oder frühpostnatal, von der infizierten Mutter, vom inapparent infizierten Pflegepersonal oder von anderen Neugeborenen erworben [3]. Diese perinatal erworbenen Coxsackie- und Echovirusinfektionen können besonders bei Frühgeborenen eine schwere Meningoenzephalitis und Myokarditis mit nicht selten letalem Ausgang (zehn Prozent) verursachen [1, 4, 6, 8]. Um eine Ausbreitung der Infektion in der Neugeborenenstation zu reduzieren, wird die Verabreichung von normalem Immunglobulin an alle in Kontakt befindlichen und neuaufgenommenen Kinder sowie die Intensivierung der hygienischen Maßnahmen empfohlen [5].

Bei der *Labordiagnose* einer Infektion mit Enteroviren ist die Virusisolierung vorrangig. Bei der Vielzahl der Virustypen (insgesamt 71) ist eine Diagnose mit dem Neutralisationstest wegen des technischen Aufwands nur für einzelne Typen möglich. Die Komplementbindungsreaktion erlaubt wegen der Kreuzreaktionen zwischen den Typen keine eindeutige Aussage über den infizierenden Typ, und es stehen noch keine brauchbaren Tests zum Nachweis von IgM-Antikörpern zur Verfügung [2a].

Eine *Prophylaxe* der Infektion in der Schwangerschaft ist nicht möglich und eine Schädigung des Kindes kaum zu erwarten. Deshalb steht eine Interruptio bei Erkältungskrankheiten, fieberhaften Infektionen in der Schwangerschaft, die außer durch die Coxsackie-Echo-Viren durch eine Vielzahl von anderen Viren und Mikroorganismen (wie Influenza, Parainfluenza, Adenoviren, Respiratory-syncytial-Virus, Mykoplasmen und andere mehr) bedingt sein können, nicht zur Diskussion.

Literatur (siehe auch Literaturnachtrag, S. 274)

1. Berry, P. J., J. Nagington: Fatal infection with echovirus 11. Arch. Dis. Childh. 57 (1982) 22–29.
2. Dudgeon, J. A.: Virus infections in obstetrics. In: MacDonald, R. R. (ed.): Scientific Basis of Obstetrics and Gynaecology. Churchill Livingstone, Edinburgh–London–New York 1978.
3. Jenista, J. A., K. R. Powell, M. A. Menegus: Epidemiology of neonatal enterovirus infection. J. Pediat. 104 (1984) 685–690.
4. Maass, G.: Diagnostik und Prävention prä- und perinataler Virusinfektionen: Enteroviren. In: Spiess, H. (Hrsg.): Der pränatale und perinatale Virusinfekt. Bericht von der Tagung der Deutschen Vereinigung zur Bekämpfung der Viruskrankheiten in Verbindung mit dem Deutschen Grünen Kreuz, S. 173–177. Medizinische Verlagsgesellschaft, Marburg 1981.
5. Nagington, J., G. Gandy, J. Walker, J. J. Gray: Use of normal immunoglobulin in echovirus 11 outbreak in a special-care baby unit. Lancet II (1983) 443–446.
6. Nagington, J., T. G. Wreghitt, G. Gandy, N. R. C. Roberton, P. J. Berry: Fatal echovirus 11 infections in outbreak in special-care baby unit. Lancet II (1978) 725–728.
7. Stevenson, R. E.: The Fetus and Newly Born Infant. Influences of the Prenatal Environment. Mosby, Saint Louis 1977.
8. Wreghitt, T. G., G. M. Gandy, A. King, G. Sutehall: Fatal neonatal echo 7 virus infection. Lancet II (1984) 465.

11 Hepatitis A und B, Non-A-Non-B

11.1 Hepatitis A 98
11.2 Hepatitis B 98
11.3 Hepatitis Non-A-Non-B 101

11.1 Hepatitis A

Nach bisherigen weltweiten Erfahrungen hat die *Hepatitis-A-Virus*-Infektion (HAV) keinen Einfluß auf Schwangerschaftsverlauf und Kindesentwicklung. Bei schwer verlaufender Infektion gegen Ende der Schwangerschaft ist die Frühgeburtlichkeit erhöht [8, 17]. Bei engem Hepatitis-A-Kontakt in der Schwangerschaft wird man zum Schutz vor einer Infektion das gut wirksame Standardimmunglobulin in der Dosierung von 0,12 ml/kg (Erwachsene 5–7 ml) verabreichen und die vor und sechs Wochen nach Kontakt entnommenen Blutproben auf Hepatitis-A-Antikörper prüfen. Ein Schwangerschaftsabbruch ist bei Hepatitis-A-Infektion nicht indiziert.

11.2 Hepatitis B

Die *Hepatitis B* in der Schwangerschaft läuft ebenfalls ohne embryonale oder fetale Schädigung ab. Deshalb ist eine Unterbrechung der Schwangerschaft nicht indiziert [8].

Bei Hepatitis-B-Intimkontakt in der Schwangerschaft kann nach Entnahme einer Blutprobe zur Feststellung der Immunitätslage (HBsAg und Anti-HBc) das Hepatitis-B-Hyperimmunglobulin (0,06 ml/kg, 200 I.E./ml) und gleichzeitig mit der ersten aktiven Impfung gegeben werden. Bei weniger engem Kontakt ist diese Maßnahme nicht notwendig. Auf jeden Fall sollte nach Ablauf von zwei bis drei Monaten beziehungsweise kurz vor Entbindung eine weitere Kontrolle (HBsAg, Anti-HBc und Anti-HBs) erfolgen. Die aktive Hepatitis-B-Impfung mit inaktiviertem Impfstoff wird zwar zur Zeit während der Schwangerschaft noch nicht öffentlich empfohlen, bedeutet jedoch kein Risiko für die Frucht oder den Feten (siehe Schutzimpfungen in der Schwangerschaft, S. 257).

Das Risiko einer kindlichen Infektion mit all ihren möglichen Folgen (chronischer Trägerstatus, chronische Hepatitis, fulminante Hepatitis, Leberzellkarzinom) besteht bei Müttern mit chronischem, infektiösem Trägerstatus oder mit akuter Hepatitis-B-Infektion. Kinder von Müttern, die HBs- und HBeAg-positiv sind, werden bei der Geburt in etwa 70 bis 80 Prozent infiziert, während dies bei nur HBsAg-positiven Müttern in höchstens sechs Prozent der Fall ist. Dies trifft auch auf Mütter zu, die Anti-HBeAg-positiv sind [11, 19, 23]. Zwischen 20 und 30 Prozent der peri- oder frühpostnatal infizierten Kinder werden zu chronischen Trägern [2]. Das Hepatitis-B-Virus wird von der Mutter auf das Kind, hauptsächlich bei dem Geburtsakt auf dem Blutweg durch Druck auf die Plazentagefäße übertragen. Allerdings gibt es in letzter Zeit vermehrt Hinweise, daß es auch schon im Verlauf der Schwangerschaft zu transplazentaren Infektionen kommen kann, da gelegentlich HBsAg schon im Nabelschnurblut nachweisbar ist [1, 15]. Bei solchen Kindern bleibt eine passiv-aktive Immunisierung ohne Erfolg [19]. Dies sind aber Einzelfälle. Im Vordergrund steht der peri- und frühpostnatale Infektionsweg und damit die Möglichkeit der Verhütung der Infektion durch die passive/aktive Immunisierung. Hiermit kann man, wie die vorliegenden Beobachtungen zeigen, in ungefähr 80 Prozent die Infektion und in mehr als 90 Prozent die Ausbildung eines Carrier-Status verhüten [3, 6, 7, 8, 9, 12, 20, 21, 22, 24, 25, 26].

Die Verhütung der Infektion von Neugeborenen und der damit verbundenen Folgen ist nur mit Hilfe des HBV-Screening gegen Ende der Schwangerschaft möglich. Daß dieses Vorgehen auch für die Bundesrepublik notwendig und sicher auch nutzen-kosten-effektiv ist, geht aus mehreren epidemiologischen Studien zur Errechnung der kindlichen Gefährdungs- und Infektionsrate hervor [10a, 13, 14a, 16].

Untersuchungen im Stuttgarter Raum bestätigten dies (Tab. 18a und 18b). Hierbei waren von 2400 Schwangeren (mit 13 Prozent Ausländerinnenanteil) deutsche Frauen 0,3 Prozent HBsAg- und 0,02 Prozent auch HBeAg-positiv. Bei den Ausländerinnen betrugen diese Raten 4,1 bzw. 1,0 Prozent. Anhand einer Geburtenrate von n = 560000 mit 13 Prozent Ausländerinnenanteil (n = 72800) und bei der Annahme eines kindlichen Infektionsrisikos bei HBsAg-positiven Müttern von sechs Prozent und bei HBeAg-positiven Müttern von 70 Prozent sind insgesamt 4500 Kinder gefährdet, und für etwa 850 Kinder besteht ein hohes Risiko für die Infektion. Diese Größenordnung deckt sich in etwa mit den diesbezüglichen anderen Ermittlungen für die BRD (Tab. 18a) [10a, 13, 14a, 16].

Tabelle 18a Hepatitis-B-Gefährdung des Neugeborenen

Personen-kreis	Durchseuchung				
	Schwangere			Neugeborene*	
	HBsAg positiv	HBeAg positiv	AntiHBc positiv	Anzahl pro Jahr Gefährdeter	Infizierter
Deutsche	0,3%	0,02%	4–6%	1500	≈160
Ausländer	4,1%	1,0%	18–38%	3000	≈690
gesamt	0,8%	0,15%	6–10%	4500	≈850

* anhand der HBsAg- und HBeAg-positiven Schwangeren bei einer jährlichen Geburtenrate von ≈560000 und 13 Prozent Ausländeranteil

Tabelle 18b Maßnahmen bei positivem HBsAg-Befund der Mutter

HBsAg-Screening im dritten Trimenon	Maßnahmen für das Neugeborene	
HBsAg negativ	keine	
HBsAg positiv	passive und aktive Immunisierung	
HBeAg positiv oder negativ		
Prophylaxe	sofort: – 1 ml HB-Immunglobulin – 0,5 ml Gen-H-B-Vax® K* nach 1 und 6 Monaten: – 2. und 3. Dosis Gen-H-B-Vax® K* Kontrollen vor Impfung und im 3. und 6. Lebensmonat: – Anti-HBc (-IgM) – Anti-HBs – HBsAg	

* früher H-B-Vax® K

Neugeborene von Müttern, die HBsAg- und HBeAg-positiv oder auch nur HBsAg-positiv sind, erhalten heute sofort nach der Geburt einen Milliliter des Hepatitis-B-Hyperimmunglobulins (HB Ig). Gleichzeitig wird die aktive Impfung zum Beispiel mit 0,5 ml H-B-Vax® K oder Gen-H-B-Vax® K durchgeführt. Diese kann auch noch eine Woche später erfolgen. Eine Kontrolle auf Anti-HBc-, Anti-HBs- und HBsAg sollte vor der Prophylaxe im Nabelschnurblut und im dritten und sechsten Lebensmonat erfolgen (Tab. 18b). Es gibt Hinweise, daß die aktive Impfung allein zur Verhütung der HBV-Infektion beim Neugeborenen und Kleinkind ausreicht [6]. Nach Durchführung der Prophylaxe dürfte das Stillen HBsAg-positiver Mütter unbedenklich sein [4, 10].

Im Hinblick auf die Größenordnung einer kindlichen HBV-Infektion und die Möglichkeit der erfolgreichen Prophylaxe ist das HBV-Screening für alle Frauen innerhalb der Mutterschaftsvorsorge im letzten Drittel der Schwangerschaft gerechtfertigt. Zur Zeit kann das HBsAg-Screening nur bei schwangeren Frauen aus Risikogruppen bei Verdacht auf Hepatitis, Hepatitiskontakt oder Hepatitis-B-Trägerstatus durchgeführt werden [14].

11.3 Hepatitis Non-A-Non-B

Der Einfluß der verschiedenen Formen der *Non-A-Non-B-Hepatitis* auf die Schwangerschaft und das Neugeborene kann so lange nicht abgeklärt werden, wie die Erreger nicht identifiziert sind und keine diagnostischen Methoden zur Verfügung stehen. Eine Charakterisierung der Non-A-Non-B-Viren ist von allergrößter Wichtigkeit, da diese Form der Hepatitis bereits heute in vielen Gegenden der häufigste Hepatitistyp ist [9].

Inzwischen wurde das Hepatitis-C-, das vorwiegend parenteral übertragen wird, und das Hepatitis-E-Virus, das fäkal oral übertragen wird, identifiziert (1990).

Bei Vorliegen einer Non-A-Non-B-Hepatitis, z. B. durch Hepatitis-C-Virus vor und in der Schwangerschaft, kann man davon ausgehen, daß möglicherweise aber wie bei der Hepatitis B eine vorwiegend perinatale Übertragung der Infektion zu erwarten ist. Hierbei sind die Folgen für das Kind noch unbekannt. Eine Schwangerschaftsunterbrechung ist bei einer durch Hepatitis-C-Virus bedingten Non-A-Non-B-Hepatitis zur Zeit nicht indiziert. Als prophylaktische Maßnahme für das Neugeborene kommt, ohne den Wert dieser Maßnahme beurteilen zu können, die Gabe von Standardimmunglobulin oder HB-Immunglobulin sofort nach Geburt in Betracht. Außerdem sollten die Leberwerte der Neugeborenen bis zum achten Lebensmonat kontrolliert werden [18, 20].

Literatur (siehe auch Literaturnachtrag, S. 274)

1. Alexander, G. J. M., A. L. W. F. Eddleston: Does maternal antibody to core antigen prevent recognition of transplacental transmission of hepatitis-B-virus infection? Lancet I (1986) 296–297.
2. Beasley, R. P., L.-Y. Hwang: Post natal infectivity of hepatitis B surface antigen carrier mothers. J. infect. Dis. 147 (1983) 185–190.
3. Beasley, R. P., L.-Y. Hwang, G. C. Y. Lee et al.: Prevention of perinatally transmitted hepatitis B virus infections with hepatitis B immunoglobulin and hepatitis B vaccine. Lancet II (1983) 1099–1102.
4. Beasley, R. P., C. E. Stevens, I. S. Shiao, H. C. Meng: Evidence against breastfeeding as a mechanism for vertical transmission of hepatitis B. Lancet II (1975) 740–741.
5. Boxall, E. H.: Vertical transmission of hepatitis B. Clin. exper. Obstet. Gynecol. 10 (1983) 41–48.
6. Boxall, E. H., M. J. Tarlow: Hepatitis B vaccine in the prevention of perinatally transmitted hepatitis B virus infections: initial report of a study in the West Midlands of England. J. med. Virol. 18 (1986) 255–260.
7. Deinhardt, F.: Hepatitis-B-Prophylaxe bei Neugeborenen. Pädiatr. Prax. 24 (1980/81) 177.
8. Deinhardt, F., H. Spiess: Der prä- und perinatale Virusinfekt. Geburtsh. u. Frauenheilk. 41 (1981) 648.
9. Deinhardt, F.: Immunprophylaxe der Hepatitis B 1984. In: Spiess, H. (Hrsg.): Tagungsbericht der Deutschen Vereinigung zur Bekämpfung der Viruskrankheiten in Verbindung mit dem Deutschen Grünen Kreuz, Medizinische Verlagsgesellschaft, Marburg 1984.
10. Derso, A., E. H. Boxall, M. J. Tarlow, T. H. Flewett: Transmission of HBsAg from mother to infant in four ethnic groups. Brit. med. J. 1 (1978) 949–952.
11. Ewing, C. I., D. C. Davidson: Fatal hepatitis B in infants born to HBsAg carriers with HBeAb. Arch. Dis. Child. 60 (1985) 265–267.
12. Feist, D.: Die Versorgung des Neugeborenen bei Hepatitis B der Mutter während der Schwangerschaft. Dtsch. Ärztebl. 78 (1981) 2441.
13. Feist, D.: Kommentar zum Beitrag „Inzidenz des HBs-Antigens bei Schwangernen und Schutz der Neugeborenen" (von Loos, W., P. Bauer, B. Ansorge, J. Johannigmann). Pädiatr. Prax. 33 (1986) 374–375.
14. Kassenärztliche Bundesvereinigung: Mutterschaftsrichtlinien: Verhütung der Rötelnembryopathie. Dtsch. Ärztebl. 11 (1986) 713–722.
14a. Mariß, P., E. Haubold: Hepatitis-B-Marker-Inzidenz in der Schwangerschaft. Dtsch. med. Wschr. 111 (1986) 1757–1760.
15. Li Li, Ming-Hong Sheng, Shu-Ping Tong, Hui-Zhu Chen, Yu-Mei Wen: Transplacental transmission of hepatitis B virus. Lancet II (1986) 872.
16. Loos, W., P. Bauer, B. Ansorge, J. Johannigmann: Inzidenz des HBs-Antigens bei Schwangeren und Schutz der Neugeborenen. Pädiat. Prax. 33 (1986) 369–374.
17. Niesen, M., E. J. Plotz, K. E. Schneeweis: Virushepatitis und Schwangerschaft. Gynäkologe 15 (1982) 11.

18. Seef, L. B., J. H. Hoofnagle: Immunoprophylaxis of viral hepatitis. Gastroenterology 77 (1979) 161–182.
19. Sinatra, F. R., P. Shah, J. Y. Weissman, D. W. Thomas, R. J. Merritt, M. J. Tong: Transmitted acute icteric hepatitis B in infants born to hepatitis B surface antigen positive and anti hepatitis B e positive carrier mothers. Pediatrics 70 (1982) 557–559.
20. Snydman, D. R.: Hepatitis in pregnancy (Current concepts). New Engl. J. Med. 313 (1985) 1398–1401.
21. Stevens, C. E., P. T. Toy, M. J. Tong et al.: Perinatal hepatitis B virus transmission in the United States. Prevention of passive-active immunization. J. amer. med. Ass. 253 (1985) 1740–1745.
22. Thomssen, R., J. Ronge, U. Böttcher, G. Bandlow, K. Legler, W. Gerlich: Diagnostik und Prävention prä- und perinataler Hepatitis-B-Infektionen. In: Spiess, H. (Hrsg.): Der pränatale und perinatale Virusinfekt. Bericht von der Tagung der Deutschen Vereinigung zur Bekämpfung der Viruskrankheiten in Verbindung mit dem Deutschen Grünen Kreuz, S. 145–154. Medizinische Verlagsgesellschaft, Marburg 1981.
23. Tong, J. J., F. R. Sinatra, D. W. Thomas, P. V. Nair, R. J. Merrith, D. W. Wong: Need for immunoprophylaxis in infants born to HBsAg positive mothers who are HBeAg negative. J. Pädiatr. 105 (1984) 945–947.
24. Wong, V. C. W., H. M. H. Ip, H. W. Reesink et al.: Prevention of the HBs Ag carrier state in newborn infants of e Ag HBs carriers by administration of hepatitis B vaccine and HBIG. Lancet I (1984) 921–926.
25. Xu, Z.-Y., C. B. Liu, D. P. Francis, et al.: Prevention of perinatal acquisition of hepatitis B carriage using vaccine; preliminary report of a randomized double blind placebo-controlled and comparative trial. Pediatrics 76 (1985) 713–718.
26. Zanetti, A. R., P. Dentico, C. D. V. Blanco et al.: Multicentre trial on the efficacy of HBIG and vaccine in preventing perinatal hepatitis B. Final report. J. med. Virol. 18 (1986) 327–334.

12 Lymphozytäre Choriomeningitis

12.1　Erreger, Infektion, Epidemiologie 104
12.2　Pränatale LCM-Virusinfektion und Symptomatik 104
12.3　Diagnose 105
12.4　Prophylaxe und Therapie 106

Mehrere Beobachtungen weisen darauf hin, daß das choriolymphozytäre Meningitisvirus (LCM) den menschlichen Embryo und Fetus schädigen kann [3, 4, 8, 9, 10, 11].

12.1 Erreger, Infektion, Epidemiologie

Eine Infektion mit dem LCM-Virus, das zur Gruppe der Arenaviren gehört, wird in unseren Breiten vor allem durch den als Spieltier dienenden syrischen Goldhamster [5] und durch die als natürlicher Wirt fungierende Hausmaus, durch Bisse oder kontaminierten Urin übertragen. Hausmäuse sind weltweit bis zu 100 Prozent durch intrauterine Infektion latent infiziert [8a]. Auch Laborinfektionen kommen vor. Die Inkubationszeit beträgt bei den klinisch manifesten Fällen bis zum Auftreten der ersten Symptome fünf bis zehn Tage. Die Mehrzahl der Infektionen verläuft unter uncharakteristischen, grippalen Symptomen ab, wobei sich nach einem symptomfreien Intervall Meningitis und Meningoenzephalitis anschließen können. Im Verlauf der Infektion werden Antikörper gebildet, die im postakuten Stadium mit der Komplementbindungsreaktion, längerfristig mit dem indirekten Immunfluoreszenztest und lebenslang mit dem Neutralisationstest nachweisbar sind. Mit letzterer Methode wurde festgestellt, daß 1,2 bis 9,1 Prozent der westdeutschen Bevölkerung, besonders im Westen und Norden der BRD, eine LCM-Infektion durchgemacht haben [1, 7].

12.2 Pränatale LCM-Virusinfektion und Symptomatik

Nach den vorliegenden Fallberichten kann das LCM-Virus bei mütterlichen Infektionen während der gesamten Schwangerschaft transplazental auf den Fetus übertragen werden. Diese Annahme wird unterstützt durch Tierversuche mit tragenden Baboonaffen, deren fetale Morphogenese ähnlich ist wie beim Menschen [2].

Infektionen in der Frühschwangerschaft können zu Aborten führen [4, 6, 8], während eine Infektion im zweiten und dritten Trimenon in den bisher beschriebenen Fällen [3] Hydrozephalus internus, Chorioretinitis, kongenitale Myopie, körperliche und geistige Retardierung und eine Infektion kurz vor Entbindung eine schwere neonatale Meningoenzephalitis verursachten [9]. Der Zusammenhang zwischen kongenitalem Hydrozephalus und Chorioretinitis mit mütterlicher LCM-Virusinfektion wird durch Untersuchungen von Sheinbergas und Mitarbeitern unterstützt [10, 12]. Sie fanden bei neun von 28 Kindern mit Hydrozephalus LCM-Antikörper und auch bei deren Müttern hinweisende Antikörper für eine LCM-Virusinfektion.

12.3 Diagnose

Wegen der meist uncharakteristischen grippalen Symptomatik ist eine klinische Diagnose nicht möglich. Die bisher beschriebenen Fälle von mütterlicher LCM-Virusinfektion verbunden mit kindlicher Schädigung wurden nur durch den bestehenden Kontakt mit Spielhamstern entdeckt.

Im *Laboratorium* kann die LCM-Infektion durch Erregerisolierung und Antikörpernachweis diagnostiziert werden. Die Isolierung gelingt im akuten Stadium durch intrazerebrale Verimpfung von Sekreten, Blut, Liquor und Geweben auf jugendliche Mäuse mit anschließenden Passagen in Gewebekulturen. Antikörper sind am frühesten mit der Komplementbindungsreaktion und dem indirekten Immunfluoreszenztest nachweisbar, während der Neutralisationstest besonders zum Nachweis von bleibenden, schützenden Antikörpern geeignet ist.

Um eine durch den LCM-Virus bedingte Schädigung festzustellen oder auszuschließen, sollten bei Neugeborenen mit angeborenem Hydrozephalus und Chorioretinitis neben Untersuchungen auf Zytomegalie, Röteln, Toxoplasmose auch Antikörperbestimmungen für das LCM-Virus durchgeführt und bei positivem Befund weitere Erhebungen bei Kind und Mutter veranlaßt werden.

12.4 Prophylaxe und Therapie

Eine Schwangere sollte den Kontakt mit dem Goldhamster und Hausmäusen und deren Exkremente meiden. Eine spezifische Therapie bei nachgewiesener LCM-Virusinfektion in der Schwangerschaft ist nicht bekannt.

Literatur (siehe auch Literaturnachtrag, S. 274)

1. Ackermann, R.: Epidemiologic aspects of lymphocytic choriomeningitis in man. In: Lehmann-Grube, F. (ed.): Lymphocytic Choriomeningitis Virus and Other Arenaviruses, pp. 233–237. Springer, Berlin–Heidelberg–New York 1973.
2. Ackermann, R., S. S. Kalter, R. L. Heberling, B. McCullough, J. Eichberg, A. R. Rodriguez: Fetal infection of the baboon (Papio cynocephalus) with lymphocytic choriomeningitis Virus. Arch. Virol. 60 (1979) 311–323.
3. Ackermann, R., G. Körver, R. Turss, R. Wönne, P. Hochgesand: Pränatale Infektion mit dem Virus der Lymphozytären Choriomeningitis. Dtsch. med. Wschr. 13 (1974) 629–632.
4. Ackermann, R., A. Stammler, B. Armbruster: Isolierung von Virus der Lymphozytären Choriomeningitis aus Abrasionsmaterial nach Kontakt der Schwangeren mit einem Syrischen Goldhamster (Mesocricetus auratus). Infection 3 (1975) 47–49.
5. Ackermann, R., W. Stille, W. Blumenthal, E. B. Helm, K. Keller, O. Baldus: Syrische Goldhamster als Überträger von Lymphozytärer Choriomeningitis. Dtsch. med. Wschr. 97 (1972) 1725–1731.
6. Biggar, R. J., J. P. Woodall, P. D. Walter, G. E. Haughie: Lymphocytic choriomeningitis virus outbreak associated with pet hamsters. J. Amer. med. Ass. 232 (1975) 494–500.
7. Blumenthal, W., R. Kessler, R. Ackermann: Über die Durchseuchung der ländlichen Bevölkerung in der Bundesrepublik mit dem Virus der Lymphozytären Choriomeningitis. Zbl. Bakt., I. Abt. Orig. A 213 (1970) 36–48.
8. Deibel, R., J. P. Woodall, W. J. Decher, G. D. Schryver: Lymphocytic choriomeningitis virus in man. Serologic evidence of association with pet hamsters. J. Amer. med. Ass. 232 (1975) 501–504.
9. Komrover, G. M., B. L. Williams, Z. B. Stones: Lymphocytic choriomeningitis in the newborn. Probable transplancental infection. Lancet I (1955) 697.
10. Sheinbergas, M. M.: Antibody to lymphocytic choriomeningitis virus in children with congenital hydrocephalus. Acta. virol. (Praha) 19 (1975) 165–166.
11. Sheinbergas, M. M.: Hydrocephalus due to prenatal infection with the lymphocytic choriomeningitis virus. Infection 4 (1976) 185–191.
12. Sheinbergas, M. M., P. J. Tuleviciene, C. L. Kleiziene, Z. N. Vorobjova: Antibody to lymphocytic choriomeningitis virus in children with congenital hydrocephalus and in their mothers. Material of the Allunión conference of physicians for diseases of children, pp. 270–272. UdSSR 1974.

13 Erworbenes Immundefekt-Syndrom (AIDS)

13.1 Erreger 107
13.2 Infektion 111
13.3 Epidemiologie 116
13.4 Schwangerschaft und AIDS 118
13.5 Labordiagnose 119
13.6 Prophylaxe 121
13.7 Therapie 123

Seit 1982 wird besonders in den USA, aber auch in Westeuropa gehäuft ein schleichend verlaufendes Krankheitsbild, überwiegend bei promiskuitiven männlichen Homosexuellen und bei Abhängigen von intravenös applizierten Drogen gesehen. Daneben wurde AIDS bei Personen aus Haiti, der Karibik, Zentralafrika, bei heterosexuellen Intimpartnern der Hauptrisikogruppen, bei Kindern infizierter oder erkrankter Mütter und bei Empfängern von Blut und/oder Blutprodukten (Hämophiliepatienten) diagnostiziert.

13.1 Erreger

Regelmäßig mit AIDS assoziiert ist ein erstmals 1983 beschriebenes lymphotropes Retrovirus, das [4, 22, 34] als Lymphadenopathie-assoziiertes Virus (LAV) [39] und als humanes T-Zell-lymphozytäres Retrovirus Typ III (HTLV III) bezeichnet wird. Taxonomisch wird es inzwischen als humanes Immunodeficiency-Virus (HIV 1) klassifiziert [17]. Es gehört zur Familie der Retroviren, die sich ihrerseits in die Gruppe der Spumi-, Onco- (Typ A-D) und Lentiviren untergliedern lassen [37]. Neben HIV 1, HIV 2 und HTLV-IV, die zur Gruppe der Lentiviren gehören, kennt man weitere humanpathogene Retroviren: das humane T-Zell-lymphozytäre Retrovirus Typ I und Typ II [16] aus der Gruppe der Oncoviren C. HTLV-I verursacht bei Erwachsenen T-Zell-Leukämien, aber auch Immunsuppression und opportunistische Infektionen. Es breitet sich aber z. B. in den USA viel langsamer aus als HIV 1. Allerdings ist seine Prävalenz in i.v.-Drogensüchtigen bereits

10mal so hoch wie in der Bevölkerung der bekannten Endemiegebiete (Japan, Karibik). Das HIV 2-Virus, isoliert von sporadischen Fällen von AIDS-Patienten in Westafrika, kreuzreagiert mit dem SIV_{Mac}, einem primaten Retrovirus von gefangenen Affen (Makaken) [16]. Es zeichnet sich ab, daß HIV 2 nach einer sehr viel längeren Inkubationszeit als HIV 1 AIDS-Symptome hervorruft [16a]. Auch in der BRD sind vereinzelte HIV 2-positive Personen festgestellt worden, bei denen Kontakt mit Westafrikanern bestand. In einigen westafrikanischen Ländern sind 1–10 Prozent mit HIV 2 durchseucht. Die volle klinische Bedeutung des HTLV-IV-Virus, das unter gesunden Prostituierten in Senegal weit verbreitet ist und durch heterosexuellen Kontakt übertra-

Tabelle 19a Einteilung und Bedeutung der wichtigen Retroviren

Bezeichnung	Antigene	Wirtsorganismus
Oncoviren		
FeLV (FAIDS)		Katze
HTLV I	p 15, p 19, p 24, p 40, p 96, gp 21, gp 46	Mensch
HTLV II	p 24, ?? Virusproteine ähnlich HTLV I	Mensch
Lentiviren		
HIV 1	p 17, p 24, p 31, gp 41, p 51, p 55, p 68, gp 120, gp 160	Mensch (exp. Schimpanse)
HIV 2	p 16, p 26, gp 36, p 56, p 68, gp 105, gp 140	Mensch, Schimp., Pavian, Makake
HTLV IV	gp 32, p 53, p 64, gp 120, gp 160	Mensch, Affe
SIV AGM	p 27, gp 32, p 53, p 64, gp 120, gp 160	grüne Meerkatze (exp. Makaken)
SIV MAC		Makaken, Paviane
FTLV	antigenetisch verschieden von HIV	Katze

* endemisch in Zentralafrika

gen wird, ist noch nicht geklärt [20]. Es ist serologisch mit HIV 1 und dem STLV-III AGM, einem Retrovirus, isoliert von gesunden grünen Meerkatzenaffen, verwandt [44].

Auch bei Katzen gibt es Infektionen mit verschiedenen Retroviren, wobei das feline Leukämievirus (FeLV = FAIDS) aus der Gruppe der Oncoviren und das feline T-lymphotrope Lentivirus (FTLV) aus der Gruppe der Lentiviren die größte Bedeutung haben. Beide Viren sind antigenetisch nicht mit den humanpathogenen HIV-Viren verwandt. Auch gibt es keine Hinweise auf Ansteckung von Katze zu Mensch oder von Mensch zu Katze [41a] (Tab. 19a).

Das HIV 1-Virus besitzt als genetische Information eine Einzelstrang-

Krankheitsbild	Vorkommen Durchseuchung	Bedeutung
Katzenleukämie		nicht menschenpathogen
adult T-Zell-Leukämie (ATL)	SW Japan 15% Karibik 2–10%	eng verwandt in Europa
tropische spastische Paraparese	?	bisher ohne Bedeutung
LAS AIDS	weltweit*	AIDS-Erreger
LAS AIDS	Westafrika (vereinzelt	Einzelfälle Afrikakontakte
bisher symptomlos	Senegal Ostafrika Prostituierte 13% Bevölk. 0,4%	in Europa bisher ohne Bedeutung in Ostafrika bei Prostit. häufig
symptomlos	Afrika ~ 40%	Variante zu HIV 1
simian AIDS	Asien	Kreuzreaktion zu HIV 2, HTLV IV
Katzen-AIDS		nicht menschenpathogen

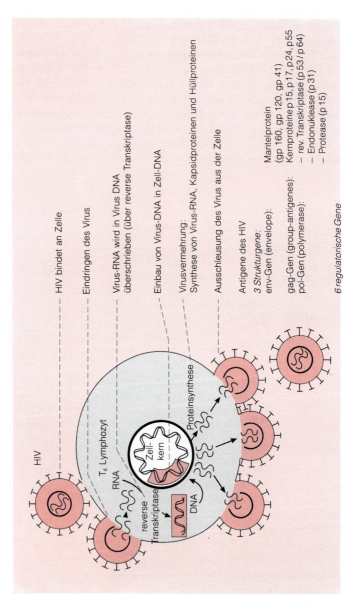

Abb. 8 Vermehrung von HIV (HTLV III) in Zielzellen (zum Beispiel T₄-Lymphozyten).

RNA (Abb. 8) [58]. Neben den codierenden Sequenzen für 6 regulatorische Proteine enthält das HIV-1-Genom 3 Strukturgene. Durch die reverse Transkriptase wird die Virus-RNA in DNA überschrieben und in das Wirtszellgenom integriert. Anschließend findet die Virusvermehrung in der Wirtszelle statt. Das tat-(transactivating transcription-)Gen ist für die Pathogenese von HIV ein Schlüsselgen. Es aktiviert die Bildung neuer RNA, die anschließend von einem Capsid umhüllt wird. Das Viruspartikel wird durch Knospung ausgeschleust. Bei diesem Vorgang wird das Capsid mit einer Lipidhülle umgeben, die Wirtszell- und Viruskomponenten enthält. HIV-Viren neigen stark zur Bildung von Mutanten [48], und man wird im Laufe der Zeit sicher noch weitere humane Retroviren mit unterschiedlicher Pathogenität finden.

13.2 Infektion

Viele, fast alle der klinischen Symptome der HIV-Infektion sind auf die schwere Immundefizienz zurückzuführen, die sich im infizierten Menschen entwickelt. Über die Pathogenese von HIV wird folgendes diskutiert: Zielzellen des HIV sind solche Zellen, die den Oberflächenmarker T_4 (CD4-Rezeptor), ein 60000 Dalton großes Glykoprotein tragen. Zellen mit CD4-Rezeptoren sind die T-Helfer-(inducer-)Zellen, die etwa 60 Prozent der zirkulierenden T-Helferzellen ausmachen. Träger von CD4-Rezeptoren sind auch Makrophagen, Monozyten, einige B-(antikörperproduzierende) Lymphozyten sowie Mikrogliazellen des Zentralnervensystems [43]. Möglicherweise ist sogar der Makrophage und Monozyt die primäre Zielzelle, die als Virusreservoir das Vehikel für die Infektion der T-Helferzelle ist [25, 45].

Die T-Helferzellen sind der Dirigent des immunologischen Orchesters. Wenn sie durch Kontakt mit einem Antigen stimuliert werden, reagieren sie mit Zellteilung und der Produktion von Lymphokinen wie Interleukin 2, Interferon, B-Zell-Vermehrung und Differenzierungsfaktoren. Die Lymphokine wirken als lokale Hormone, indem sie das Wachstum und die Reifung von anderen Lymphozytentypen, wie vor allem die zytotoxischen Suppressor (T8 = CD8)-T-Lymphozyten und die antikörperbildenden B-Lymphozyten kontrollieren. Die Lymphokine beeinflussen auch die Reifung und Funktion der Monozyten und der Gewebemakrophagen. Die Interaktion zwischen der Virushülle (gp120) und dem CD4-Rezeptor führt zur Zerstörung der T4-Zelle. Es genügt schon ein kurzer Kontakt ohne Infektion, um eine funktionelle Störung der T4-Zelle auszulösen.

Als Ursache der Immundefizienz kommen u. a. auch Autoimmunprozesse in Betracht. Bei Freisetzung von HIV aus der Zelle werden Hüllproteine in der Wirtszellmembrane freigesetzt, wodurch die Wirtszelle als fremd erkannt und immunologisch eliminiert wird [31].

Diese Reaktionen können in vivo und in vitro gemessen werden. So kommt es früh nach Infektion, wie bei anderen Infektionen, zu einem Anstieg der T(CD8)-zytotoxischen Suppressorzellen und zur Entwicklung von humoralen IgG-Antikörpern gegen das Hüll- und Coreprotein. Sie können innerhalb von zwei bis 12 Wochen nach Infektion bei mehr als 90 Prozent der Infizierten nachgewiesen werden. Hierbei ist eine IgM-Antikörperproduktion unregelmäßig und dann nur in der frühen Inkubationsphase feststellbar [5, 41]. Dann folgt ein Anstieg der Immunglobulinwerte und eine verminderte Reaktion auf Recall-Antigene. Nach einer mehr oder minder längeren Latenzperiode, in der die Infizierten gesund sind, ist der Abfall der T4-Lymphozyten und die verminderte Funktion der Monozyten, Makrophagen und der Neutral-Killerzell-Aktivität ein wichtiger Hinweis für beginnende Erkrankung. Gleichzeitig fallen die Gesamt-Immunglobulinwerte aller Klassen im Serum ab. Ein Absinken der Antikörper gegen das Core-Antigen (p24) und auch der T8-Lymphozyten mit dem extremen Abfall der T4-Lymphozyten und der sich entwickelnden Anergie gegen Recall-Antigene sind schlechte prognostische Zeichen. Wie bei jeder anderen Virusinfektion, ist das Virus am besten in der Inkubationsphase, das heißt wenn noch keine Antikörper gebildet sind, im Blut nachweisbar [22]. In späteren Stadien gelingt dies vor allem aus Lymphozyten, wobei die Isolierungsrate in der Endphase der Erkrankung wieder zunimmt.

Im allgemeinen gilt, daß der Nachweis von Antikörpern ein Indiz für die Infektion, jedoch nicht gleichbedeutend mit einer zu erwartenden Erkrankung ist.

Prädisponierende und potenzierende Faktoren für AIDS

Die weitgehende Beschränkung von AIDS auf Risikogruppen weist auf solche Faktoren hin [9]. Offenbar führen häufige Infektionen z. B. durch Herpesviren, Hepatitis-B-Viren, die ebenfalls wie das HIV 1 tat-Antigen-Proteine bilden und Erreger venerischer Erkrankungen sowie chronische Parasitose (z. B. Malaria in Afrika) zur Bildung einer großen Zahl aktivierter T-Helferzellen, in denen sich HIV leicht vermehren kann. Dies erhöht die Gefahr, daß sich eine HIV-Infektion klinisch als AIDS manifestiert. Neben der Belastung durch fremde Gewebsantigene (z. B. in transfundiertem Blut oder in rektal aufgenommener Samenflüssigkeit, immunsuppressiv wirkende Polyamine, Spermin, Spermiden und Putrecin) spielt offenbar auch eine gewisse genetische Disposition (das HLA-DR5 ist bei Homosexuellen mit Lymphadenopathie überrepräsentiert), kalorische Mangelernäherung bei i. v.-Drogenabhängigen und UV-Bestrahlung (Solarium) für die Ausprägung von AIDS eine Rolle.

Der Ablauf und Ausgang der Infektion ist noch immer unzureichend bekannt [24] (Tab. 19b und 19c).

Inkubations- und Latenzphase

Nach erfolgter Ansteckung mit HIV 1 (Inkubationsphase) werden zunächst Antikörper gebildet, die innerhalb von vier bis zwölf Wochen nach Infektionsbeginn auftreten. Diese sind meist nur in der IgG-, selten bisher in der IgM-Immunglobulinklasse nachweisbar. Das früheste Auftreten von Antikörpern, die anfangs oft nur gegen das Virusprotein p24 und Virus-Precursor-Protein p55 gerichtet sein können, beträgt zwei Wochen [32]. Die Inkubationsphase ist oft asymptomatisch, doch

Tabelle 19b Pathogenese der HIV-1-Infektion (= HTLV III = LAV)

Übertragung des HIV
- durch Sexualverkehr
- durch erregerhaltige Flüssigkeiten
- kontaminierte Nadeln
- intrauterin/perinatal

Ausbreitung des HIV
- über Lymphbahn
- über Blutbahn

Zielzellen des HIV
- T-Helfer-Zellen, -Makrophagen, -Monozyten
- Gehirnzellen

Vermehrung des HIV in Zielzellen
Eindringen des Virus in die Zelle; Überschreiben von Virus-RNA in Virus-DNA; Einbau von Virus-DNA in Zell-DNA; Virusvermehrung; Ausschleusung des Virus aus der Zelle

Tabelle 19c Infektionsstadium

Stadium	Dauer	Symptome	Antikörperbildung	T_4-Helfer/T_8-Suppressor Zell-Verhältnis
I. Inkubationsphase	4–12 Wochen	keine oder nicht spezifisch	IgM (+) IgG positiv	im Normbereich 2,1 ± 0,9
II. Lymphadenopathie	≥3 Jahre	generalisierte Lymphknotenschwellung Gewichtsverlust Fieberschübe	IgG positiv	leicht erniedrigt <1,0 T-Suppressor-Zellzahl erhöht
III. Manifestes erworbenes Immundefekt-Syndrom (AIDS)	Monate/ Jahre	Infekte mit opportunistischen Keimen, Neoplasien Kaposi-Sarkom neurologische Symptome	IgG positiv Absinken der IgG-Titer	stark erniedrigt <0,5 T_4-Helfer Zellzahl stark erniedrigt

können grippale Symptome sowie Lymphdrüsenschwellung, Exanthem, Fieber, akute Myelopathie und enzephalitische Symptome vorkommen [22a].

In Fällen, in denen es zur Erkrankung kommt, kann die Latenzperiode sechs Monate bis vier Jahre dauern. Bei 20 bis 30 Prozent der HIV 1-antikörperpositiven Personen werden nach bisheriger Beobachtung innerhalb von zwei bis fünf Jahren nach festgestellter Serokonversion AIDS-assoziierte Krankheitsbilder oder das Vollbild von AIDS erwartet. Es ist nicht bekannt, ob sich bei den anderen HIV-seropositiven asymptomatischen Personen ein festes Gleichgewicht zwischen Virus und Immunabwehr ausbildet, eine vollständige Eliminierung des Virus eintritt oder ob erst zu einem späteren Zeitpunkt der Ausbruch der Krankheit erfolgt. Man muß jedoch bis auf weiteres davon ausgehen, daß antikörperpositive Personen das Virus beherbergen und bei Sexualkontakt kontagiös sein können.

Lymphadenopathiesyndrom

An das *Latenzstadium* kann das der Lymphadenopathie folgen, das seinerseits mindestens drei Jahre dauert. Dieses Stadium liegt vor, wenn

mindestens zwei der folgenden Symptome länger als sechs Monate persistieren:
- ungeklärte Gewichtsabnahme, Appetitlosigkeit, Diarrhöen
- Leistungsabfall, leichte Ermüdbarkeit
- Fieber, rezidivierende Fieberschübe ohne sichtbare Ursache
- Nachtschweiß
- Lymphknotenschwellungen, hauptsächlich an Hals und Nacken
- Herpes-simplex-Manifestationen, Kondylome, Pilzinfektionen.

Manifest erworbenes Immundefektsyndrom

Von einem manifest erworbenen Immundefektsyndrom (AIDS) spricht man, wenn Erkrankungen, die für zelluläre Immundefekte typisch sind, und Neoplasien, zum Beispiel Kaposi-Sarkom, auftreten. Die schweren Störungen der zellulären Immunabwehr begünstigen nicht beherrschbare, häufig letale Infektionen mit opportunistischen Erregern und Parasiten, wie Pneumocystis carinii, Toxoplasmen, Candida, generalisierte Zytomegalievirusinfektionen [9]. Patienten mit manifestem AIDS versterben innerhalb von 36 Monaten zu über 80 Prozent an diesen Komplikationen. Neben diesen Symptomen treten bei etwa 30 Prozent Komplikationen des zentralen Nervensystems auf, wie z. B. unspezifisches Psychosyndrom, mangelnde Konzentration, Desorientierung, Gedächtnisverlust bis hin zu fortschreitender Demenz sowie progressive Dysarthrie, Aphasie und ataxische Paraparesis [35, 42]. Eine akute HIV-Enzephalopathie ist wahrscheinlich häufiger als bisher diagnostiziert wurde [1, 10, 50]. Die Mehrzahl der neurologischen Komplikationen ist aber durch reaktivierte Infektionen z. B. mit Toxoplasmose-, Zytomegalie-, Epstein-Barr-, Herpes-simplex-Virus, Papillomaviren, Kryptokokken, Treponema pallidum, Pilze, Tuberkulose usw. bedingt [21].

In Afrika ist AIDS oft mit dem Diarrhoe-Wasting-Syndrom (Slim disease) sowie mit Kryptokokken und Kryptosporidosis bedingter Meningitis, Zytomegalievirus bedingter Chorioretinitis, Tuberkulose sowie mit Tropenerkrankungen (zum Beispiel durch Entamoeba histolytica hervorgerufen), und disseminierten Kaposi-Syndrom assoziiert [6]. Pneumocystis-carinii-Pneumonien sind seltener als in den USA und Europa.

Nach dem neuesten Klassifikationssystem für HIV-Infektionen unterscheidet man jetzt die Gruppen I (akute Infektion), II (asymptomatische Infektion), III (persistierende generalisierte Lymphadenopathie) und IV (andere Krankheit und Infektion mit Untergruppen von A bis E) [15].

13.3 Epidemiologie

Seroepidemiologische Untersuchungen zeigten, daß das erworbene Immundefektsyndrom Ende der 70er Jahre zunächst in den USA hauptsächlich in den großen Städten wie New York und San Francisco bei Homosexuellen, Drogenabhängigen und bei Haitianern aufgetreten ist. Mit einer zwei- bis dreijährigen Verzögerung wurde es auch in Europa und Zentralafrika in den Risikogruppen festgestellt. Retrospektive serologische Untersuchungen und Fallanalysen zeigen jedoch, daß HIV 1-Infektion schon 1959 in Zaire und in Ost- und Westafrika in den 60er und frühen 70er Jahren aufgetreten sein soll [44]. Inzwischen wurden außer HIV 1 besonders in Westafrika HIV-2-bedingte AIDS-Fälle und in Senegal HTLV-IV-infizierte Personen entdeckt [16a, 44].

Zu den Risikogruppen für HIV 1 rechnet man in erster Linie männliche Homosexuelle oder Bisexuelle, i. v.-Drogenabhängige sowie Hämophilie- und Transfusionsempfänger sowie deren Intimpartner [13], Prostituierte und Neugeborene von HIV-infizierten Müttern sowie Mitglieder besonderer ethischer Gruppen, z. B. aus Haiti, der Karibik und Zentralafrika (über 30 Prozent an Infizierten sind dort ohne bekannte Risikofaktoren).

Alarmierend war zunächst der exponentielle Anstieg der Erkrankungsfälle und die hohe Letalität. Zwar nimmt weltweit die Zahl der an AIDS Erkrankten noch zu, doch hat sich die Verdopplungsrate 1986 und 1987 deutlich verlangsamt. In den USA schätzt man, daß bis 1991 270 000 Personen an AIDS erkranken. Derzeit (Stand Jan. 1990) gibt es weltweit über 215 000 AIDS-Erkrankungsfälle.

Bei den in der Bundesrepublik Deutschland gemeldeten 4863 AIDS-Fällen (Stand 31. 5. 1990) sind 70,27 Prozent der Patienten männliche Homosexuelle beziehungsweise Bisexuelle, 13,18 Prozent Intravenös-Drogenabhängige, 4,83 Prozent Hämophile, 2,28 Prozent Transfusionsempfänger, 3,23 Prozent heterosexuelle Partner von den Risikogruppen 1–4 und 0,66 Prozent prä- und perinatale Infektionen. Die Hauptaltersklasse der Betroffenen umfaßt die 30- bis 40jährigen mit etwa 40 Prozent der Fälle und die 40- bis 49jährigen mit etwa 30 Prozent der Fälle. Die Letalität beträgt in Europa circa 41 Prozent [13, 13a, 14].

Die Gesamtzahl der bis Ende 1991 prognostizierten kumulativen AIDS-Fälle liegt im Bereich von 60000 bis 78000 in Europa. Vor allem in Zentralafrika und etwas weniger in den angrenzenden Ländern in Ost- und Südafrika schätzt man zur Zeit als Minimum 500–1000 AIDS-Fälle pro einer Million Erwachsener (44).

Während das Verhältnis von männlichen zu weiblichen Patienten in den USA und Europa ungefähr 10:1 ist, erkranken in Afrika Männer und Frauen gleichermaßen (Verhältnis 1:1), wobei die Frauen jünger als 30 Jahre und die Männer älter als 40 Jahre sind. Das bedeutet, daß das Virus hauptsächlich durch heterosexuelle Kontakte übertragen wird. Wahrscheinlich spielen die in Afrika sehr häufig vorkommenden Geschlechtskrankheiten bei der Übertragung von HIV 1- sowie von HIV 2- und HTLV-IV-Viren eine disponierende Rolle [6], da das Eindringen des Virus durch vorhandene Läsionen begünstigt wird. In den afrikanischen Ballungszentren sind ein bis 18 Prozent der gesunden Blutspender und schwangeren Frauen und 22 bis 88 Prozent der Prostituierten mit HIV infiziert.

Die Übertragung erfolgt im wesentlichen durch Sexualkontakt, durch unsterilisierte Nadeln (Fixer) und perinatal von den infizierten Müttern auf das Kind. Die Infektion durch parenterale Inokulation von Blut und Blutprodukten [20] sowie durch Samen- und Organspenden hat sich durch die seit 1985 auch in der BRD obligate Antikörperkontrolle der Spender wesentlich vermindert. Infektionen bei medizinischem Personal sind bisher kaum bekannt, außer in Fällen, wo es durch direkte Mikro-Inokulation von HIV-positivem Blut zur Infektion kam [52, 56]. Eine Übertragung der HIV-Infektion durch normale Umweltkontakte, zum Beispiel am Arbeitsplatz oder in der Schule, ist nicht anzunehmen [20, 26]. Für die Übertragung von HIV durch Arthropodenstiche, zum Beispiel in den USA, in Afrika und in Gebieten mit erheblicher Arthropodendichte, gibt es keine überzeugenden Hinweise [12]. HIV müßte in den Speicheldrüsen von Arthropoden ähnlich der Arboviren (z. B. Gelbfieber-Virus) vermehrt und aufgrund der geringen Infektiosität in großen Mengen mit dem Speichel ausgeschieden werden. Ähnlich wie das Hepatitis-B-Virus ist aber das verlängerte Überleben und die Übertragung von HIV durch Insekten unwahrscheinlich. Dagegen sprechen auch die niederen Infektionsraten bei den ein- bis 15jährigen Kindern in diesen Gegenden, die vermehrt Insektenstichen ausgesetzt sind.

13.4 Schwangerschaft und AIDS

Bisherige Untersuchungen lassen vermuten, daß eine Schwangerschaft bei HIV-positiven Frauen ohne Symptome die Entwicklung von AIDS begünstigt. Dies ist gut vorstellbar, da während der Schwangerschaft die zellvermittelnde Immunität sowie das Helfer-Suppressor-Zellverhältnis erniedrigt ist [11].

Das erworbene Immundefekt-Syndrom bei Neugeborenen und Kleinkindern wird seit 1980 beobachtet. Es sind (Stand Dez. 1989) 731 AIDS-Fälle von Kindern unter 13 Jahren in Europa bekannt. 70,1% der Kinder wurden von ihrer Mutter infiziert. 9,7% waren Hämophiliepatienten und 13,8% hatten eine Bluttransfusion erhalten [14a]. Die Beobachtungen sprechen für eine intrauterine oder perinatale oder auch für eine frühpostnatale Virusübertragung [11, 28, 29, 33, 38b, 40, 47, 61]. Dies ist verständlich, da das HIV aus Lymphozyten isoliert werden kann und diese den Fetus transplazental [55] erreichen bzw. im Genitaltrakt [54, 57] und in der Muttermilch vorhanden sind [61]. Wie bei der Hepatitis B scheint vor allem die perinatale Infektion eine wichtige Rolle zu spielen. Bisherige Untersuchungen sprechen dafür, daß das Risiko einer Übertragung auf das Kind sehr hoch ist (50–60%), wenn die Mütter schon länger HIV-positiv sind. Bei erst kürzlich, zum Beispiel durch künstliche Insemination [51], infizierten Frauen scheint das Risiko einer kindlichen Infektion dagegen geringer zu sein [11].

Die vorherrschenden klinischen Symptome, die in den ersten zwei bis sechs Monaten auftreten, sind: mangelhafte geistige und körperliche Entwicklung, Mikrozephalie sowie persistierende Infektionen der Mundhöhle mit Candida albicans, chronische pulmonale Infiltration, Pneumonitis, Hepatosplenomegalie, diffuse Lymphadenopathie, protrahierte oder rekurrierende Diarrhö, progrediente Enzephalopathie, gekennzeichnet durch verringertes Gehirnwachstum bei gleichzeitig überraschend normalem Liquorbefund. Ob das kraniofaziale Dysmorphie-Syndrom [38] regelmäßig vorkommt, ist noch nicht geklärt. Die Mehrzahl der Kinder hat eine erniedrigte T_4/T_8-Zellratio, polyklonale Hypergammaglobulinämie als Frühzeichen und zirkulierende Immunkomplexe. Dagegen tritt selten eine Lymphopenie, wie es bei Erwachsenen üblich ist, auf. Opportunistische Infektionen mit Pneumocystis carinii, Herpesviren, besonders Zytomegalovirus und Candida albicans und bakterielle Infektionen sind häufig, und eine gram-negative Sepsis ist die Haupttodesursache. Auch Kaposi-Sarkom kommt vor. Die Sterblichkeit beträgt 60 Prozent [23].

Bei Neugeborenen von Eltern mit hohem Erkrankungsrisiko treten die Symptome der Infektion früher auf als bei solchen, die durch Transfusionen post partum infiziert wurden [38b]. Überwachungsstudien zeigen, daß Neugeborene, bei denen im Alter von 10–14 Monaten keine Antikörper nachweisbar sind, trotzdem das AIDS-Syndrom entwickeln können [1b, 6, 8a, 46a].

13.5 Labordiagnose

Eine HIV 1-Infektion darf nur diagnostiziert werden, wenn spezifische Antikörper zweifelsfrei nachgewiesen werden. Als Routinemethode haben sich hierzu die mit Antigen aus HIV-infizierten H9-Zellen hergestellten verschiedenen Enzyme-linked Immunosorbent Assays (ELISA) bewährt. Bei positivem Ergebnis muß zur Bestätigung die indirekte Immunfluoreszenz (IFL) und der Immunoblot-Test durchgeführt werden. Bei dieser Methode werden die Antikörper als Banden gegen die verschiedenen Virusproteine sichtbar gemacht. Bei frischen Infektionen werden zuerst die Antikörper gegen das Coreprotein p 24 gebildet, Antikörper gegen die Oberflächenproteine gp 15, gp 17, gp 41, gp 55 und gp 120 folgen. Umgekehrt verschwinden bei vielen AIDS-Patienten zuerst die Antikörper gegen p 24. IgM-klassenspezifische Antikörper, die bei vielen anderen Infektionen als wichtige Marker für die Frischinfektion sowie als Marker für eine prä- und perinatal erworbene Infektion dienen, sind bisher nur unregelmäßig nachgewiesen worden [5, 41].

Die ELISA-Tests der zweiten Generation enthalten genetisch hergestellte Antigene (rekombinante Proteine) und sind dadurch im Hinblick auf das Vorliegen von Antikörpern für Hüll- oder Coreprotein ähnlich spezifisch und informativ wie die schwierige Immunoblot-Methode. Eine weitere Verbesserung der Diagnostik ist zu erwarten durch ELISA-Tests der dritten Generation (synthetische Proteine). Vorteilhaft sind HIV 1/2-Combi-ELISA-Tests, die gleichzeitig Antikörper gegen HIV 1 und HIV 2 nachweisen. Bei positivem Ergebnis muß zur Bestätigung die HIV 1- und die HIV 2-Immunfluoreszenz sowie der HIV 1- und der HIV 2-Immunoblot-Test durchgeführt werden. Ferner gibt es Tests zum Nachweis für neutralisierende Antikörper, um abzuklären, ob es schützende Antikörper gibt [46].

Ein negativer HIV 1-Antikörpernachweis bei klinisch gesunden Personen schließt allerdings das Vorliegen einer HIV-Infektion nicht mit absoluter Sicherheit aus, da die Antikörper in sehr niedrigen Konzentrationen vorliegen können, oder die betreffende Person sich in der Inkubationszeit befinden kann. Auch bei etwa zehn Prozent der Patienten mit AIDS-Symptomatik werden keine oder sehr niedrige Anti-HIV-Titer beobachtet. Wichtig ist deshalb auch die Entwicklung weiterer Antikörpertests mit hoher Spezifität für HIV 2- und HTLV-IV-Viren. Am besten wäre ein diagnostischer Test, der ein Epitop erfaßt, das alle humanen Retroviren gemeinsam haben. HIV 2-Infektionen können im indirekten Immunfluoreszenztest, im ELISA und Immunoblot nachgewiesen werden. Dabei sind Banden bei p 16, p 26, gp 36, p 56, p 68, gp 105, gp 140 sichtbar. Kreuzreaktionen mit HIV 1 sind vorhanden.

Eine mögliche Methode zur Feststellung der Infektiosität ist der direkte Erreger- oder Antigennachweis im Blut oder Geweben und Körperflüssigkeiten. Der Virusnachweis aus Blut ist schwierig, da das Virus im Blut nach der frühen Inkubationszeit nur in niedrigen Konzentrationen vorkommt und hochtitrige Antikörper den Antigennachweis erschweren. Eine neue molekularbiologische Methode, die enzymatische In-vitro-Genamplifikation mittels einer Polymerase-Chain-Reaction (PCR) hat für den HIV-Nachweis an Bedeutung gewonnen.

Weitere labordiagnostische Kriterien sind im Stadium der Lymphadenopathie Leukozytose, selten Lymphopenie, Vermehrung von T-Suppressorzellen (T_8) und Verminderung der Helferzellen (T_4). Die Lymphknotenhistologie ergibt unspezifische Veränderungen, und die IgG- und IgA-Immunglobuline im Serum können leicht erhöht sein.

Beim manifesten AIDS-Stadium findet sich eine Anergie gegen Recallantigene, eine Lymphopenie, ein fast völliges Fehlen der T-Helferzellen, ein Verhältnis der T_4/T_8-Zellen langdauernd kleiner als 0,5, eine fehlende Stimulierbarkeit von Lymphozyten, eine Anämie, Leukopenie, gelegentliche Thrombozytopenie. Außerdem können die Antikörpertiter und die Antikörperreaktionen gegen alle oder einzelne der im Immunoblot nachweisbaren Teilantigene abgeschwächt sein oder fehlen.

Außer den HIV-spezifischen Untersuchungen muß die Diagnostik für die opportunistischen Infektionen mit den dafür geeigneten Methoden durchgeführt werden [9].

13.6 Prophylaxe

Sicherheits- und Aufklärungsmaßnahmen

Durch das obligate Antikörper-Screening für HIV von Blut, Samen- und Organspendern sowie Spenderinnen von Muttermilch und die Inaktivierung der Blutprodukte in den Industrieländern ist die Übertragung der HIV-Infektion auf diesen Wegen weitgehend ausgeschlossen. Eine weitere Verbesserung der Antikörper- und Antigennachweistests für HIV 1 und HIV 2 ist notwendig, um das Risiko einer iatrogenen HIV-Übertragung weiter zu eliminieren.

Im Vordergrund stehen Aufklärungsmaßnahmen der Hauptrisikogruppen und ihrer Partner zur Verhinderung der weiteren Ausbreitung der Infektion in die heterosexuelle Bevölkerung.

Bei Frauen oder Männern, bei denen ein positiver HIV-Antikörperbefund erstellt wurde, sollte man beim Partner ebenfalls die HIV-Antikörperbestimmung durchführen und zu einem Sexualverhalten raten, das die Übertragung der Infektion auf den nichtinfizierten Partner vermindert. Außerdem sollte darauf hingewiesen werden, daß das Paar weder Blut, Samen [60] noch Organe oder im weiblichen Falle Muttermilch [53] spenden darf und bei intravenöser Drogenabhängigkeit keine gemeinsamen Spritzen und Nadeln benutzt werden [30]. HIV-positive Kinder müssen darauf hingewiesen werden, bei Verletzungen den engen Kontakt mit anderen Kindern zu vermeiden. Nachdem normale Umweltkontakte anders als bei Masern oder Varizellen keine Gefährdung der Bevölkerung bedeuten, können HIV-positive Personen weiter ihren Beruf ausüben beziehungsweise HIV-positive Kinder die Schule besuchen.

Beratung HIV-positiver Frauen

– Eine Schwangerschaft ist zu vermeiden, solange keine spezifische Therapie gegen HIV-Infektionen existiert.
– Während der Schwangerschaft sollte wiederholt auf HIV-Antikörper, eventuell auch auf Infektiosität durch Nachweis des HIV-Virus in Blutlymphozyten untersucht werden.
– Eine Interruptio ist wegen der Gefährdung der Mutter und der hohen Wahrscheinlichkeit einer HIV-Übertragung auf das Kind, solange es keine Therapie gibt, zu erwägen.
– Bei Fortführung der Schwangerschaft ist eine interdisziplinäre infektiologisch-geburtshilfliche Betreuung angezeigt [53a].

- Die pränatale Diagnostik wird wegen des Verschleppungsrisikos in den Feten nicht empfohlen.
- Die Schnittentbindung wird nicht allgemein empfohlen; dabei gelten für die Operation die gleichen Sicherheits- und Desinfektionsmaßnahmen wie bei Hepatitis-B-infizierten Personen für das Personal.
- Bei Vaginalentbindung sollte die Geburt in einem separaten Gebärsaal erfolgen, mit entsprechenden Schutzmaßnahmen (Mundschutz, Handschuhe, Brille, Kind nicht durch Mundsog absaugen).
- Auf fetale EKG-Ableitung mit Kopfschwartenelektroden und Mikro-Blutuntersuchungen aus der fetalen Kopfhaut sollte verzichtet werden.
- Beim Neugeborenen sollte Nabelschnurblut für HIV-Antikörperbestimmung und Isolierung gewonnen werden.
- Sie sollten von ihren Müttern nicht gestillt werden, um eine postnatale Infektion eines nichtinfizierten Kindes durch die Muttermilch zu verhüten.
- Zur Vermeidung von nosokomialen Infektionen wird ganztags „rooming in", Einzelzimmer mit Toilette, empfohlen.
- Der Kontakt des Neugeborenen mit Blut und Speichel, vor allem mit Schleimhautverletzungen der infizierten Mutter oder des Vaters, sollte vermieden werden.
- Das Neugeborene muß langfristig auf HIV-Antikörper und eventuell auf Infektiosität und AIDS-verdächtige Symptome hin untersucht werden.

Schwangerschaftsvorsorge

Seit Juli 1987 können in der BRD auf Wunsch HIV 1-Untersuchungen bei Schwangeren möglichst innerhalb des ersten Trimenons durchgeführt werden. Die Testung aller Schwangeren ist anzustreben. Das Ergebnis sollte der Schwangeren mitgeteilt werden. In den Mutterpaß sollte lediglich „HIV-Test durchgeführt" eingetragen werden analog zur Untersuchung auf Lues. Auf die Verwendung von Kondomen zur Verminderung des Risikos einer HIV-Infektion sollte hingewiesen werden. Bei Schwangeren aus Risikogruppen sollte der HIV-1-Test mehrmals wiederholt werden, falls der erste Test negativ war.

Hygienische Maßnahmen

Diese umfassen im ärztlichen Bereich Handschuhe, Mundschutz, Händedesinfektion (mit zum Beispiel Sterilium), Gerätedesinfektion (zum Beispiel Lysoformin, Bacillol), Hitzesterilisation von kontaminierten Materialien (Spritzen etc.) durch Autoklavieren bei 120 Grad C beziehungsweise Hitzesterilisation bei 180 Grad C [7]. Bei Verletzungen oder Kontamination mit möglicherweise HIV-positivem Material in Praxis, Krankenhaus und Laborbereich sind entsprechende Desinfektionsmaßnamen zur Verminderung oder Inaktivierung des Virus sowie Antikörper-Kontrolluntersuchungen durchzuführen.

Meldepflicht

Eine Meldepflicht, wie sie für andere Geschlechtskrankheiten besteht, mit den damit verbundenen Maßnahmen ist außer in Bayern in den anderen Ländern der BRD nicht vorgesehen.

Aktive Prophylaxe

An der Entwicklung eines Impfstoffes wird gearbeitet. Hierbei wird das ganze Spektrum der Möglichkeiten von Impfstoffen aus inaktivierten Viren, Lebendimpfstoffe mit attenuiertem Virus, Spaltimpfstoffe mit Virusuntereinheiten beziehungsweise gentechnologisch gewonnenen viralen Hüllproteinen beziehungsweise mit Antiidiotypen-Impfstoffen (Gesamt-Anti-T4 (CD4)-Zellantikörper, synthetische Peptide, Mimotope) ausgeschöpft [3a, 18, 36].

Zur Zeit ist man jedoch von einem wirksamen Impfstoff, der auch die Antigenvarianz des env-Gen (envelope-) der verschiedenen humanpathogenen HIV-Isolate berücksichtigt, noch weit entfernt. Dazu kommt, daß man auch noch nicht weiß, welche Immunantwort für den Schutz ausschlaggebend ist.

13.7 Therapie

Eine AIDS-spezifische Therapie steht zur Zeit nicht zur Verfügung. Die wichtigsten Ziele bei der Entwicklung therapeutischer Strategien gegen eine HIV-Infektion gelten einer Blockierung der Oberflächenantigene auf dem Virus oder der T_4-Rezeptoren für HIV auf den Zielzellen beziehungsweise einer Blockierung der Virusvermehrung.

Zur Immuntherapie wurden verschiedene immunstimulierende Substanzen (α- und β-Interferone, Isoprinosin, Delimmun, Interleukine

1 + 2 [27, 53b] und Knochenmarkstransplantate) bisher mit wenig Erfolg eingesetzt. Vielversprechend ist dagegen das Interleukin 3, ein leukozytenstimulierendes, gentechnisch hergestelltes Hormon [30a]. Zur Zeit wird auch eine große Anzahl von Substanzen auf ihre antivirale Wirkung gegen HIV in vitro und teilweise auch in vivo geprüft. Darunter befinden sich Inhibitoren der reversen Transkriptase, Antimetaboliten und membranaktive Stoffe.

Die Anwendung von Suramin, Phosphonoformat, Rifabutin, die unter anderem die Hemmung der HIV-reversen Transkriptase bewirkt, ist aber mit hoher Toxizität belastet [3, 8, 49]. Die größten Hoffnungen setzt man derzeit auf die Substanz Azidothymidin (AZT = Compound S, Retrovir R) [59]. Es ist dies eine dem Thymidin analoge Verbindung, die selektiv von der viralen reversen Transkriptase bei der Synthese der Virusnukleinsäure des HIV verwendet wird. Dies hat zur Folge, daß im Zuge der Virusreplikation die DNS-Kette abreißt und keine kompletten Virusgene mehr gemacht werden. Retrovir wird inzwischen an vielen Zentren zur Behandlung eingesetzt. Auch das Peptid T [56a], das das Eindringen des HIV-Virus in die Wirtszelle verhindern soll, ist in Kombination mit Retrovir in Erprobung. Der Wert dieser Therapie kann erst in Langzeitstudien geklärt werden. Auch eine prophylaktische Gabe von AZT bei symptomfreien HIV-infizierten Personen wird heute durchgeführt.

Im wesentlichen beschränkt sich zur Zeit die Therapie auf eine Behandlung der opportunistischen Infektionen und der Neoplasien. Wo eine medikamentöse Behandlung möglich ist (Pneumocystis-carinii-Pneumonie, Toxoplasmose, Candidiasis, Zytomegalie etc.), sollte sie frühzeitig und ausreichend dosiert auch in der Schwangerschaft durchgeführt werden. In der Schwangerschaft und bei Neugeborenen sollte jedoch bei der Behandlung von übermäßig toxischen beziehungsweise teratogenen Substanzen abgesehen werden.

Literatur (siehe auch Literaturnachtrag, S. 274)

1. Ackermann, R., M. Nekic, R. Jürgens: Locally synthesized antibodies in cerebrospinal fluid of patients with AIDS. J. Neurol. 233 (1986) 140–141.
1a. Adler, M. W.: ABC of AIDS. Range and natural history of infection. Brit. Med. J. 294 (1987) 1145–1147.
2. Ammann, A. J., M. J. Cowan, D. W. Wara et al.: Acquired immunodeficiency in an infant: possible transmission by means of blood products. Lancet I (1983) 956–958.

3. Anand, R., G. Moore, P. Feorino, J. Curran, A. Srinivasan: Rifabutine inhibits HTLV III. Lancet I (1986) 97–98.
3a. Barnes, D. M.: Strategies for an AIDS vaccine. Science 233 (1986) 1149–1153.
4. Barré-Sinoussi, F., J. C. Chermann, F. Rey et al.: Isolation of a T-lymphotropic retrovirus from a patient at risk for acquired immune deficiency syndrome (AIDS). Science 220 (1983) 868–871.
5. Bedarida, G., G. Cambie, F. D'Agostino, M. G. Ronsivalle, E. Berto, M. E. Grisi, P. R. Crocchiolo, E. Magni: Anti-IgM screening for HIV. Lancet II (1986) 1456.
6. Biggar, R. J.: The AIDS problem in Africa. Lancet I (1986) 79–82.
7. Brede, H. D., F. Deschra, F. Deinhardt et al. Desinfektion bei AIDS? Dtsch. Ärztebl. 14 (1985) 982.
8. Broder, S., J. M. Collins, P. D. Markham, R. R. Redfield, D. F. Hoth, J. E. Groopman, R. C. Gallo, R. Yarchoan, H. Lane, R. W. Klecker, H. Mitsuya, E. Gelmann, L. Resnick, C. H. Myers, A. Fauci: Effects of Suramin on HTLV III/LAV infection presenting as Kaposi's sarcoma or AIDS-related complex: clinical pharmacology and suppression of virus replication in vivo. Lancet II (1985) 627–630.
9. Bundesgesundheitsamt (Hrsg.): Das erworbene Immundefekt-Syndrom (AIDS). Merkblatt 43. Dt. Ärzteverlag, Köln 1984.
10. Carne, C. A., A. Smith, S. G. Elkington, F. E. Preston, R. S. Tedder, S. Sutherland, H. M. Daly, J. Craske: Acute encephalopathy coincident with seroconversion for anti-HTLV III. Lancet II (1985) 1206–1208.
11. Centers for Disease Control: Recommendations for assisting in the prevention of perinatal transmission of human T-lymphotropic virus type III/lymphadenopathy-associated virus and acquired immunodeficiency syndrome. Morb. Mort. Weekly Rep. 34 (1985) 721–732.
12. Centers for Disease Control: Acquired immunodeficiency syndrome (AIDS) in Western Palm Beach County Florida. Morb. Mort. Weekly Rep. 35 (1986) 609–612.
13. Centers for Disease Control: Update: Acquired immunodeficiency syndrome – United States. Morb. Mort. Weekly Rep. 35 (1986) 757–766.
13a. Bundesgesundheitsamt (Hrsg.): Bundesgesundheitsblatt, Jg. 33 (1990), Nr. 6, 273–274.
14. Centers for Disease Control: Update: Acquired immunodeficiency syndrome – Europe. Morb. Mort. Weekly Rep. 35 (1986) 35–46.
14a. Bundesgesundheitsamt (Hrsg.): Bundesgesundheitsblatt, Jg. 33 (1990), Nr. 6, 253–258.
15. Centers for Disease Control: Classification system for human T-lymphotropic virus type III/lymphadenopathy-associated virus infections (Current Trends). MMWR 35 (1986) 334–339.
16. Clavel, F., D. Guetard, F. Brun-Vezinet, S. Chamaret, M.-A. Rey, M. O. Santos-Ferreira, A. G. Laurent, C. Dauguet, C. Katlama, C. Rouzioux, D. Klatzmann, J. L. Champalimaud, L. Montagnier: Isolation of a new human retrovirus from West African patients with AIDS. Science 233 (1986) 343–346.
16a. Clavel, F., K. Mansinho, S. Chamaret, D. Guetard, V. Favier, J. Nina, M.-O. Santos-Ferreira, J.-L. Champalimaud, L. Montagnier: Human immunodefi-

ciency virus type 2 infection associated with AIDS in West Africa. New Engl. J. Med. 316 (1987) 1180–1185.
17. Coffin, J., A. Haase, J. A. Levy et al.: Human immunodeficiency viruses (Letter). Science 232 (1986) 697.
18. Crowl, R., K. Ganguly, M. Gordon, R. Conroy, M. Schaber, R. Kramer, G. Shaw, F. Wong-Staal, E. P. Reddy: HTLV III env gene products synthesized in E coli are recognized by antibodies present in the sera of AIDS patients. Cell 41 (1985) 979–986.
19. Deinhardt, F., J. Abb: AIDS und die Sicherheit von Blut und Blutprodukten. Dtsch. Ärztebl. 31 (1986) 2157.
20. Denis, F., F. Barin, G. Gershy-Damet, J.-L. Rey, M. Lhuillier, M. Mounier, G. Leonard, A. Sangare, A. Goudeau, S. M'Boup, M. Essex, P. Kanki: Prevalence of human T-lymphotropic retroviruses type III (HIV) and type IV in Ivory Coast. Lancet I (1987) 408–411.
21. Enzensberger, W., E. B. Helm, G. Hopp, W. Stille, P.-A. Fischer: Toxoplasmose-Enzephalitis bei Patienten mit AIDS. Dtsch. med. Wschr. 110 (1985) 83–86.
22. Gallo, R. C., G. M. Shearer, M. Kaplan et al.: Frequent detection and isolation of cytopathic retroviruses (HTLV-III) from patients with AIDS and at risk for AIDS. Science 224 (1984) 500–503.
22a. Gaines, H., M. von Sydow, A. Sönnerborg, J. Albert, J. Czajkowski, P. O. Pehrson, F. Chiodi, L. Moberg, E. M. Fenyö, B. Åsjö, M. Forsgren: Antibody response in primary human immunodeficiency virus infection. Lancet I (1987) 1249–1253.
23. Grosch-Wörner, I., H. Helge, B. Weber, S. Koch, R. Langer, R. Fengler, R. Kunze, U. Marcus, G. Jahn, M. Reimer-Veit, A. Schäfer, B. Stück, D. Eichenlaub: AIDS-Problematik in der Pädiatrie. Bundesgesundh.Bl. 29 (1986) 351–356.
24. Gürtler, L., J. Eberle, F. Deinhardt: AIDS – virologische und epidemiologische Aspekte. Münchn. med. Wschr. 128 (1986) 267–269.
25. Hehlmann, R.: Viruses and human cancer. AIDS-Forschung 3 (1986) 152–157.
26. Hirsch, M. S., G. P. Wormser et al.: Risk of nosocomial infection with human T-cell lymphotropic virus III (HTLV III). New Engl. J. Med. 312 (1985) 1–4.
27. Ho, D. D., T. R. Rota, J. C. Kaplan, K. L. Hartshorn, C. A. Andrews, R. T. Schooley, M. S. Hirsch: Recombinant human interferon alfa-A suppresses HTLV-III replication in vitro. Lancet I (1985) 602–604.
28. Joncas, J. H., G. Delage, Z. Chad, N. Lapointe: Acquired (or congenital) immunodeficiency syndrome in infants born of Haitian mothers. New Engl. J. Med. 312 (1985) 842.
29. Jovaisas, E., M. A. Koch, A. Schäfer, M. Stauber, D. Löwenthal: LAV/HTLV III in 20-week fetus. Lancet II (1985) 1129.
30. Koch, M., F. Deinhardt, H. J. Eggers, K. O. Habermehl, R. Kurth, G. Maas: Wie stabil sind LAV/HTLV-III-Viren. Dtsch. Ärztebl. 83 (1986) 1045.
30a. Kolata, G.: Clinical Promise with new hormones. Science 236 (1987) 517–519.
31. Kurth, R., H. D. Brede: Das erworbene Immundefektsyndrom (AIDS). Münch med. Wschr. 126 (1984) 1361.

32. Lange, J. M. A., R. A. Coutinho, W. J. Krone, L. F. Verdonck, S. A. Danner, J. van der Noordaa, J. Goudsmik: Distinct IgG recognition patterns during progression of subclinical and clinical infection with lymphadenopathy associated virus/human T-lymphotropic virus. Brit. med. J. 292 (1986) 228–230.
33. Lapointe, N., J. Michaud, D. Pekovic, J. P. Chausseau, J.-M. Dupuy: Transplacental transmission of HTLV III virus. New Engl. J. Med. 312 (1985) 1325–1326.
34. Levy, J. A., A. D. Hoffman, S. M. Dramer, J. A. Landis, J. M. Shimabukuro, L. S. Oshiro: Isolation of lymphocytopathic retroviruses from San Francisco patient with AIDS. Science 225 (1984) 840–843.
35. Levy, J. A., H. Hollander, J. Shiambukuro, J. Mills, L. Kaminsky: Isolation of AIDS-associated retroviruses from cerebrospinal fluid and brain of patients with neurological symptoms. Lancet II (1985) 586–588.
36. Löwer, J., R. Kurth: Möglichkeiten zur Impfstoffentwicklung gegen HTLV III/LAV. Umweltmedizin 9 (1986) 3–6.
37. Lowy, D. R.: Transformation and oncogenesis: Retroviruses. In: Fields, B. (ed.): Virology, pp. 235–263. Raven Press, New York 1985.
38. Marion, R. W., A. A. Wiznia, R. G. Hutcheon, A. Rubinstein: Human T-cell lymphotropic virus type III (HTLV-III) embryopathy. Amer. J. Dis. Child. 140 (1986) 638–640.
38a. Marshall, G. S., S. D. Barbour, S. A. Plotkin: AIDS in a child without antibody to HIV. Lancet I (1987) 446–447.
38b. Mok, J. Q., C. Giaquinto, A. De Rossi, I. Grosch-Wörner, A. E. Ades, C. S. Peckham: Infants born to mothers seropositive for human immunodeficiency virus. Lancet I (1987) 1164–1168.
39. Montagnier, J. L.: Strong new candidate for AIDS agent. Science 224 (1984) 476.
40. Oleske, J., A. Minnefor, R. Cooper et al.: Immune deficiency syndrome in children. J. Amer. med. Ass. 249 (1983) 2345–2349.
41. Parry, J. V., P. P. Mortimer: Place of IgM antibody testing in HIV serology. Lancet II (1986) 979–980.
41a. Pedersen, N. C., E. W. Ho, M. L. Brown, J. K. Yamamoto: Isolation of a T-lymphotropic virus from domestic cats with an immunodeficiency-like syndrome. Science 235 (1987) 790–793.
42. Pitlik, S. D., V. Fainstein, R. Bolivar, L. Guarda, A. Rios, P. A. Mansell, F. Gyorkey: Spectrum of central nervous system complications in homosexual men with acquired immune deficiency syndrome. New Engl. J. Med. 312 (1985) 771–772.
43. Popovic, M., P. Markovics, R. C. Gallo, S. Gärtner: Interaction of human T-cell lymphotropic retroviruses (HTLV) with target cells. J. cell. Biochem. Suppl. 10A (1986) 178.
44. Quinn, T. C., J. M. Mann, J. W. Curran, P, Piot: AIDS in Africa: An epidemiologic pradigm. Science 234 (1986) 955–963.
45. Rieber, P., G. Riethmüller: Loss of circulating $T4^+$ monocytes in patients infected with HTLV-III. Lancet I (1986) 270.
46. Robert-Guroff, M., M. Brown, R. C. Gallo: HTLV III-neutralizing antibodies in patient with AIDS and AIDS-related complex. Nature 316 (1985) 72–74.

47. Rubinstein, A., M. Sicklick, A. Gupta et al.: Acquired immunodeficiency with reversed T4/T8 ratios in infants born to promiscuous and drug-addicted mothers. J. Amer. med. Ass. 249 (1983) 2350–2356.
48. Rübsamen-Waigmann, H., W. B. Becker, M. Knoth, E. B. Helm, R. Brodt, H. D. Brede: Varianten in AIDS-assoziierten LAV/HTLV-III-Retroviren. Münch. med. Wschr. 128 (1986) 94–96.
49. Sandström, E. G., R. E. Byington, J. C. Kaplan, M. S. Hirsch: Inhibition of human T-cell lymphotropic virus type III in vitro by phosphonoformate. Lancet II (1985) 1480–1482.
50. Shaw, G. M., M. E. Harper, B. H. Hahn, L. G. Epstein, D. C. Gajdusek, R. W. Price, B. A. Navia, C. U. Petito, C. J. O'Hara, J. E. Groopman, E.-S. Cho, J. M. Oleske, F. Wong Staal, R. C. Gallo: HTLV III infection in brains of children and adults with AIDS encephalopathy. Science 227 (1985) 177–181.
51. Stewart, G. J., J. P. P. Tyler, A. L. Cunningham, J. A. Barr, G. L. Driscoll, J. Gold, B. J. Lamont: Transmission of human T-cell lymphotropic virus type III (HTLV-III) by artificial insemination by donor. Lancet II (1985) 581–585.
52. Stricof, R. L., D. L. Morse: HTLV-III/LAV seroconversion following a deep intramuscular needlestick injury. N. Engl. J. Med. 314 (1986) 1115.
53. Thiry, L., S. Sprecher-Goldberger, T. Jonckheer, J. A. Levy, P. van de Perre, P. Henrivaux, J. Cogniaux-Le Clerc, N. Clumeck: Isolation of AIDS virus from cellfree breast milk of three healthy virus carriers. Lancet II (1985) 891–892.
54. Vogt, M. W., D. J. Witt, D. E. Craven, R. Byington, D. F. Crawford, R. T. Schooley, M. S. Hirsch: Isolation of HTLV-III/LAV from cervical secretions of women at risk for AIDS. Lancet I (1986) 525–527.
55. Walnowska, J., F. A. Conte, M. M. Grumbach: Practical theoretical implications of fetal/maternal lymphocyte transfer. Lancet I (1969) 1119–1122.
56. Weiss, S. H., W. C. Saxinger, D. Rechtman et al.: HTLV-III infection among health care workers: association with needle-stick injuries. J. Amer. Med. Ass. 254 (1985) 2089–2093.
56a. Wetterberg, L., et al.: Peptide T in treatment of AIDS. Lancet I (1987) 159.
57. Wofsy, C. B., J. B. Cohen, L. B. Hauer, N. S. Padian, B. A. Michaelis, L. A. Evans, J. A. Levy: Isolation of AIDS-associated retrovirus from genital secretions of women with antibodies to the virus. Lancet I (1986) 527–529.
58. Wong-Staal, F., R. C. Gallo: Human T-lymphotropic retroviruses. Nature 317 (1985) 395.
59. Yarchoan, R., R. W. Klecker, K. J. Weinhold, P. D. Markham, H. K. Lyerly, D. T. Durack, E. Gelmann, S. Nusinoff Lehrman, R. M. Blum, D. W. Barry, G. M. Shearer, M. A. Fischl, H. Mitsuya, R. C. Gallo, J. M. Collins, D. P. Bolognesi, C. E. Myers, S. Broder: Administration of 3′-azido-3′-deoxythymidine, an inhibitor of HTLV-III/LAV replication, to patients with AIDS or AIDS-related complex. Lancet I (1986) 575–580.
60. Zagury, D., J. Bernard, J. Leibowitch et al.: HTLV-III in cells cultured from semen of two patients with AIDS. Science 236 (1984) 449–451.
61. Ziegler, J. B., D. A. Cooper, R. O. Johnson, J. Gold et al.: Postnatal transmission of AIDS-associated retrovirus from mother to infant. Lancet I (1985) 896–898.

14 Humane Papillomaviren

14.1 Erreger, Infektion, Epidemiologie 129
14.2 HPV-Infektionen und Schwangerschaft 131
14.3 Diagnose 132
14.4 Prophylaxe 133
14.5 Therapie 133

Die Papillomavirus-Infektion (HPV) des Genitaltraktes ist häufiger als bisher vermutet. Diese Erkenntnis wurde durch den Erregernachweis mittels molekularbiologischer Techniken gewonnen. Manifeste HPV-Infektionen des Genitalbereiches sind Condylomata acuminata und Condylomata planum. Diese Infektionen können aber auch mit benignen Veränderungen, mit der bowenoiden Papulose als vulväre intraepitheliale Neoplasie sowie mit Zervix- und Vulva-Präkanzerosen und mit Peniskarzinomen assoziert sein. Papillomavirus-Infektionen haben auch in der Schwangerschaft eine Bedeutung, da das bei Kleinkindern auftretende Larynxpapillom wahrscheinlich durch perinatale Übertragung der HPV-Infektionen bedingt ist.

14.1 Erreger, Infektion, Epidemiologie

Papillomviren gehören zur Gruppe der Papovaviren. Es handelt sich um Doppelstrang-DNA-Viren mit ikosaedrischem Kapsid aus 72 Kapsomeren. Diese Viren sind innerhalb der Säugetiere weit verbreitet, antigene Determinaten auf ihrer Oberfläche bewirken aber eine Spezies-Spezifität. Die Papillomaviren, die den Menschen infizieren können, sind eine äußerst heterogene Gruppe: Man kennt heute mehr als 43 verschiedene Typen, die untereinander weniger als 50 Prozent DNA-Sequenzhomologie zeigen. Ein menschliches Papillomavirus wurde 1949 erstmals elektronenoptisch nachgewiesen [24], der infektiöse Charakter menschlicher Warzen aber schon vor 80 Jahren entdeckt [3].

Das Virus dringt durch Mikroläsionen der Epidermis oder Mukosa in die Wirtszellen ein und liegt dort als episomale DNA vor. In wachsenden Zellen wird die Virusreplikation, wahrscheinlich durch Wirtszellfaktoren bedingt, blockiert. Nach der Zelldifferenzierung und Keratinisierung kann es aber zur Virusvermehrung und Bildung neuer Partikel kommen. In den befallenen Zellen können intranukleäre und zytoplasmatische Einschlußkörperchen nachgewiesen werden. Diese komplexe Zell-Virus-Interaktion mag ein Grund dafür sein, daß diese Viren bisher nicht in Zellkulturen vermehrbar sind [7].

Infektionen mit Papillomvaviren, zum Beispiel des Typs 1, 2, 3, 4, 7, führen zum Auftreten von Warzen der Haut (Verrucae vulgaris) [6]. Sie sind vom klinischen Standpunkt her weniger von Interesse, da sie oft spontan verschwinden oder chirurgisch entfernt werden können. Bei der seltenen Epidermodysplasia verruciformis (Ev) finden sich in benignen Hautläsionen mehr als 15 HPV-Typen, in malignen Ev, zum Beispiel squamösen Zellkarzinomen, dagegen nur HPV Typ 5, 8, 10, 14 [9, 13, 14, 15, 17]. Von größerem Interesse sind durch Papillomaviren bedingte Genitaltraktinfektionen sowie die Larynxpapillome.

Die HPV-Infektionen, die meist bei Kindern zu Hautwarzen führen, werden häufig im Schwimmbad übertragen. Die Übertragung der Genitalinfektionen erfolgt vorwiegend durch Sexualverkehr. Sie ist aber auch durch Gebrauchsgegenstände (etwa Untersuchungsspekula) möglich. Die Inkubationszeit kann einen bis acht Monate, im Schnitt drei Monate betragen [8]. HPV-Infektionen des Genitaltraktes werden in der Altersgruppe der 20- bis 30jährigen am häufigsten klinisch manifest; die Durchseuchung beträgt wahrscheinlich mehr als zehn Prozent.

Über die humorale Immunabwehr ist, außer für die HPV-Infektion der Haut durch Typ 1, 2, 3, 4, wenig bekannt. Bei letzteren Warzen, die oft disseminieren, kann es zu nachweisbarer Antikörperbildung kommen. So wurde im Rahmen einer Studie, die 229 nicht-selektiv ausgewählte Personen umfaßt, bei etwa 50 Prozent der untersuchten Jugendlichen im Alter von elf bis 20 Jahren und bei etwa 25 Prozent der 40- bis 60jährigen Antikörper gegen HPV Typ 1 bis 3 gefunden [16]. Bei den HPV-Genitalinfektionen konnte bisher keine spezifische Antikörperbildung nachgewiesen werden. Aus klinischen Beobachtungen ist zu entnehmen, daß die zelluläre Immunabwehr eine ausschlaggebende Rolle bei der Entstehung, beim Wachstum, bei der Dissemination und der Dauer von Warzen hat. Bei immunsupprimierten Patienten wird nicht selten eine Dissemination von Warzen beobachtet [1a, 25]. Seit kurzem wird eine Assoziation von spezifischen HPV-Infektionen und Karzinomen von Zervix, Vulva und Penis festgestellt. In 50 Prozent dieser Karzinome wurde HPV-16-DNA nachgewiesen. Bis zu 20 Prozent der Karzinome des Genitaltraktes enthalten HPV-18-DNA und in einigen Fällen wurde auch HPV-11-DNA nachgewiesen. 15 Prozent dieser Tumore enthalten DNA-Sequenzen, die mit Papillomaviren kreuzhybridisieren. Es handelt sich dabei wahrscheinlich um noch nicht identifizierte Papillomaviren. In 90 Prozent von Zervix-, Vulva- und Peniskarzinomen konnte man bisher HPV-DNA nachweisen [7, 11]. Bei der genitalen bowenoiden Papulose (intraepidermaler Stachelzellkrebs der Haut) läßt sich in 80 Prozent HPV-18-DNA nachweisen.

Neben den klinisch apparenten HPV-Infektionen kennt man ferner sogenannte subklinische Papillomavirusinfektionen: zervikale Läsionen, die aufgrund der Histologie eine HPV-Assoziation nahelegen, meist in Kombination mit Metaplasie und/oder Präkanzerose [23].

Menschliche Larynxpapillome, hauptsächlich der multifokale juvenile Typ, sind in ihren biologischen Eigenschaften den Condylomata acuminata ähnlich. Die meisten dieser Tumoren enthalten HPV-11-DNA und HPV-6-DNA. Diese HPV-Infektionen werden wahrscheinlich perinatal übertragen [7]. Die Tumore verschwinden selten spontan. Sie können nach chirurgischer Entfernung oder Röntgenbestrahlung oft rekurrieren und disseminieren.

Die Beteiligung von HPV bei Larynx- und Lungenkarzinomen der Erwachsenen bedarf aber noch weiterer Überprüfung. Die maligne Entartung von HPV-Infektionen kommt durch andere kooperative oder synergistische Faktoren zustande. Dabei spielen chemische Substanzen und pyhsikalische Einwirkungen, wie UV-Licht, Röntgenstrahlen, Rauchen, genitale Herpes-simplex-Infektionen (HSV), eine Rolle. Abortive HSV-Infektionen könnten zusammen mit Papillomavirusinfektionen eine maligne Entartung des befallenen Gewebes verursachen, zumal die HSV-spezifische DNA-Polymerase als Mutator für bestimmte Wirtszell-DNA-Sequenzen fungieren kann [7].

14.2 HPV-Infektionen und Schwangerschaft

Bei schwangeren Frauen mit genitalen HPV-Infektionen, die entweder klinisch evident oder subklinisch verlaufen, besteht die Möglichkeit der transplazentaren Virusübertragung oder der Infektion des Neugeborenen während der Geburt. Eine Schwangerschaft begünstigt wahrscheinlich das Aufflackern inapparenter Infektionen. So wurden bei zytologisch unauffälligen schwangeren Frauen eine Infektionsrate mit HPV im Genitaltrakt von 12,8 Prozent gegenüber 7,1 Prozent bei Nichtschwangeren gefunden. HPV-16- und 18-DNA fand sich in Abstrichproben von Schwangeren dreimal so häufig [23]. Diese höhere Rate ist möglicherweise durch die Unterdrückung der zellgebundenen Immunität bedingt. Während der Schwangerschaft können die Kondylome, wahrscheinlich hormonell bedingt, sehr stark proliferieren und eine Entbindung behindern. Post partum bilden sich die Kondylomwucherungen schnell zurück [8]. Der perinatale Übertragungsweg wird durch den Nachweis von HPV-DNA Typ 6, 11, 16 und 18 in Vorhautproben von gesunden Säuglingen unterstützt [21]. Außerdem treten die Larynxpapillome bei Kleinkindern auf, deren Mütter in der Schwangerschaft Kondylome hatten.

14.3 Diagnose

HPV-Infektionen werden heute neben zytologischen Methoden hauptsächlich durch den Nachweis von spezifischer DNA erbracht. Die DNA wird aus Biopsiematerial isoliert und gereinigt. Durch Southern-Blot-Technik und anschließender Hybridisierung mit einem radioaktiv markierten, typspezifischen, komplementären Strang können die einzelnen Papillomaviren nachgewiesen werden [10].

Die Kolposkopie ist eine wertvolle Hilfe für den Nachweis von Kondylomen. Bei zytologischen Untersuchungen in Abstrichen und Biopsien sind Koilozytose und Dyskeratose die klassischen Kriterien für zervikale Kondylome [18]. Bei der dyskeratotischen Zelle läßt sich das im Zytoplasma enthaltene Keratin nach der Papanicolaou-Technik orange anfärben [12]. Koilozytose und Dyskeratose sind aber als diagnostische Methode nicht empfindlich genug, da nur circa 15 Prozent HPV-DNA-positive Proben erfaßt werden. Der erfahrene Zytologe kann jedoch mit den nichtklassischen Kriterien [22], wie beispielsweise koilozytotische Zellen ohne degenerative Kernveränderung oder Zellen, die sich durch Größe und Form des Kerns von den klassischen dyskeratotischen Zellen unterscheiden, 84 Prozent der HPV-positiven Abstrichproben mit Hilfe der Zytologie erfassen.

Die Antikörperbildung konnte bisher nur für HPV-1-Infektionen mit Hilfe des Radioimmunoassays nachgewiesen werden. Besonders für genitale HPV-Typen gibt es bis jetzt keine potenten Antigene für die Antikörperbestimmung [16].

14.4 Prophylaxe

Bei Frauen mit zytologisch und virologisch nachgewiesener HPV-Infektion sollten wegen des Risikos einer malignen Entartung alle drei bis sechs Monate zytologische und virologische Untersuchungen so lange durchgeführt werden, bis die HPV-Infektion, beispielsweise nach Behandlung, nicht mehr nachweisbar ist. Die Partnerdiagnostik und -therapie von HPV-infizierten Frauen sollte selbstverständlich sein. Ferner besteht in den USA die Überlegung, bei Zervixkarzinom-Vorsorgeuntersuchungen den Nachweis von HPV-DNA in zervikovaginalen Zellen miteinzubeziehen [2].

Wegen der Möglichkeit der Übertragung der mütterlichen HPV-Infektion auf das Kind mit dem Risiko der Entstehung der Larynxpapillomen wird bei schwangeren Frauen nach der Notwendigkeit der Entbindung durch Kaiserschnitt gefragt. Dies wird jedoch aufgrund einer prospektiven Studie zur Zeit verneint [21a].

14.5 Therapie

Die Chemotherapie mit Podophyllin wird heute kaum mehr durchgeführt [8]. Diese Verbindung hemmt die Mitose. Podophyllin ist aber sehr toxisch und kann zu Thrombozytopenie, Leukopenie, Polyneuritis und Paresen führen. Es sollte keinesfalls in der Schwangerschaft appliziert werden, da es Frühgeburt und Todgeburt hervorrufen kann. Die Anwendung von 5-Fluoruracil, ein Pyrimidin-Antagonist ist ebenfalls umstritten [7]. Auch die erfolgreiche Behandlung mit homogenisierten Warzenextrakten [19] sowie subkutaner [4a] oder intramuskulärer Injektion [23a] mit Interferon wird beschrieben [1].

Mit Hilfe von Laser-Vulvektomie ist es möglich, Neoplasien und andere mit HPV befallene Gewebe zu zerstören. Durch das monochromatische extrem parallele Licht des Lasers wird das benachbarte gesunde Gewebe geschützt, der Blutverlust ist gering, es kommt zu einer raschen Ausheilung [5, 20].

Die elektrochirurgische oder kryotherapeutische Sanierung etwa der gutartigen spitzen Kondylome am äußeren Genitale sollte wegen des Verschleppungsrisikos der Infektion immer primär und noch vor der vaginalen Spekulumeinstellung oder Palpation und Proktoskopie erfolgen.

Literatur (siehe auch Literaturnachtrag, S. 274)

1. Androphy, E. J.: Papillomavirus and interferon. In: Ciba Foundation Symposium 120. Papillomaviruses, p. 221. Wiley, Chichester–New York–Brisbane–Toronto–Singapore 1986.
1a. Bender, M. E.: Concepts of wart regression. Arch. Derm. 122 (1986) 644–647.
2. Burk, R. D., A. S. Kadish, S. Calderin, S. L. Romney: Human papillomavirus infection of the cervix detected by cervicovaginal lavage and molecular hybridization: Correlation with biopsy results and Papanicolaou smear. Amer. J. Obstet Gynec. 154 (1986) 982–989.
3. Cuiffo, G.: Innesto positivo con filtrato di verruca volgare. G. Italy Mal. Vener. 48 (1907) 12.
4. Eron, L. J., F. Judson, S. Tucker, S. Prawer, J. Mills, K. Murphy, M. Hickey, M. Rogers, S. Flannigan, N. Hien, H. I. Katz, S. Goldman, A. Gottlieb, K. Adams, P. Burton, D. Tanner, E. Taylor, E. Peets: Interferon therapy for condylomata acuminata. New Engl. J. Med. 315 (1986) 1059–1064.
4a. Gross, G., A. Roussaki, E. Schöpf, E. M. de Villiers, U. Papendick: Successful treatment of condylomata acuminata and bowenoid papulosis with subcutaneous injections of low-dose-recombinant interferon-alpha. Arch. Derm. 122 (1986) 749.
5. Hahn, G. A.: Carbon dioxide laser surgery in treatment of condyloma. Amer. J. Obstet. Gynec. 141 (1981) 1000–1008.
6. Hausen, H. zur: The role of viruses in the etiology of human tumors. In: Kukita, A., M. Seiji (eds.): Proceedings of the XVIth International Congress of Dermatology (23.–28. 05. 82), pp. 17–26. University of Tokyo Press, Tokio 1983.
7. Hausen, H. zur: Papilloma viruses and human genital cancer. In: Beck, L., E. Grundmann, W. Schneider (eds.): The Cancer Patient-Illness and Recovery, Cancer Campaign. Vol. 9, pp. 167–171. Fischer, Stuttgart 1985.
8. Krogh, G. von: Podophyllotoxin for condylomata acuminata eradication. Acta derm.-venereol. Suppl. 98 (1981) 1–9.
9. Lutzner, M. A., C. Blancet-Bardon, G. Orth: Clinical observations, virologic studies and treatment trials in patients with epidermodysplasia verruciformis, a disease induced by specific human papilloma-viruses. J. invest. Derm. 83 Suppl. 1 (1984) 18 s–25 s.
10. Lutzner, M. A., G. Orth, V. Dutronquay: Detection of human papillomavirus type 5 DNA in skin cancers of an immunosuppressed renal allograft recipient. Lancet II (1983) 422–424.
11. Macnab, J. C. M., S. A. Walkinshaw, J. W. Cordiner, J. B. Clements: Human papillomavirus in clinically and histologically normal tissue of patients with genital cancer. New Engl. J. Med. 315 (1986) 1052–1058.
12. Meisels, A., C. Morin, M. Casas-Cordero, M. Roy, M. Fortier: Condylomatöse Veränderungen der Cervix, Vagina und Vulva. Gynäkologie 14 (1981) 254–263.
13. Orth, G., M. Favre, F. Breitburd, O. Croissant, S. Jablonska, S. Obalek, M. Jarzabek-Chorzelska, G. Rzesa: Epidermodysplasia verruciformis: A model for the role of papillomavirus in human cancer. In: Essex, M., G. Todaro, H. zur

Hausen (eds.): Viruses in Naturally Occurring Cancers. pp. 259–282. Cold Spring Harbor Laboratory, Cold Spring Harbor, New York 1980.
14. Pfister, H.: Biology and biochemistry of papillomaviruses. Rev. Physiol. Biochem. Pharmacol. 99 (1984) 111–181.
15. Pfister, H., A. Gassenmaier, F. Nürnberger, G. Stüttgen: Human papillomavirus 5 DNA in a carcinoma of an epidermodysplasia verruciformis patient infected with various human papillomavirus types. Cancer Res. 43 (1983) 1436–1441.
16. Pfister, H., H. zur Hausen: Seroepidemiological studies of human papilloma virus (HPV 1) infection. Int. J. Cancer 21 (1978) 161–165.
17. Pfister, H., F. Nürnberger, L. Gissmann, H. zur Hausen: Characterization of a human papillomavirus from epidermodysplasia verruciformis lesions of a patient from Upper-Volta. Int. J. Cancer 27 (1981) 645–650.
18. Powell, L. C. Jr.: Condyloma acuminatum. Clin. Obstet. Gynec. 15 (1972) 948.
19. Powell, L. C. Jr.: Condyloma acuminatum: recent advences in development, carcinogenesis, and treatment. Clin. Obstet. Gynec. 21 (1978) 1061–1079.
20. Reid, R., E. A. Elfont, R. M. Zirkin, T. A. Fuller: Superficial lase vulvectomy. Amer. J. Obstet. Gynec. 152 (1985) 261–271.
21. Roman, A., K. Fife: Human papillomavirus DNA associated with foreskins of normal newborns. J. infect. Dis. 153 (1986) 855–861.
22. Schneider, A., G. Meinhardt, E.-M. de Villiers, L. Gissmann: Sensitivity of the cytologic diagnosis of cervical condyloma in comparison with HPV DNA-hybridisation studies. Cytopathol. 3 (1987) 250–255.
23. Schneider, A., R. Schuhmann, E.-M. de Villiers, W. Knauf, L. Gissmann: Klinische Bedeutung von humanen Papilloma-Virus-(HPV-)Infektionen im unteren Genitaltrakt. Gebursth. u. Frauenheilk. 46 (1986) 261–266.
23a. Schoenfeld, A., S. Nitke, A. Schattner, D. Wallach, M. Crespi, T. Hahn, H. Levavi, O. Yarden, J. Shaham, T. Doerner, M. Revel: Intramuscular human interferon-beta injections in treatment of condylomata acuminata. Lancet I (1984) 1038.
24. Strauss, M. J., E. W. Shaw, H. Bunting, J. L. Melnick: „Crystalline" virus-like particles from skin papillomas characterised by intramuscular inclusion bodies. Proc. Soc. exp. Biol. N. Y. 72 (1949) 46–51.
25. Tagami, H., M. Oguchi, S. Ofuji: The phenomenon of spontaneous regression of numerous flat warts: Immunohistological studies. Cancer 45 (1980) 2557–2563.

15 Erythema infectiosum (Ringelröteln)

15.1 Erreger, Infektion, Epidemiologie 136
15.2 Ringelröteln (Parvovirusinfektionen) und Schwangerschaft 138
15.3 Diagnose 139
15.3.1 Labordiagnostik 139
15.4 Prophylaxe und Therapie 140

Ringelröteln sind eine harmlose Kinderkrankheit, nicht jedoch bei Infektionen in der Schwangerschaft, da sie in ca. 5–9 Prozent zum Hydrops fetalis und zum intrauterinen Fruchttod führen kann. Ob kindliche Schädigungen vorkommen, ist noch nicht bekannt [23 a]. Eine Verwechslungsgefahr mit Röteln besteht.

15.1 Erreger, Infektion, Epidemiologie

Ringelröteln wurden zum erstenmal 1889 von Tschamer beschrieben [23]. Seitdem war man auf der Suche nach dem Erreger. Erst im Jahre 1981 und 1983 gelang es, die 1975 [8] in menschlichen Seren entdeckten Parvoviren als Ursache der aplastischen Krisen bei chronischen hämolytischen Anämien, der hereditären Thalassämie und Spherozytose [1a, 17] und der Ringelröteln zu identifizieren [3]. Die In-vitro-Vermehrung gelang 1986 in Kulturen aus menschlichen Knochenmarkzellen [16].

Die Parvoviren sind eine Gruppe von sehr kleinen (18 bis 26 nm) nicht umhüllten, ikosaedrischen Viren, die als genetisches Material eine einsträngige DNS enthalten. Man kennt heute drei verschiedene Parvovirusgruppen:

– das *humane Parvovirus* (B 19) – Ursache der Ringelröteln [2] und der aplastischen Krisen bei chronischen hämolytischen Anämien und der Sichelzellanämie [1a, 17]
– die *smallround-viruses* als Ursache von Gastroenteritis beim Menschen [17a] und Erkrankungen auch bei vielen Tierarten
– die *Dependoviren*, die zu ihrer Vermehrung Adenovirus benötigen. Ihre klinische Bedeutung ist noch ungeklärt

Die Übertragung der Ringelrötelninfektion erfolgt durch Sekrete des Respirationstrakts über Tröpfcheninfektion [2, 18]. Im Verlauf der 13- bis 18tägigen Inkubationszeit kommt es zur ausgeprägten Virämie, die etwa sieben Tage bis zum Auftreten der symptomatischen Phase andauert [11]. Eine Übertragung durch Blut und Plasmaprodukte ist gleichfalls möglich [8, 8a].

Das Krankheitsbild ist charakterisiert durch leichte Temperaturerhöhung, Kopfschmerzen, juckendes Erythem auf den Wangen (slapped cheek disease = Ohrfeigenerkrankung) und Ausbreitung des makulopapulösen Exanthems, das im Zentrum abzublassen beginnt, über den ganzen Körper. Dieses bleibt etwa eine Woche nachweisbar. Nach seinem Verschwinden kann das Exanthem rekurrieren [3, 14]. Es kann auch eine Lymphadenitis auftreten. Bei etwas zehn Prozent der Kinder und 80 Prozent der Erwachsenen kommt es zu arthralgisch-arthritischen Beschwerden, die über Monate und sogar über Jahre anhalten können. Bei Erwachsenen gibt es auch Erkrankungen ohne Exanthem nur mit Gelenkbeschwerden [19, 24]. Bei Beginn der Symptome werden IgM- und IgG-Antikörper gebildet. Die IgM-Antikörper sind für mehrere Wochen, die IgG-Antikörper wahrscheinlich lebenslang nachweisbar [22a]. Bei Personen mit chronisch hämolytischen Anämien kann die Infektion mit Parvovirus zu aplastischen Krisen [20] und bei Infekten in der Schwangerschaft zu fetaler Anämie und zum Hydrops fetalis führen [4a, 22]. Zielzellen der B 19 Viren sind die erythropoetischen Zellen im Knochenmark [16, 26]. Es kann nach einer B 19 Infektion bei gesunden Normalpersonen zu einer Hemmung der Erythropoese von bis zu 26 Tagen nach der Infektion kommen [2]. Als Mechanismus der Aplasia wird ein Zusammenwirken der kurzen Lebensspanne der roten Blutkörperchen von 45–70 Tagen und der hyperplastischen Erythropoese bei Personen mit hämolytischen Anämien bzw. beim Feten das physiologische Ansteigen der roten Blutkörperchen um das 34-fache zwischen dem 3.–6. Schwangerschaftsmonat diskutiert [9a].

Die Ringelrötelninfektionen kommen überall in der Welt vor, und die Epidemiologie ähnelt denen der Röteln. Ausbrüche, besonders in Schulen, finden im Winter und Frühjahr statt, und epidemische Häufungen treten alle vier bis sechs Jahre auf. Die Epidemie dauert etwa drei Monate. Die Kontagiosität entspricht der bei Röteln, doch verläuft die Infektion häufiger auch asymptomatisch. Bisher wurden bei circa 40 bis 60 Prozent der Erwachsenen Antikörper als Hinweis auf eine früher durchgemachte Infektion gefunden [4, 22a]. Die Immunität ist dauerhaft.

15.2 Ringelröteln (Parvovirusinfektionen) und Schwangerschaft

Die Folgen der Ringelrötelninfektionen für die Schwangerschaft sind noch nicht vollständig abgeklärt. Nach den bisher vorliegenden Befunden kann es bei Infektionen im ersten Trimenon zum Abort [13, 15], im 2. Trimenon zum Hydrops fetalis [4a, 5, 9, 22b, 25] oder im 3. Trimenon zur Totgeburt kommen [12, 22]. Die Zeitspanne zwischen mütterlicher Infektion und dem Einsetzen der fetalen Komplikation kann von 2 Wochen bis ca. 8 Wochen reichen [1, 5]. Als Frühzeichen der fetalen Infektion noch vor der Entdeckung des Hydrops fetalis durch Ultraschall, gilt ein erhöter α-Fetoproteinwert im mütterlichen Serum [6a]. Bei einigen der Feten wurde unter anderem ein Hydrops fetalis, Hepatitis und eine schwere leukoerythroblastische Reaktion festgestellt [9, 22]. Die intrauterine Übertragung der Infektion wurde durch den Nachweis von Virus-DNA in mehreren Organen der Feten

Tabelle 19d   Ringelröteln – Erythema infectiosum

Parvoviren	bei vielen Tierspezies unterschiedliche Pathogenität
B 19	Ringelröteln – aplastische Krisen bei Sichelzellanämie, hämolytische Anämien Thalassämie, chronische Polyarthritis fetale Komplikationen
Übertragung	Tröpfcheninfektion – auch durch Blut- und Plasmaprodukte möglich
Durchseuchung im gebärfähigen Alter	unterschiedlich hoch 40–60%
Infektion in Schwangerschaft	diaplazentar – in ca. 8–10% Hydrops fetalis intrauteriner Fruchttod in ca. 9–13% keine Embryopathie
Diagnose	Antigen (virale B 19 DNA) Nachweis IgM- und IgG-Antikörper (ELISA-RIA)
Maßnahmen in Schwangerschaft	Ultraschallkontrolle – pränatale Diagnostik B 19 DNA-Nachweis im Fruchtwasser und fetalen Blut fetaler Blutaustausch

[1, 5] und im Fruchtwasser [22] sowie durch Nachweis von IgM-Antikörpern im fetalen Blut gesichert [12]. Bei lebendgeborenen Kindern von Müttern mit Ringelrötelninfektionen während der Schwangerschaft wurde bisher keine Mißbildung festgestellt [15], jedoch gibt es einen Hinweis, daß eine teratogene Schädigung möglich ist [23a]. Bei Neugeborenen konnten bisher auch keine IgM-Antikörper nachgewiesen werden, die wie bei Röteln den Verdacht auf eine pränatale Infektion bestätigen. Wahrscheinlich gibt es für infizierte Feten keine Überlebenschance [1, 2, 4, 8]. Von mehreren der tierpathogenen Parvoviren (zum Beispiel beim Hamster und beim Schwein) ist bekannt, daß sie intrauterin auf den Feten übertragen werden und zu Abort, Totgeburt und Erkrankung des neugeborenen Tieres führen [21]. Wegen der festgestellten fetotropischen und fetotoxischen Eigenschaften der Parvoviren sind prospektive Studien zur genaueren Ermittlung des kindlichen Risikos bei mütterlichen Ringelrötelninfektionen im Gang [10, 13]. Bei Ringelröteln in der Schwangerschaft ist eine Interruptio zur Zeit nicht indiziert [10], sollte allerdings bei Feststellung eines Hydrops fetalis erwogen werden [9], falls ein fetaler Blutaustausch keinen Erfolg bringt (Persönliche Mitteilung von T. Schwarz und M. Roggendorf) (Tab. 19d).

15.3 Diagnose

Die Ringelröteln können, wenn sie sporadisch auftreten oder nicht charakteristisch ausgeprägt sind, mit Scharlach, allergischen und durch Coxsackie-Echo-Viren bedingten Exanthemen sowie mit Röteln verwechselt werden. Im Blut findet sich eine Retikulopenie, Leukopenie, Lympho- und Thrombozytopenie. Wegen des nicht selten asymptomatischen Verlaufs sind bei Ringelrötelnkontakt oder bei ringelrötelnverdächtigen Symptomen die Labordiagnose einschließlich des differentialdiagnostischen Ausschlusses von Röteln notwendig. Die Labordiagnostik ist bisher jedoch nur auf wenige Institute beschränkt.

15.3.1 Labordiagnostik

Der Erregernachweis im Serum kann mit Hilfe der Gegenstromelektrophorese, im Rachensekret oder fetalen Gewebe und Fruchtwasser auch durch Darstellung der Viruspartikel im Elektronenmikroskop oder durch DNA-Hybridisierungstests erfolgen [4a, 7]. Zum Antikörpernachweis bedarf es als Antigen bisher des aus Seren gewonnenen und gereinigten Parvovirus. In Zukunft dürfte auch das Zellkulturvirus aus menschlichen Knochenmarkszellen [16] sowie ein gentechnologisch gewonnenes B 19 Protein [21a] für Diagnostik und Forschung zur Verfügung stehen. Der Nachweis von IgM- und IgG-Antikörpern erfolgt im Radioimmuno- oder Enzymimmunoassay. Die IgM- und IgG-Antikörper erscheinen in den ersten zehn bis 15 Tagen nach Krankeitsbeginn. Die IgM-Antikörper können in niederen Titern bis zu sechs Monaten persistieren, die IgG-Antikörper wahrscheinlich lebenslang [22a]. Zum Beweis einer intrauterin erfolgten Infektion ist es notwendig, das Virus oder das Antigen im Serum des Feten oder in den Organen des Neugeborenen nachzuweisen und festzustellen, ob die IgG-Antikörper jenseits des sechsten Lebensmonats persistieren, da IgM-Antikörper bisher nicht nachgewiesen werden konnten.

15.4 Prophylaxe und Therapie

Eine spezifische Prophylaxe und Therapie gibt es nicht. So ist vor allem in der Schwangerschaft ein Kontakt mit ringelrötelnerkrankten Kindern zu vermeiden. Bei erfolgtem Kontakt sollte serologisch die Immunitätslage festgestellt werden. IgG-Antikörper-negative Schwangere sollten nicht mit Laborarbeiten mit dem B 19 Virus beschäftigt werden, da durch virushaltige Aerosole ein hohes Infektionsrisiko besteht. Bei nachgewiesener akuter Infektion sind α-fetoproteinbestimmungen [6a] und engmaschige Ultraschallkontrollen notwendig. Bei Feststellung eines Hydrops fetalis kann ein fetaler Blutaustausch versucht werden.

Literatur (siehe auch Literaturnachtrag, S. 274)

1. Anand, A., E. Gray, T. Brown, J. P. Clewley, B. J. Cohen: Human parvovirus infection in pregnancy and hydrops fetalis. New Engl. J. Med. 316 (1987) 183–186.
1a. Anderson, M. J., L. R. Davis, J. Hodgson, S. E. Jones, L. Murtaza, J. R. Pattison, C. E. Stroud, J. M. White: Occurrence of infection with a parvovirus-like agent in children with sickle cell anaemia during a two-year period. J.clin. Pathol. 35 (1982) 744–749.
2. Anderson, M. J., P. G. Higgins, L. R. Davis, J. S. William, S. E. Jones, I. M. Kidd, J. R. Pattison, D. A. J. Tyrell: Experimental parvovirus infection in man. J. infect. Dis. 152 (1985) 257–265.
3. Anderson, M. J., S. E. Jones, S. P. Fisher-Hoch, E. Lewis, S. M. Hall, C. L. R.

Bartlett, B. J. Cohen, P. P. Mortimer, M. S. Pereira: Human parvovirus, the cause of erythema infectiosum (fifth disease)? Lancet I (1983) 1378.
4. Anderson, M. J., E. Lewis, J. M. Kidd, S. M. Hall, B. J. Cohen: An outbreak of erythema infectiosum associated with human parvovirus infection. J. Hyg. Camb. 93 (1984) 85–93.
4a. Anderson M. J., B. J. Cohen, T. F. Schwarz et al.: Human Parvovirus B19 infections in United Kingdom 1984–86. Lancet I (1987) 738–739.
5. Bond, P. R., E. O. Caul, J. Usher, B. J. Cohen, J. P. Clewley, A. M. Field: Intrauterine infection with human parvovirus. Lancet I (1986) 448–449.
6. Brown, T., L. D. Ritchie: Infection with parvovirus during pregnancy. Brit. med. J. 290 (1985) 559–560.
6a. Carrington, D., M. J. Whittle, A. A. M. Gibson, T. Brown, A. M. Field, B. J. Cohen, D. H. Gilmore, D. Aitken, W. J. A. Patrick, E. O. Caul, J. P. Clewley: Maternal serum α-fetoprotein-A marker of fetal aplastic crisis during intrauterine human parvovirus infection. Lancet I (1987) 433–435.
7. Clewley, J. P.: Detection of human parvovirus using a molecularly cloned probe. J. med. Virol. 15 (1985) 173–181.
8. Cossart, J. E., A M. Field, B. Cant, D. Widdows: Parvovirus-like particles in human sera. Lancet I (1975) 72–73.
8a. Courouce, A. M., M. J. Beaulieu, F. Boucharcteau, M. L. Lenel, N. Le Marrec: Viraemia with human parvovirus. Lancet I (1985) 1218–1219.
9. Gray, E. S., A. Anand, T. Brown: Parvovirus infections in pregnancy. Lancet I (1986) 208.
9a. Gray, E. S., R. J. L. Davidson, A. Anand: Human parvovirus and fetal anaemia. Lancet I (1987) 1144.
10. Hall, S.: Infection with parvovirus during pregnancy. Brit. med. J. 290 (1985) 713–714.
11. Joseph, P. R.: Incubation period of fifth disease. Lancet II (1986) 1390–1391.
12. Knott, P. D., G. A. C. Welply, M. J. Anderson: Serologically proved intrauterine infection with parvovirus. Brit. med. J. 289 (1984) 1660.
13. Lefrere, J.-J., Y. Dumez, A. M. Courouce, G. Deschene: Intrauterine infection with human parvovirus. Lancet I (1986) 449.
14. Mortimer, P. P.: The 80th years of fifth disease. Brit. med. J. 289 (1984) 338–339.
15. Mortimer, P. P., B. J. Cohen, M. M. Buckley, J. E. Cradock-Watson, M. K. S. Ridehalgh, F. Burgkhardt, U. Schilt: Human parvovirus and the fetus. Lancet II (1985) 1012.
16. Ozawa, K., G. Kurtzman, N. Young: Replication of the B19 parvovirus in human bone marrow cell cultures. Science 233 (1986) 883–886.
17. Pattison, J. R., S. E. Jones, J. Hodgson, L. R. Davis, J. M. White, C. E. Stroud, L. Murtaza: Parvovirus infections and hypoplastic crisis in sickle cell anaemia. Lancet II (1981) 664–665.
17a. Paver, W. K., S. K. R. Clarke: Comparison of human fecal and serum parvo-like viruses. J. Clin. Microbiol. 4 (1976) 67–70.
18. Plummer, F. A., G. W. Hammond et al.: An erythema infectiosum like illness caused by human parvovirus infection. New Engl. J. Med. 313 (1985) 74–78.

19. Reid, D. M., T. Brown, T. M. S. Reid, J. A. N. Rennie, C. J. Eastmond: Human parvovirus-associated arthritis: a clinical and laboratory description. Lancet I (1985) 422–425.
20. Serjeant, G. R., K. Mason, J. M. Topley, B. E. Serjeant: Outbreak of aplastic crisis in sickle all anaemia associated with parvovirus-like agent. Lancet II (1981) 595–597.
21. Siegl, G.: The biology and pathogenicity of autonomous parvoviruses. In: Berns, K. I. (ed.): The Parvoviruses, pp. 297–362. Plenum Press, New York 1984.
21a. Sisk, W. P., M. L. Berman: Expression of human parvovirus B19 structueal protein in E-coli and detection of anti viral antibodies in human serum. Biol. Technology (im Druck 1987).
22. Schwarz, T. F., M. Roggendorf, R. Simader: Intrauteriner Fruchttod nach Erythema infectiosum. Dtsch. med. Wschr. 112 (1987) 38–39.
22a. Schwarz T. F., M. Roggendorf, F. Deinhardt: Zur Häufigkeit der Parvovirus B19 Infektionen: Seroepidemiologische Untersuchungen. Dtsch. med. Wschr. 112 (1987) 1526–1531.
23. Tschamer, A.: Über örtliche Röteln. Jahrb. Kinderheilkunde 29 (1889) 372–374.
23a. Weiland, H. T., Ch. Vermey-Keers, G. J. Fleuren, R. A. Verwey, M. J. Anderson: Parvovirus B19 associated with fetal abnormality. Lancet I (1987) 682–683.
24. White, D. G., P. P. Mortimer, D. R. Blake, A. D. Woolf, B. J. Cohen, P. A. Bacon: Human parvovirus arthropathy. Lancet I (1985) 419–421.
25. Wright, E. D., A. J. Dyson, A. Alauly: Infection with parvovirus during pregnancy. Brit. Med. J. 290 (1985) 241.
26. Young, N., M. Harrison, J. Moore, P. Mortimer, R. K. Humphries: Direct demonstration of the human parvovirus in erythroid progenitor cells infected in vitro. J. clin. Invest 74 (1984) 2024–2032.

16 Toxoplasmose

16.1 Erreger, Infektion, Epidemiologie 143
16.2 Toxoplasmose und Schwangerschaft 145
16.3 Konnatale Toxoplasmose 147
16.4 Diagnose der Toxoplasmoseinfektion 149
16.5 Toxoplasmoserologie in der Schwangerschaft 152
16.6 Diagnose der konnatalen Toxoplasmose 154
16.7 Prophylaxe 155
16.8 Therapie 156

Ein häufiges Problem in der Schwangerschaftsberatung stellt die Toxoplasmose dar. Nicht selten führen divergierende Resultate der Antikörperbestimmung aus verschiedenen Laboratorien sowie unklare Vorstellungen über die Bedeutung der Antikörperbefunde zu unnötiger Behandlung oder Interruptio.

16.1 Erreger, Infektion, Epidemiologie

Das Protozoon *Toxoplasma gondii* gehört zu den Kokzidien und zeichnet sich durch ein außerordentlich breites Wirtsspektrum aus. Sein Hauptwirt, in dessen Darmschleimhaut die geschlechtliche Vermehrung stattfindet, ist die Katze. Eine frisch infizierte Katze scheidet einige Wochen lang Oozyten in großer Zahl im Kot aus. Diese sehr widerstandsfähige Form wird mit Staub und Wind verbreitet und bildet, nach oraler Aufnahme, die wichtigste Infektionsquelle. Durch sie werden Säugetiere, Vögel aller Art, Schlachttiere und Menschen infiziert.

Infektionsquelle für den Menschen sind vor allem oozytenausscheidende Katzen und roh genossenes, zystenhaltiges Fleisch. Bei einer Infektion dringt der obligat intrazelluläre Parasit in Epithelzellen meist des Verdauungstrakts ein, vermehrt sich in ihnen ungeschlechtlich und befällt nach Zerstörung neue Zellen der Umgebung, bis der so entstandene Nekroseherd Anschluß an die Lymph- und Blutgefäße erreicht und die Parasitämie, das heißt die Generalisation, eintritt. Die Erreger können sich in jeder kernhaltigen Zellart ansiedeln und weiter vermehren. Freie und intrazelluläre Toxoplasmen sind für die pathogenen

Wirkungen ausschlaggebend. Sie sind jedoch sehr empfindlich gegen Wärme, Austrocknung, Antikörper und Medikamente. Während dieses Prozesses setzt die zelluläre und humorale Abwehr des Wirts ein. Ausschwärmende freie Toxoplasmen werden dadurch abgetötet und der Befall neuer Zellen zunehmend vermindert. Einem Teil der gerade intrazellulär lebenden Toxoplasmen gelingt es, die Wirtszelle in eine Zyste umzuwandeln, die das Protozoon vor der Wirkung der Antikörper und auch aller bekannten Medikamente, aber auch den Wirtsorganismus vor dem Erreger schützt; das bedeutet, daß es zur latenten chronischen Infektion kommt. Die Oozyste und die Zyste, die zum Beispiel im ungenügend gekochten Fleisch recht widerstandsfähig sind, sichern die Arterhaltung der Protozoen so wirksam, daß ein hoher Prozentsatz der Säugetier- und Vogelpopulation im Lauf ihres Lebens infiziert werden [1, 5, 13, 27, 34].

Die *Toxoplasmose-Erstinfektion* verläuft bei weniger als 50 Prozent der infizierten Menschen mit geringfügigen oder uncharakteristischen grippalen Symptomen (Fieber, Abgeschlagenheit, Muskelschmerzen, kurzzeitigem Durchfall). In einem Teil dieser Fälle kommt es zu zervikalen und auch generalisierten Lymphknotenschwellungen. Hierbei werden mononukleoseähnliche Blutbilder und leichte anikterische Hepatitiden beobachtet. Als Komplikationen können in etwa einem Prozent vor allem bei Kindern und jugendlichen Erwachsenen eine gutartige Myokarditis, eine Chorioretinitis und eine Enzephalitis auftreten. Im allgemeinen ist die postnatale Toxoplasmose eine relativ häufige, aber gutartige Infektion, die nur durch die serologische Untersuchung erkannt wird. Die latente Infektion wird im allgemeinen, außer in der Retina, bei sonst gesunden Personen und auch in der Schwangerschaft nicht reaktiviert. Bei Patienten mit massiver Immunsuppression, wie zum Beispiel AIDS-Patienten, kommt es jedoch zur Reaktivierung mit schweren oder gar tödlichen Krankheitsverläufen.

Die *Durchseuchung des Menschen* steigt mit dem Lebensalter, kann jedoch je nach Klima, Umweltbedingungen und Lebensgewohnheiten weltweit und in einzelnen Ländern regional sehr unterschiedlich sein [32a]. Sie beträgt in Mitteleuropa ungefähr 50 Prozent. Nach unseren Erhebungen in der Schwangerschaftsvorsorge liegt die Durchseuchung im süddeutschen Raum im Alter von 16 bis 20 Jahren bei 32 Prozent, von 21 bis 30 Jahren bei 32 Prozent, von 31 bis 36 Jahren bei 36 Prozent und über 36 Jahre bei 48 Prozent [16d]. Der Durchseuchungsanstieg im gebärfähigen Alter beträgt demnach 17 Prozent. Dies entspricht in etwa den Durchseuchungszuwachsraten für Wien und Paris [33] (Tab. 20).

Tabelle 20 Toxoplasmose

Erreger
- Protozoe: Toxoplasma gondii (weites Wirtsspektrum)

Infektionsquellen
- Katzenkontakte
  - Katzenkot
  - Oozysten erst nach Reifung infektiös
  - Futtermittel
- roh genossenes Fleisch
  - Schlachttiere
  - Mettfleisch, Beafsteak, Tartar

Infektion
- Generalisation (alle Organe)
  kongenitale Infektion 1., 2., 3. Trimenon
  Antikörperbildung, Antikörperpersistenz
- latente chronische Infektion (Zysten)
  Reaktivierung durch Immunsuppression

Symptome
- meist keine, selten fieberhafter Infekt (<50%)
- bei 16- bis 35jährigen in 1%:
  Lymphadenitis (zervikal), Retinitis
  Myokarditis ⎫
  Meningitis   ⎬ selten
  Pneumonie ⎭

Durchseuchung im gebärfähigen Alter
- 20 Jahre ~32%
- 30 Jahre ~32%
- 40 Jahre ~48%
- >40 Jahre 50%

16.2 Toxoplasmose und Schwangerschaft

Die Bedeutung der Toxoplasmose liegt in der Möglichkeit der pränatalen Infektion. Zu dieser kommt es nur, wenn eine Frau sich während der Schwangerschaft erstmals infiziert. Während der Parasitämie der Mutter geht der Erreger in etwa 45 bis 50 Prozent der Fälle diaplazentar auf die Frucht über, infiziert zunächst die Plazenta über den Weg der Herdbildung und dann über den fetalen Kreislauf die Frucht. Da der Erreger am Anfang der Gravidität mehr Zeit (pränatale Inkubationszeit) benötigt, die Plazenta zu passieren, als gegen Ende, gelingt der mütterlichen Abwehr die Herdsanierung vor einer Fruchtinfektion anfangs häufiger als gegen Ende. Ohne mütterliche Behandlung führen daher primäre Infektionen im ersten Trimenon in nur 15 Prozent, im zweiten Trimenon in etwa 45 Prozent und im dritten Trimenon in etwa 68 Prozent zur Infektion der Frucht [34] (Schema 6). Selbst nach sehr früher mütterlicher Infektion vermag der Parasit die Frucht aber erst jenseits der 16. Schwangerschaftswoche zu erreichen. Der Grund hierfür liegt in der sich wandelnden Struktur und Funktion der Plazenta. Das Risiko eines Aborts oder einer kindlichen Schädigung ist jedoch bei Infektionen *vor* der 20. Schwangerschaftswoche sehr viel größer als bei einer späteren Infektion gegen Ende des zweiten und im dritten Trimenon. In letzteren Fällen ist meist nur mit einer subklinischen kongenitalen Infektion zu rechnen [11, 12, 13, 14]. Die pränatale Toxoplasmose führt stets zu einer Fetalkrankheit, nie zu einer Embryopathie. Auch Spontanaborte sind selten und wahrscheinlich nicht durch Infektion der Embryos selbst, sondern durch Schädigung der jungen Plazenta (Trophoblast) verursacht. Mit habituellen Aborten hat die Toxoplasmose nichts zu tun. Dies zeigen zahlreiche Untersuchungen, und es ergibt sich auch aus der Tatsache, daß eine mütterliche Parasitämie, die bei sonst Gesunden nur bei Erstinfektion vorliegt, eine absolute Voraussetzung

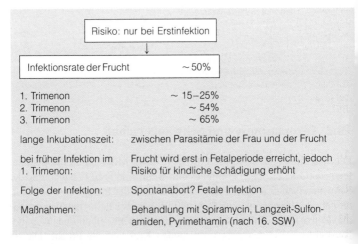

Schema 6   Toxoplasmoseinfektion in der Schwangerschaft.

für die Infektion der Frucht ist. Aus demselben Grund kann eine immunkompetente Frau höchstens aus einer Schwangerschaft ein Kind mit angeborener Toxoplasmose haben, eine Wiederholungsgefahr besteht nicht [34, 35].

Die Angaben über die Inzidenz von Erstinfektionen während der Schwangerschaft und von angeborener Toxoplasmose schwanken erheblich [2, 8, 10, 12, 18, 19, 24, 26, 27, 31, 36, 38, 41]. Ein wesentlicher Faktor hierfür ist neben dem unterschiedlichen Zuwachs der Durchseuchungsrate im gebärfähigen Alter die Art der prospektiven Erfassung und die Qualität der serologischen Methoden.

In den USA lag bis 1979 die Zahl der mütterlichen Erstinfektion bei sechs pro 1000 Schwangerschaften [41], in Wien [33] und Paris [12] bei zehn beziehungsweise 7,7 pro 1000 Frauen. Eine ähnliche Inzidenz ergab sich auch für die Bundesrepublik Deutschland aus den Untersuchungen aus dem Jahr 1966 [24] und unseren durchgeführten Erhebungen in Stuttgart [16d]. Die Häufigkeit der konnatalen Toxoplasmose lag bis 1979 in Mitteleuropa bei drei bis sechs pro 1000 Lebendgeburten, in den USA bei einem bis zwei pro 1000 Lebendgeburten [41]. In Frankreich und Österreich ist durch die gesetzliche Toxoplasmoseüberwachung in der Schwangerschaft und rechtzeitige Therapie die Inzidenz von früher fünf bis sieben pro 1000 Lebendgeburten in den sechziger Jahren auf einen Fall pro 1000 Lebendgeburten in den achtziger Jahren und bis 1987 auf einen Fall pro 10000 Lebendgeburten (Aspöck, persönliche Mitteilung) gesunken [2, 8, 10, 36]. In der BRD wurde nach Mau und Piekarski [26] das Risiko nur auf einen Fall pro 10000 bis 20000 Lebendgeburten geschätzt. Dagegen hat Werner [38] in Berlin 1983 einen Fall von konnataler Toxoplasmose pro 3500 bis 4000 Lebendgeburten und 1985 sogar einen Fall pro 1000 Lebendgeburten registriert [39]. Hierbei kann es sich nur um Minimalzahlen handeln, da nur die schweren Fälle von konnataler Toxoplasmose bei Geburt, nicht aber die Neugeborenen mit subklinischer Infektion [31] und dem Risiko der Spätmanifestation berücksichtigt sind. Damit waren jährlich etwa 600 Neugeborene von einer konnatalen Toxoplasmose betroffen [39], was dringend einer Überprüfung bedarf. Bei ca. 6–7 frischen Toxoplasmoseinfektionen pro 1000 Schwangerschaften rechnet man heute bei einer fetalen Infektionsrate von 50% und bei 600000 Geburten pro Jahr in der BRD mit ca. 2100 pränatal infizierten Kindern [16f].

16.3 Konnatale Toxoplasmose

Entsprechend dem intravenösen Infektionsweg ist die fetale Toxoplasmose stets eine generalisierte Infektion mit interstitieller Hepatitis, Myokarditis, eventuell Pneumonie und als wichtigste Manifestation Enzephalitis. Die Geburt im Stadium der Generalisation ist jedoch selten. Auch besteht pränatal eine starke Tendenz zur Spontanheilung.

Diese tritt zuerst in den viszeralen Organen ein. In nicht regenerationsfähigen Organen, Gehirn und Retina, hinterlassen die Entzündungsherde allerdings irreversible Schäden. Die Interferenz zwischen dem Zeitpunkt der fetalen Infektion und dem pränatalen Heilungsvorgang bestimmt, ob das Kind mit dem Syndrom der generalisierten Infektion mit noch florider Enzephalitis oder mit subklinischer Infektion mit später auftretenden postenzephalitischen Schäden geboren wird. Letzteres ist bei weitem das häufigste [23a].

- Nur wenige Kinder werden mit schwerer systemischer Erkrankung (geringes Geburtsgewicht, Hepatosplenomegalie, Thrombozytopenie, Purpura, Pneumonie, Gelbsucht) geboren.
- Relativ selten ist auch die Geburt von Kindern mit neurologischer Erkrankung, florider Enzephalitis, eventuell mit beginnendem Hydrozephalus oder Mikrophthalmie und Chorioretinitis. Die klassische Trias (intrazerebrale Verkalkungen in Verbindung mit Hydrozepha-

Tabelle 21 Konnatale Toxoplasmose in der BRD

Durchseuchung im gebärfähigen Alter	20 Jahre ~32%	30 Jahre ~32%	40 Jahre ~48%
Infektionsrate pro 1000 Schwangerschaften		≈7–10	
Schädigungsrate		schwer 5–14%	mild/subklinisch 86–95%
Symptome		Mangelgeburt Mikrozephalie Hydrozephalus Spastik intrakraniale Verkalkung Chorioretinitis Hepatosplenomegalie Thrombozytopenie	Frühgeburt pathologische Liquorwerte enzephalitische Symptome Intelligenzdefekte epileptiforme Anfälle

lus, Chorioretinitis mit immer wiederkehrenden Lokalrezidiven) werden oft erst im Kleinkindesalter oder noch später entdeckt.
- Am häufigsten ist die Geburt von subklinisch infizierten Kindern, die erst später durch postenzephalitische Symptome auffallen. Diese werden desto später im kindlichen Leben manifest, je leichter sie sind, und zwar vor allem in Form von Intelligenzdefekten und epileptiformen Anfällen. Das Hauptschwergewicht der pränatalen Toxoplasmoseinfektion liegt also auf dem Gebiet der irreparablen Spätschäden [10, 14, 34] (Tab. 21).

16.4 Diagnose der Toxoplasmoseinfektion

Wegen des oft subklinischen Verlaufs und des meist uncharakteristischen Krankheitsbildes ist eine klinische Diagnose ohne Laboruntersuchungen nicht möglich.

Labordiagnostik

Der Erregernachweis (in Liquor, Blut, Geweben, Amnionflüssigkeit) geschieht durch Verimpfung auf Mäuse. Die Isolierung von Toxoplasmen ist der Beweis für eine vorliegende akute Infektion. Wegen seiner Dauer von vier bis sechs Wochen wird der Erregernachweis nur noch selten, zum Beispiel zum Nachweis von Toxoplasmen in der Amnionflüssigkeit, im Abortmaterial oder in der Plazenta beziehungsweise bei Neugeborenen mit Verdacht auf konnatale Toxoplasmose eingesetzt [14]. Neue Tests zum schnellen Antigennachweis in den genannten Untersuchungsproben sowie im Serum sind erst in Erprobung [3, 22, 23, 37].

Serologische Diagnostik: Im Vordergrund steht die serologische Diagnose. Für diese steht heute eine Vielzahl von Methoden zur Verfügung. Am meisten angewendet werden die Komplementbindungsreaktion (KBR), der indirekte Immunfluoreszenz- (IFT) anstelle des Sabin-Feldmann-Tests (SFT) oder als Neueinführung der direkte Agglutinationstest (DA) [16] sowie der indirekte Enzyme-linked Immunoassay (ELISA) und als Zusatztest der indirekte Hämagglutinationshemmtest (IHAT) [40]. Der IgM-Antikörpernachweis wird ebenfalls im IFT nach Isolierung der IgM-Fraktion mit Hilfe von verschiedenen Trennverfahren und in neuerer Zeit auch mit kommerziellen indirekten ELISAs [29], dem IgM-Immunosorbent-Agglutination-Assay (ISAGA) [15], indirekten Hämadsorption Assays (SPIHA) [20], den Anti-µ-capture-Immunosorbent-Assays (IgM-ISAGA und Toxenz M) durchgeführt [7, 28]. Für die Bewertung des serologischen Befunds ist wichtig, daß das Laboratorium die Empfindlichkeit [3] der Methoden zum Nachweis von Antikörpern zu verschiedenen Zeiten nach Infektion sowie die möglichen Fehlerquellen kennt [2a, 16b, 16e, 21, 30, 39]. In der Mehrzahl werden die Ergebnisse in positiv und negativ, seltener in Endtiterstufen oder Konzentrationen angegeben. Eine quantitative Bewertung und Standardisierung der Testarten nach entsprechenden Richtlinien [4] mit Referenzantigenen und -seren sowie Ringversuche sind unbedingt anzustreben [21, 39]. Die Angabe der Ergebnisse in internationalen Einheiten (I.E.) ist nur dann möglich, wenn die Hersteller der Testkits gleiche Antigene und das internationale Referenzserum der WHO verwenden [2a, 25].

Die Antikörperentwicklung nach Toxoplasmose-Erstinfektion mit Nachweis der Antikörper in den Haupttestarten ist in Abbildung 9 wiedergegeben. Die Kenntnis der Dynamik des Titerverlaufs ermöglicht bei kombiniertem Einsatz mehrerer Tests beziehungsweise der Untersuchung einer zweiten Blutprobe eine weitgehende Einengung des Zeitpunkts der Infektion und damit die Beurteilung der Befunde bezüglich einer bestehenden Schwangerschaft.

Eine frische Infektion kann entweder durch den Nachweis eines Titeranstieges (zum Beispiel IFT oder KBR) bei Untersuchung in der ersten und dritten Woche nach Infektionsbeginn oder schneller mit der ersten Blutprobe durch zusätzlichen Nachweis von zirkulierendem Antigen (zAg) [22, 23, 37] und IgM-Antikörpern sowie durch das Fehlen der KBR- und IHAT-Antikörper festgestellt werden. Die IFT-, IgG- und KBR-Titer steigen in den ersten drei bis fünf Wochen nach Infektionsbeginn an, während die IHAT-Titer je nach Art des verwendeten Antigens noch fehlen können und erst zwei bis fünf Monate später ihren Gipfel erreichen. Die IgM-Titer sind schon ab der ersten Woche nach Infektionsbeginn vorhanden, erreichen zwischen der zweiten und fünften Woche ihre Maximalwerte und bleiben häufig für weitere vier bis sechs Monate oder länger, besonders mit den empfindlichen IgM-Testkits in niedrigen Konzentrationen für mehr als ein Jahr nachweis-

Abb. 9 Toxoplasmoseinfektion und Labordiagnose: Nachweis der Antikörperentwicklung und -persistenz in verschiedenen Testarten.

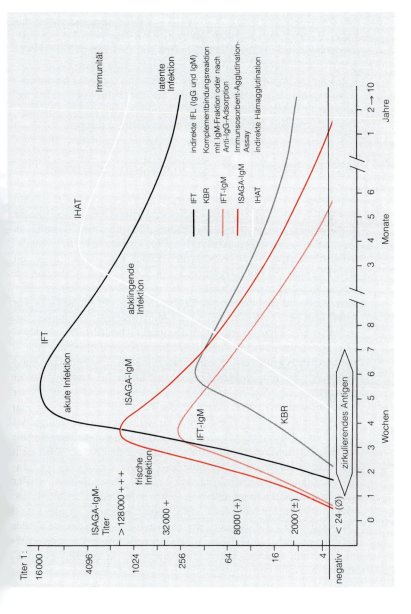

bar. Zwei bis mehr als zehn Jahre nach einer Infektion findet man in der Regel (je nach verwendetem Antigen) KBR-Titer von 1:4 bis 1:16 (beziehungsweise 1:5 bis 1:20), IFT-Titer von 1:64-256-512 mit IHAT-Titern in entsprechender Höhe und keine IgM-Antikörper. Diese Titerkonstellation bedeutet früher durchgemachte Infektion und Immunität. Hier wie bei den Röteln kann man nur mit Hilfe von geeigneten Testkombinationen oder Antikörperkontrollen eine sichere Aussage über die jeweilige Infektions- oder Immunitätslage machen.

16.5 Toxoplasmoseserologie in der Schwangerschaft

In der BRD ist das *Toxoplasmose-Antikörper-Screening* aufgrund des bei uns als klein angesehenen kindlichen Risikos [26, 27, 38] keine Regelleistung der Mutterschaftsvorsorge [39] wie zum Beispiel in Österreich [2, 36] und Frankreich [10]. Dort wird schon bei Schwangerschaftsplanung die Toxoplasmoseuntersuchung empfohlen. Ein positiver SFT- oder IFT-Antikörperbefund vor Schwangerschaftsbeginn ist gleichbedeutend mit Immunität, so daß weitere Untersuchungen nicht notwendig sind. Bei erstmaliger Untersuchung in der Frühschwangerschaft wird bei negativem Befund der Antikörperstatus im fünften bis sechsten und achten Schwangerschaftsmonat kontrolliert. Bei serologischer Feststellung einer Erstinfektion wird sofort die Behandlung eingeleitet. Auch bei uns wird in zunehmendem Maße eine Antikörperbestimmung von schwangeren Frauen, vor allem bei Katzenkontakt, gefordert.

Bei erstmaliger Untersuchung in der Frühschwangerschaft ist die Interpretation der erhobenen Befunde im Hinblick auf die Immunitätslage schon schwieriger, wenn nicht zusätzlich zum gut standardisierbaren IFT, der für die Screening-Untersuchung gegenüber der KBR und den nicht quantitativen kommerziellen ELISAs vorzuziehen ist, ein IgM-Test durchgeführt wird [2a, 16b]. Ein negativer Befund im IFT zeigt Empfänglichkeit an, und man sollte im fünften bis sechsten und achten Schwangerschaftsmonat eine weitere Kontrolle durchführen. Ein positiver IFT-Befund mit Titer von 1:64–256-512 oder ein KBR-Befund von 1:8–1:16 (1:10 bis 1:20) deutet auf früher durchgemachte Infektion hin, während höhere Titer den Verdacht auf eine kürzlich abgelaufene Infektion nahelegen. Bei positiven IgG-Befunden sollte ein IgM-Test angeschlossen werden. Falls dieser positiv ausfällt, kann man durch die Höhe des IgM-Antikörpertiters oder der IgM-Konzentration

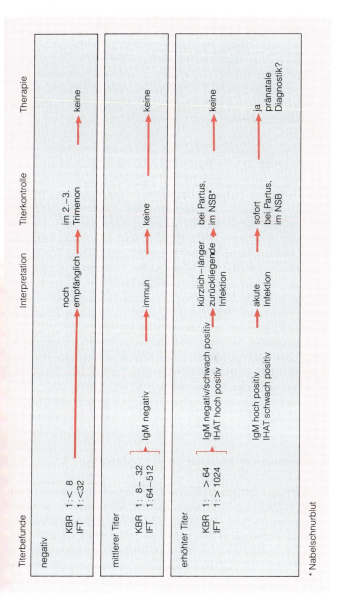

Schema 7 Toxoplasmoseserologie in der Schwangerschaft. KBR = Komplementbindungsreaktion, IFT = Immunfluoreszenztest, IHAT = indirekter Hämagglutinationstest, NSB = Nabelschnurblut.

* Nabelschnurblut

und eventuell anhand des Titers im IHAT den Infektionszeitpunkt einengen. Bevor man sich zur Therapie entscheidet, sollte in ein bis zwei Wochen zur Feststellung einer eventuellen Titersteigerung eine Kontrolluntersuchung durchgeführt werden (Schema 7).

Bei festgestellter frischer Toxoplasmoseinfektion in den ersten 20 Schwangerschaftswochen besteht die Möglichkeit der pränatalen Diagnostik mit Ultraschall und Gewinnung von fetalem Blut [14] für die IgM-Antikörperbestimmung und von Amnionflüssigkeit zum Erreger- und Antigennachweis [3, 10, 22, 23, 37]. Nachdem zwar die Übertragungsfrequenz der mütterlichen akuten Toxoplasmoseinfektion auf den Feten in den ersten 20 Schwangerschaftswochen geringer ist als später, aber im Fall einer fetalen Infektion fast immer schwere Schäden entstehen, sollte die pränatale Diagnostik versucht werden. Bei der wiederholten Ultraschall-Untersuchung muß besonders auf das Hemisphären-Ventrikel-Verhältnis, Vorhandensein von Aszites, Hepatosplenomegalie, Durchmesser der Plazenta und auf intrakranielle Verkalkungen geachtet werden [32]. Bei der Untersuchung des fetalen Blutes kann nur bei positivem IgM-Antikörperbefund von einer pränatal erfolgten Infektion ausgegangen werden, während ein negativer IgM-Befund eine solche nicht zuverlässig ausschließt, da nach bisherigen Erfahrungen im fetalen Blut nur in 50 Prozent der akuten Fälle IgM-Antikörper nachgewiesen wurden und auch bei lebendgeborenen Kindern mit konnataler Toxoplasmose IgM-Antikörper in ungefähr 30 Prozent mit den bisherigen Methoden nicht nachweisbar sind [16a]. Bei erkennbaren Schädigungen im Ultraschall und durch IgM-Antikörper oder Antigen- und/oder Erregernachweis diagnostizierte fetale Toxoplasmose wird von Desmonts [14] zur Interruptio geraten und sonst die Therapie durchgeführt.

16.6 Diagnose der konnatalen Toxoplasmose

Nur bei Vorliegen der schweren systemischen und der neurologischen Form der Erkrankung bei Geburt und im Säuglingsalter wird der Neonatologe auch an eine Toxoplasmoseinfektion denken und entsprechende Untersuchungen (Fundus, Liquor, Echo- und Computertomographie des Schädels) veranlassen. Die milde Form der Erkrankung mit isolierten Symptomen und die subklinische Infektion mit oft sehr viel später auftretenden Symptomen sind ohne Mithilfe des Laboratoriums nicht als toxoplasmosebedingt diagnostizierbar.

Labordiagnostik

Die definitive Diagnose einer konnatalen Toxoplasmoseinfektion, ob symptomatisch oder subklinisch, kann nur durch die Erregerisolierung, den Antigennachweis und/oder den Nachweis spezifischer Antikörper gestellt werden. Der Erregernachweis im Tierversuch (aus Plazenta, Blut, Liquor) oder der Antigennachweis ist zu empfehlen, da die Immunantwort bei kongenital infizierten Kindern auch sehr schwach oder verzögert sein kann und von Fall zu Fall variabel ist.

Das Nabelschnurblut oder spätere im Säuglingsalter entnommene Blutproben sowie Liquor werden in den früher angegebenen Testarten untersucht. Bei kongenitaler Toxoplasmoseinfektion, ob mit oder ohne klinische Auffälligkeiten, finden sich meist erhöhte IFT-IgG- und -KBR-Titer, die etwa den mütterlichen Antikörpertitern entsprechen. Mit den neueren IgM-Methoden sind in etwa 70 Prozent auch IgM-Antikörper nachweisbar. Vor allem bei Fehlen von IgM-Antikörpern sind weitere Kontrollen zur Feststellung eines Titeranstiegs oder einer Titerpersistenz notwendig. Nicht selten kann nur anhand der IgG-Titerpersistenz jenseits des sechsten Lebensmonats das Vorliegen einer konnatalen Toxoplasmoseinfektion festgestellt werden. Besonders unter früheinsetzender und langanhaltender Therapie ist die Antikörperproduktion vermindert und verzögert. Im Liquor mit erhöhter Zellzahl und erhöhten Proteinwerten können häufig IgG-Antikörper nachgewiesen werden.

16.7 Prophylaxe

Den besten Schutz vor einer Toxoplasmose-Erstinfektion in der Gravidität bietet ein positiver Antikörperbefund *vor* der Schwangerschaft. Für diejenigen Frauen ohne Antikörper sollte an die Beachtung hygienischer Maßnahmen (Vermeidung von Katzenkontakt vor allem mit Katzenkot, kein Genuß von rohem oder kurzgebratenem Fleisch, Tragen von Handschuhen bei Gartenarbeiten) erinnert sowie Antikörperkontrollen während der Schwangerschaft durchgeführt werden.

Für die Prophylaxe der Geburt eines infizierten oder geschädigten Kindes ist die exakte Serodiagnose einer akuten Infektion in der Schwangerschaft und die Therapie wichtig. Die Frage der Schwangerschaftsunterbrechung muß bei festgestellter Erstinfektion in der Schwangerschaft im Hinblick auf die mögliche Therapie individuell unter Berücksichtigung aller erhobenen Befunde und vorliegenden Kenntnisse über das kindliche Risiko gehandhabt werden. Nach grober Schätzung dürfte das Risiko einer konnatalen Toxoplasmose bei erwiesener mütterlicher Erstinfektion ohne Behandlung im Bereich von vier bis sechs Prozent liegen. Die Aufklärung und die obligatorische Toxoplasmoseüberwachung in der Schwangerschaft haben sich in Österreich [2, 17, 36] und Frankreich [10] ausgezeichnet bewährt, so daß die Inzidenz der pränatalen Toxoplasmose dort auf unter ein Promille abgesunken ist. In der BRD wird die Aufnahme des Toxoplasmose-Screening in die Mutterschaftsvorsorge diskutiert. Dies erscheint jedoch nur dann sinnvoll, wenn hierfür bundesweit die gleiche Testart angewendet wird [16d, 16c].

16.8 Therapie

Therapie bei Schwangeren-Erstinfektion

Bei serologisch nachgewiesener Toxoplasmose-Erstinfektion in der Schwangerschaft wird heute die Therapie mit *Spiramycin, Langzeit-Sulfonamiden* und *Pyrimethamin* durchgeführt (Schema 8). In Frankreich wird vor allem das Spiramycin vom Zeitpunkt der Diagnose bis zum Ende der Schwangerschaft angewendet [9]. In Österreich wird bei Erstinfektion vor der 16. Schwangerschaftswoche entweder die Spiramycin- oder die Sulfonamid-Therapie und nach der 17. Schwangerschaftswoche die kombinierte Sulfonamid-Pyrimethamin-Therapie durchgeführt [2, 17, 34, 36]. Das Pyrimethamin darf in der BRD wegen des Verdachts einer teratogenen Wirkung nicht vor der 16. Schwangerschaftswoche eingesetzt werden. Dagegen werden in der Schweiz Pyrimethamin/Sulfadoxin als Fansidar für die Toxoplasmosetherapie und Malariaprophylaxe auch in der Frühschwangerschaft angewendet [16c]. Beide Medikamente passieren die Plazenta, wobei das Pyrimethamin eine größere Wirksamkeit auf freie Toxoplasmen hat als das Spiramycin. Ein bereits infizierter Fetus wird also mitbehandelt.

Da Pyrimethamin gelegentlich Knochenmarksnebenwirkung haben kann, ist wöchentlich eine Thrombozytenzählung, die erste vor Behandlungsbeginn, nötig. Im Fall einer solchen Nebenwirkung wird diese durch 15 Milligramm Kalziumfolinat gestoppt, ohne daß die Wirkung auf den Erreger aufgehoben wird. Insgesamt werden Nebenwirkungen

Kombination:	Daraprim plus Sulfonamide 4 Wochen Methode der Wahl

Pyrimethamin nicht vor der 16.–20. SSW
Sulfonamide (Langzeit) auch früher
Spiramycin auch früher

Daraprim® (Pyrimethamin)	= Tabl. à 25 mg
1. Tag doppelte Dosis	50 mg pro die
2.–30. Tag	25 mg pro die
plus Sulfadiazin-Heyl	= Tabl. à 0,5 g
1.–30. Tag	2,0 g pro die
vor Beginn der Therapie	Thrombozytenzählung, dann 1 × wöchentlich
plus als Antidot	1 Tabl. à 15 mg Leucovorin® (Ca-Folinat) oral, 2mal pro Woche
oder Spiramycine (Rovamycin 500®) in Frühschwangerschaft (vor der 16. SSW)	3 g die = 9 Mio I.E. 4 Wochen = 2 × 3 Tabl.

Schema 8 Therapie akuter Toxoplasmose in der Schwangerschaft.

die zu einem Abbruch der Therapie zwingen, äußerst selten beobachtet. Rechzeitig erkannte Schädigungen sind im übrigen durchweg reversibel.

Ein statistischer Nachweis über die Wirksamkeit der Therapie ist aus verständlichen Gründen (keine optimale Kontrollgruppe = verschiedene Zeitpunkte der mütterlichen Infektion und Therapiebeginn) nicht möglich. Aus einigen Studien [2, 10, 14, 17, 36] ist abzuleiten, daß bei korrekter Diagnose und rechtzeitiger Therapie die Infektionsrate des

Feten bei mütterlicher Toxoplasmose und das Risiko einer konnatalen Toxoplasmose um mehr als 60 bis 100 Prozent reduziert wird.

Therapie bei konnataler Toxoplasmose

Alle Kinder mit serologisch nachgewiesener konnataler Toxoplasmose, ob klinisch evident oder subklinisch, sollten lang genug, in der Regel bis zu einem Jahr, mit Intervallen behandelt werden. Das *Behandlungsschema nach Couvreur* [6, 6a], das jedoch modifiziert werden kann, ist in Tabelle 22 wiedergegeben. In der Praxis wird man frühestens im Alter von sechs bis acht Wochen mit der Therapie beginnen können, da in der Mehrzahl der Fälle bei Geburt keine evidenten Schädigungen vorliegen und die serologischen Befunde selten eindeutig sind.

Tabelle 22 Behandlungsschema bei konnataler Toxoplasmose (nach Couvreur [6])

Medikamente

1. Pyrimethamin und Sulfadiazine: 21tägige Behandlung
   a) Pyrimethamin: 1 mg/kg täglich bzw. jeden 2. Tag
   b) Sulfadiazin: 50–100 mg/kg täglich oder
      Spiramycin: 100 mg/kg täglich über 30 bis 45 Tage

2. Kortikosteroide (Prednison oder Methylprednisolon):
   1–2 mg/kg oral bis zum Abklingen der floriden Prozesse
   (hoher Liquor-Eiweißgehalt, Chorioretinitis)

3. Folinsäure: 15 mg 2mal wöchentlich während Pyrimethamin-Behandlung

Gesamtbehandlung: 3–4 Behandlungszyklen wie oben während des 1. Lebensjahres

Literatur

1. Aspöck, H.: Toxoplasmose. Hoffmann-LaRoche, Wien 1982.
2. Aspöck, H.: Überwachung von Toxoplasmose während der Schwangerschaft Gynäk. Rdsch. 23 (1983) 57–65.
2a. Biber, M., G. Enders: Toxoplasmose: Methodenvergleich: indirekte Immun fluoreszenz, Komplementbindungsreaktion, indirekte Hämagglutination, ELISA direkte Agglutination. Lab.med. (zur Veröffentlichung eingereicht 1987).
3. Brooks, R. G., S. D. Sharma, J. S. Remington: Detection of Toxoplasma gondii antigens by a dot-immunobinding technique. J. clin. Microbiol. 21 (1985) 113–116.

4. Bundesgesundheitsamt (Hrsg.): Empfehlungen für die Durchführung der Toxoplasmose-Seroreaktionen mittels Mikromethode. Bundesgesundhbl. 20 (1977) 108–112.
5. Bundesgesundheitsamt (Hrsg.): Toxoplasmose – Erkennung und Verhütung. Ratschläge an Ärzte. Merkblatt 20, Ausgabe Juni 1980. Deutscher Ärzte Verlag, Köln 1980.
6. Couvreur, J.: Richtlinien für die Behandlung von konnataler Toxoplasmose. In: Remington, J. S., J. O. Klein (Hrsg.): Infectious Diseases of the Fetus and Newborn Infant, p. 302. Saunders, Philadelphia 1976.
6a. Couvreur, J., E. Bloch-Michel: Toxoplasmose oculaire: traitement préventif et curatif. Méd. et Hyg. 43 (1985) 2216–2220.
7. Desmonts, G.: Les recherches d'anticorps IgM specifiques par immuno-adsorption (immunosorbent assay ou I.S.A.). Lyon Médical 248 (1982) 37–41.
8. Desmonts, G.: Toxoplasmose acquise de la femme enceinte. Estimation du risque de transmission du parasite et de toxoplasmose congénitale. Lyon Médical 248 (1982) 115–123.
9. Desmonts, G.: Treatment of toxoplasmosis during pregnancy. Symposium of the WHO, Graz 5.–6. 12. 84.
10. Desmonts, G.: Prevention de la Toxoplasmose. Remarques sur l'experience poursuivie en France. In: Marois, M.: Prevention of Physical and Mental Congenital Defects. Liss, New York 1985.
11. Desmonts, G., J. Couvreur: Toxoplasmosis in pregnancy and its transmission to the fetus. Bull. N.Y. Acad. Med. 50 (1974) 146.
12. Desmonts, G., J. Couvreur: Congenital toxoplasmosis. A prospective study of the offspring of 542 women who acquired toxoplasmosis during pregnancy. Pathophysiology of congenital disease. In: Thalhammer, O., K. Baumgarten, A. Pollak: Perinatal Medicine, pp. 51–60. Thieme, Stuttgart 1979.
13. Desmonts, G., J. Couvreur: Toxoplasmosis. In: Conn, R. B. (ed.): Current Diagnosis, pp. 274–287. Saunders, Philadelphia 1985.
14. Desmonts, G., F. Daffos, F. Forestier, M. Capella-Pavlovsky, Ph. Thulliez, M. Chartier: Prenatal diagnosis of congenital toxoplasmosis. Lancet I (1985) 500–504.
15. Desmonts, G., Y. Naot, J. S. Remington: Immunoglobulin M-immunosorbent agglutination assay for diagnosis of infectious diseases: Diagnosis of acute congenital and acquired toxoplasma infections. J. clin. Microbiol. 14 (1981) 486.
16. Desmonts, G., J. S. Remington: Direct agglutination test for diagnosis of toxoplasma infection: method for increasing sensitivity and specificity. J. clin. Microbiol. 11 (1980) 562.
16a. Enders, G.: Erfahrungen mit der pränatalen Diagnostik von Röteln, Toxoplasmose und Zytomegalie aus fetalem Blut. In: Murken, J. (Hrsg.): Pränatale Diagnostik und Therapie, S. 173–180. Enke, Stuttgart 1987.
16b. Enders, G.: Kommentar zu H.-G. Hoffmann: Toxoplasmoseserologie in der Schwangerschaft. Gyn. Prax. 11 (1987) 32–35.
16c. Enders, G.: Toxoplasmose-Screening in der Schwangerschaft. Antwort auf Leseranfrage. Gyn. Prax. (im Druck 1987).
16d. Enders, G., M. Biber: Toxoplasmose und Schwangerschaft. Immun. Infekt (zur Veröffentlichung eingereicht 1987).

16e. Enders, G., M. Biber: Toxoplasmose: IgM-Antikörper-Methodenvergleich. Lab.med. (zur Veröffentlichung eingereicht 1987).
17. Flamm, H., H. Aspöck: Die Toxoplasmose-Überwachung der Schwangerschaft in Österreich – Ergebnisse und Probleme. Pädiatrie u. Grenzgebiete 20 (1981) 27–34.
18. Frenkel, J. K.: Congenital toxoplasmosis: Prevention or palliation? Amer. J. Obstet. Gynec. 141 (1981) 359–361.
19. Hall, S. M.: Congenital toxoplasmosis in England, Wales, and Northern Ireland: some epidemiological problems. Brit. med. J. 287 (1983) 453–455.
20. Hermentin, K., O. Picher, H. Aspöck, H. Auer, A. Hassl: A solid-phase indirect haemadsorption assay (SPIHA) for detection of immunoglobulin M antibodies to toxoplasma gondii: Application to diagnosis of acute acquired toxoplasmosis. Zbl. Bakt. Hyg., I. Abt. Orig. A 255 (1983) 380–391.
21. Janitschke, K., U. Senk, A. Reinhold, S. Lichy: Marktübersicht und Bewertung kommerzieller Reagenzien zum Nachweis von Antikörpern gegen Parasiten. II. Enzymimmunoassays für Toxoplasma-Antikörper. Lab. med. 10 (1986) 48–51.
22. Knapen, F. van: Detection and significance of circulating antigens and complexes in toxoplasma infection. Lyon Médical 248 (1982) 51–54.
23. Knapen, F. van, S. O. Panggabean: Laboratory diagnosis of toxoplasmosis by means of an ELISA triple test (detection of class-specific IgG, IgM and circulating antigens). Antonie van Leeuwenhoek 46 (1980) 102.
23a. Koppe, J. G., D. H. Loewer-Sieger, H. De Roever-Bonnet: Results of 20-year follow-up of congenital toxoplasmosis. Lancet I (1986) 254–256.
24. Kräubig, H.: Präventive Behandlung der konnatalen Toxoplasmose. In: Kirchhoff, H., H. Kräubig (Hrsg.): Toxoplasmose: Praktische Fragen und Ergebnisse. Thieme, Stuttgart 1966.
25. Lyng, J., J. Chr. Siim: The WHO international standard for anti-toxoplasma serum human. Lyon Médical 248 (1982) 107–108.
26. Mau, G., G. Piekarski: Toxoplasmainfektion und Schwangerschaft. Dtsch. Ärztebl. 2 (1978) 77–80.
27. Piekarski, G.: Die Toxoplasmose. Infektionswege, Diagnostik, therapeutische Konsequenzen. Gynäkologe 10 (1977) 9–14.
28. Pouletty, Ph., J. Kadouche, M. Garcia-Gonzales, E. Michaesco, G. Desmonts, Ph. Thulliez, H. Thoannes, J. M. Pinon: An anti-human µ chain monoclonal antibody: use for detection of IgM antibodies to Toxoplasma gondii by reverse immunosorbent assay. J. Immunol. 76 (1985) 289.
29. Remington, J. S.: A double-sandwich IgM-ELISA for diagnosis of acute acquired and congenital toxoplasma infection. Lyon Médical 248 (1982) 31–35.
30. Saathoff, M., H. M. Seitz: Untersuchungen zum Nachweis von Toxoplasma-spezifischen IgM-Antikörpern – Vergleich von ISAGA (immunosorbent agglutination assay) – und Immunofluoreszenz-Ergebnissen. Z. Geburtsh. Perinat. 189 (1985) 73–78.
31. Sander, J., Ch. Niehaus: Häufigkeit der Toxoplasmose-Erstinfektion bei Schwangeren. Dtsch. med. Wschr. 108 (1983) 455–457.
32. Schröter, U.: Fetale Toxoplasmose – antenatale Organdiagnostik durch Ultraschall. Gynäk. Praxis 8 (1984) 11–19.

32a. Stürchler, D., R. Berger, M. Just: Die konnatale Toxoplasmose in der Schweiz. Schweiz. med. Wschr. 117 (1987) 161–167.
33. Thalhammer, O.: Introductory remarks. Some problems surrounding prevention of prenatal toxoplasmainfection. In: Thalhammer, O., K. Baumgarten, A. Pollak (Hrsg.): Perinatal Medicine, pp. 44–51. Thieme, Stuttgart 1979.
34. Thalhammer, O.: Toxoplasmose. Dtsch. med. Wschr. 106 (1981) 1051–1053.
35. Thalhammer, O.: Infektionen vor und unter der Geburt (I): Toxoplasmose, Cytomegalie. Laboratoriumsblätter (Behring) 32 (1982) 165–177.
36. Thalhammer, O., E. Heller-Szöllösy: Erfahrungen mit routinemäßigem Toxoplasmose-Screening bei Schwangeren zwecks Verhütung angeborener Toxoplasmose. Eine prospektive Untersuchung. Wien. klin. Wschr. 91 (1979) 20.
37. Turunen, H. T.: Detection of soluble antigens of toxoplasma gondii by a fourlayer modification of an Enzyme Immunoassay. J. clin. Microbiol. (1983) 768–773.
38. Werner, H.: Sind obligatorische Toxoplasmose-Untersuchungen im Rahmen der Schwangerschaftsvorsorge sinnvoll? Bundesgesundhbl. 26 (1983) 343–349.
39. Werner, H., K. Janitschke: Aktuelle Probleme der Serodiagnostik der Toxoplasmose unter besonderer Berücksichtigung der Schwangerenvorsorge. Bundesgesundhbl. 28 (1985) 240–243.
40. Werner, H., C. Rozycki, U. Senk: Eignung und Bewertung der in der Bundesrepublik Deutschland kommerziell erhältlichen Testreagenzien für den Nachweis von Toxoplasma-Antikörpern. II. Mitteilung: Indirekter Hämagglutinationstest. Lab. med. 6 A + B (1982) 79–83.
41. Wilson, C. B., J. S. Remington: Prevention of congenital toxoplasmosis. A viewpoint from a laboratory in the United States. In: Thalhammer, O., K. Baumgarten, A. Pollak (Hrsg.): Perinatal Medicine, pp. 76–89. Thieme, Stuttgart 1979.

17 Listeriose

17.1 Erreger, Infektion, Epidemiologie 162
17.2 Listeriose in der Schwangerschaft 164
17.3 Listeriose beim Neugeborenen 164
17.4 Diagnose 165
17.5 Prophylaxe in der Schwangerschaft.............. 167
17.6 Therapie 167

Die konnatale Listeriose hat trotz der bei infektiösen Erkrankungen wirksamen Polychemotherapie eine hohe Mortalität von 50 Prozent [4]. Als Ursache der neonatalen Sepsis rangiert sie an dritter Stelle nach den B-Streptokokken- und coliformen Bakterien bedingten Infektionen. Deshalb muß die Listeriose in der Schwangerschaft differentialdiagnostisch mehr berücksichtigt, schnell diagnostiziert und behandelt werden.

17.1 Erreger, Infektion, Epidemiologie

Bei *Listeria monocytogenes* handelt es sich um ein bei 20 bis 30° C Züchtungstemperatur bewegliches, sporenloses, kokkoides, begeißeltes, grampositives Stäbchen. Listerien besitzen Körper-(O-) und Geißel-(H-)Antigen. Tier- und humanpathogene Stämme produzieren ein B-Hämolysin. Nicht hämolysierende Stämme gehören zur apathogenen Gruppe der Listeria innocua [17]. Es existieren mehr als vier Serogruppen mit jeweils mehreren Serovarianten, wobei die Serovariante 1a, 1b und 4b mehr als 90 Prozent der klinisch manifesten Infektionen verursachen [16, 17, 17a].

Die Listerien sind bei kleinen und großen Tieren und somit in der Natur weitverbreitet. Sie finden sich in mit tierischen Ausscheidungen verunreinigtem Wasser und Bodenstaub, in nicht oder nicht ausreichend sterilisierter Milch [2, 5], in biologisch gedüngtem Gemüse [15, 17a] und in Fleisch besonders von Lämmern und Kälbern. Die Widerstandsfähigkeit der Listerien gegen Temperatureinflüsse ist relativ groß, dagegen sind sie gegen Säure recht empfindlich.

Die *Infektionsquelle* für den Menschen bleibt außer bei der neonatalen Listeriose und bei Tierkontakt meist ungeklärt. Auch über die

Eintrittspforte kann nur gemutmaßt werden. Auge, Haut, Gastrointestinaltrakt kommen in Frage. Die Inkubationszeit ist ebenfalls unbekannt.

Die *Klinik* der menschlichen Listeriose ist vielgestaltig. Die Mehrzahl der Infektionen verläuft subklinisch. Sie kann aber auch grippeähnliche Erkrankungen, das Bild der Monozyten-Angina, eine Konjunktivitis, Meningitis, Meningoenzephalitis, Endometritis, Endokarditis und sepsisähnliche Erkrankungen verursachen [16].

Listeriose-Erkrankungen werden hauptsächlich bei älteren Menschen, Patienten mit Immunsuppression durch Grundkrankheiten und Therapie, in der Schwangerschaft und beim Neugeborenen beobachtet.

Für die *Immunabwehr* spielen vor allem die zellulären Abwehrreaktionen und erst an zweiter Stelle die humorale Antikörperbildung eine Rolle. Beide Abwehrmechanismen sind bei dem genannten Personenkreis, der für die Listeriose anfällig ist, oft vermindert. Deshalb kann es trotz Antibiotikatherapie zu intrazellulärer Persistenz des Erregers kommen. Nur in Ausnahmefällen wurden rekurrierende Infektionen beobachtet.

Neuere Untersuchungen zeigen, daß es sich bei der Listeriose weniger um eine Zoonose als um eine *Sapro-* und *Geonose* [17] handelt, da die Mehrzahl der Fälle bei Städtern ohne direkte Tierkontakte auftreten. Das Vorkommen symptomatischer Infektionen wird in den USA und Westeuropa mit 2,3 auf 100 000 Einwohner per Jahr angegeben. Die Ausscheiderrate im Stuhl beträgt etwa ein Prozent, bei Kontaktpersonen von Erkrankten jedoch bis 26 Prozent und bei Schlachthofarbeitern vier Prozent [1]. Die Träger- und Ausscheiderrate ist wahrscheinlich höher, da die Erregerisolierung aus dem Stuhl nach wie vor schwierig ist. Bei Listerioseausbrüchen in Hospitälern und Neugeborenenstationen bleibt die Infektionsquelle meist ungeklärt. Sie lassen jedoch vermuten, daß sie auch von infizierten Patienten und von nicht erkranktem Pflegepersonal ausgehen können.

Seroepidemiologische Studien, deren Wertigkeit besonders im Hinblick auf die Spezifität der niederen Antikörpertiter mit Vorsicht zu interpretieren sind, zeigen, daß im Alter von 20 bis 30 Jahren schon mehr als 50 Prozent eine asymptomatische oder unerkannt gebliebene Listeroseinfektion durchgemacht haben. Nach wie vor sind die epidemiologischen Kenntnisse der Listerioseinfektion unbefriedigend.

17.2 Listeriose in der Schwangerschaft

Die Infektion kann zu jeder Zeit in der Schwangerschaft stattfinden. Die Häufigkeit der Listeriose in der Schwangerschaft wird mit 0,3 Prozent angegeben [19]. Klinische Manifestationen werden häufiger gegen Ende des zweiten und im dritten Trimenon in den Frühjahrs- und Sommermonaten beobachtet.

Die Erkrankung verläuft meist zweiphasisch. Die Schwangeren klagen zunächst über Fieber, Schüttelfrost und Kreuzschmerzen, Pharyngitis, nukleale Lymphknotenschwellung, Diarrhö oder Zeichen eines Harnweginfekts. Nach einer Latenz von zehn bis 14 Tagen steigt das Fieber oft erneut an. Zeichen eines Amnioninfektionssyndroms treten auf, und Kontraktionen setzen ein. Rasche Ausstoßung der Frucht (febriler Abort, Totgeburt) oder die Geburt eines infizierten Kindes sind die Folge. Postpartal kommt es fast immer rasch zur Entfieberung der Mutter. Wiederholte Aborte durch Listeriose werden beschrieben, sind jedoch weder bakteriologisch noch serologisch gesichert.

Die fetale Infektion erfolgt wohl in den meisten Fällen transplazentar während der mütterlichen Bakteriämie. Da eine Kolpitis signifikant häufiger in der Anamnese von Müttern zu erheben ist, die ein Kind mit konnataler Listeriose zur Welt bringen, wird auch die Möglichkeit einer Aszension der Infektion aus der Vagina über eine Chorioamnionitis diskutiert [20]. Hierbei muß die Plazenta nicht selbst mit Listerien infiziert sein. Als dritter Infektionsweg kommt das Verschlucken mekoniumhaltiger Amnionflüssigkeit im Gefolge einer Amnionitis oder Endometritis in Frage.

17.3 Listeriose beim Neugeborenen

Das Krankheitsbild wird unterteilt in
- die Frühform mit Auftreten der Symptome bis zwei Tage nach Geburt,
- eine nicht eindeutig abgrenzbare Intermediärform mit Auftreten der Symptome zwischen dem dritten bis fünften Lebenstag und
- eine Spätform mit Symptombeginn zwischen dem sechsten und 40. Lebenstag.

Im ersten Fall liegt eine pränatal intrauterine Infektion vor, im zweiten Fall wahrscheinlich eine perinatal übertragene Infektion, während im letzteren Fall vor allem eine frühpostnatale nosokomiale oder eine subklinisch persistierende prä- oder perinatal erworbene Infektion in Frage kommt. Wie die Erfahrungen zeigen [7, 9, 18, 19], hatte die Mehrzahl der Mütter von Kindern mit der Frühform verdächtige Symptome, und die Kinder waren untergewichtige Frühgeborene, während die Mütter von Kindern mit der intermediären Form und vor allem mit der Spätform meist asymptomatisch waren und die Kinder ein normales Geburtsgewicht aufwiesen.

Bei der neonatalen Listeriose (Früh- und intermediäre Form) stehen Trinkschwäche, Dyspnoe (RDS), Erbrechen, Krämpfe, schleimige Stühle neben einer Aspirationspneumonie und Zeichen meningialer Beteiligung im Vordergrund. Ein roseolenartiger Hautausschlag (bedingt durch feinste Hautgranula) und eine auf Sepsis hinweisende Hepatosplenomegalie, hohes Fieber, Leukozytose im Blutbild sollten an Listeriose denken lassen.

Die Spätform der Neugeborenen-Listeriose ist dagegen hauptsächlich durch eine purulente Meningitis und Meningoenzephalitis charakterisiert. Die Letalität bei der Neugeborenen-Listeriose liegt ohne sofortige und optimale Therapie zwischen 33 und 70 Prozent, ja kann bis auf 100 Prozent steigen [3, 6, 7, 12, 16]. Die Neugeborenen-Listeriose ist meldepflichtig. Sie stellt eine Gefahr für die Umgebung bei der Entbindung und Betreuung von Wöchnerinnen und Neugeborenen dar [13].

17.4 Diagnose

Das klinische Bild der maternalen und neonatalen Listeriose ist vielgestaltig. Deshalb sollte an die Möglichkeit einer Listeriose gedacht und gezielte Laboruntersuchungen veranlaßt werden.

Labordiagnostik

Die Diagnose wird in erster Linie durch den *Erregernachweis* gestellt, während serologische Untersuchungen nur unterstützende Funktion haben können. Es empfiehlt sich bei Listerioseverdacht in der Schwangerschaft, sofort Blut, Rachen- und Vaginalabstriche, Urin, gegebenenfalls Amnionflüssigkeit, Abortmaterial, Plazentastückchen, Lochiensekret und Mekonium für die Untersuchung abzunehmen. Bei Verdacht auf Neugeborenen-Listeriose sollte ein Abstrich aus dem Ohr und eine

Liquorprobe entnommen werden. Die Untersuchung erfolgt mittels Ausstrichpräparat und kulturell.

Im Grampräparat können die Listerien kokkoid aussehen und beispielsweise mit grampositiven Pneumokokken oder bei zu starker Entfärbung oder variabler Färbung auch mit Haemophilus influenzae oder anderen gramnegativen Bakterien verwechselt werden. Auch die Immunfluoreszenzmethode wird für die Schnelldiagnose zum Beispiel im Liquor eingesetzt. Die Resultate sind jedoch schwierig zu interpretieren.

Die *Anzucht* in der Kultur ist das wichtigste Verfahren. Auch diese ist aus noch ungeklärten Gründen oft schwierig. Die Hauptverwechslungsmöglichkeit besteht mit anderen Stäbchenbakterien wie Corynebakterien, Erysipelothrix oder auch mit β-hämolysierenden Streptokokken und Enterokokken. Im erfahrenen Laboratorium, dem der klinische Verdacht mitgeteilt wurde, kann jedoch mit Hilfe von Spezialmedien zur Selektivzüchtung und Anzucht bei 20 bis 30 °C anhand der Morphologie der Kolonien und der Beweglichkeit der Keime sowie dem biochemischen Verhalten (Säurebildung aus Glukose, fehlende Indolbildung) innerhalb von zwei Tagen eine Verdachtsdiagnose zumindest aus den wenig kontaminierten Proben wie Blut, Amnionflüssigkeit, Liquor gestellt werden. Die verschiedenen Anreicherungsverfahren, zum Beispiel bei 4 °C, dauern mehrere Wochen und sind nur von epidemiologischem Interesse.

Die Diagnose Listeria monocytogenes sollte zusätzlich durch den serologischen Nachweis von O- und H-Antigenen in der Gruber-Reaktion in einem Referenzlaboratorium abgesichert werden.

Die *serologische Untersuchung* wird meist mit dem Agglutinationstest gegen die O- und H-Antigene oder auch nur gegen die O-Antigene [10] der in der BRD am weitesten verbreiteten Varianten (Serotypen) 1 a und 4 b durchgeführt. Die Antikörperentwicklung ist meist gering und kann trotz bakteriologisch bewiesener Listerioseinfektion besonders bei Neugeborenen und Kindern bis zum sechsten Lebensmonat fehlen. Außerdem müssen aufgrund von Kreuzreaktionen besonders mit Enterokokken und Staphylokokken vor allem niedere Titer mit Vorsicht interpretiert oder die Seren vorher absorbiert werden [10]. Nur Titer von 1:200 und höher und Anstiege um mehr als zwei Titerstufen haben diagnostische Bedeutung [14]. Ähnliches gilt für die Ergebnisse der Komplementbindungsreaktion, deren Einsatz zusätzlich zum Agglutinationstest zwar empfohlen [8], heute aber meist nicht mehr durchgeführt wird. Die Gegenwart von KBR-Antikörpern spricht im allgemeinen für akute Infektion. Eine Titerkonversion bestätigt eine akute Infektion.

Bei etwa zwei Drittel der Patienten, mehr als sechs Monate alt, kann während der Erkrankung und der Rekonvaleszenz ein signifikanter Titeranstieg nachgewiesen werden. Die Agglutinationstiter sinken innerhalb von vier Monaten auf niedere Werte ab. Der Enzym-Immunoassay, der bisher noch wenig eingesetzt wird [11], ist empfindlicher als der Agglutinationstest. Mit ihm besteht die Möglichkeit, IgM- und IgG-Antikörper nachzuweisen und so Erstinfektionen schneller und sicherer zu erfassen.

17.5 Prophylaxe in der Schwangerschaft

Prophylaktisch kann, da der Infektionsweg noch immer unklar ist, außer Verzicht auf rohe Eier, Käse, rohes Fleisch und Rohkost, die aus dem Erdreich stammt, wenig geraten werden. Wie weit Tierkontakt tatsächlich eine Rolle spielt, ist ebenso unklar. Bemerkenswert ist aber, daß vor allem das Personal von Tierprodukte verarbeitenden Betrieben vermehrt gefährdet ist. Bei Verdacht auf materno-fetale Listeriose sind entsprechende krankenhaushygienische Maßnahmen (Isolierung von Wöchnerinnen wie beim septischen Abort und Isolierung vom Neugeborenen) notwendig [13].

17.6 Therapie

Um die fetale Infektion und damit Abort, Totgeburten und die konnatale Listeriose zu verhüten, muß die Therapie sofort bei den ersten verdächtigen Symptomen, die meist in der zweiten Schwangerschaftshälfte auftreten, begonnen werden. Dies bedeutet oft vor Eintreffen des bakteriologischen Befunds. Die meisten Isolate sind empfindlich gegen Aminopenicillin, Ampicillin, Tetracycline, Erythromycin, Chloramphenicol, Gentamycin.

Bei Infektion in der Schwangerschaft sind die Mittel der ersten Wahl Ampicillin und Penicillin, der zweiten Wahl Erythromycin und bei der Neugeborenen-Listeriose Ampicillin und Gentamycin oder Erythromycin. Bei Meningitis und Meningoenzephalitis muß das Gentamycin sowohl intrathekal als auch parenteral angewandt werden. Die Therapie sollte für mindestens zwei Wochen, besser für drei bis vier Wochen durchgeführt werden [17, 18].

Literatur

1. Armstrong, D.: Listeria monocytogenes. In: Mandell, G. L., R. G. Douglas, Jr., J. E. Bennett (eds.): Principles and Practice of Infectious Diseases, pp. 1626–1633. Wiley, New York 1979.
2. Barza, M.: Listeriosis and milk. New Engl. J. Med. 312 (1985) 438–440.
3. Bøjsen-Möller, J.: Human listeriosis: Diagnostic, epidemiological and clinical studies. Acta path. microbiol. scand. (Suppl.) 229 (1972) 1–157.
4. Editorial: Perinatal Listeriosis. Lancet I (1980) 911.
5. Fleming, D. W., S. L. Cochi, K. L. MacDonald, J. Brondum, P. S. Hayes, B. D. Plikaytis: Pasteurized milk as a vehicle of infection in an outbreak of listeriosis. New Engl. J. Med. 312 (1985) 404–407.
6. Gray, M. L., A. H. Killinger: Listeria monocytogenes and listeric infections. Bact. Rev. 30 (1966) 309.
7. Halliday, H. L., T. Hirata: Perinatal listeriosis – A review of twelve patients. Amer. J. Obstet. Gynec. 133 (1979) 405–410.
8. Hallmann, L., F. Burkhardt: Klinische Mikrobiologie, S. 477. Thieme, Stuttgart 1974.
9. Hirschl, A., M. Rotter, W. Koller, G. Stanek: Gehäuftes Auftreten von Neugeborenenlisteriose in Wien. Wien. klin. Wschr. 92 (1980) 44–47.
10. Larsen, S. A., G. L. Wiggins, W. L. Albritton: Immune response to Listeria. In: Rose, N. R., H. Friedman (eds.): Manual of Clinical Immunology, pp. 318–323. Amer. Soc. Microbiology, Washington D. C. 1976.
11. Meyer, S., H. Brunner: Enzym-Immuno-Assay bei Listeriose: Antikörper- und Antigennachweis – Vorläufige Mitteilung (Enzyme-Immuno-Assay in Listeriosis: Detection of Antibody and Antigen) Zbl. Bakt. Hyg., I. Abt. Orig. A 248 (1981) 469–478.
12. Moore, R. M., R. B. Zehmer: Listeriosis in the United States, 1971. J. infect. Dis. 127 (1973) 610–611.
13. Potel, J.: Zunehmend häufiger: Listeriose. Dtsch. Ärztebl. 80 (1983) 39–41.
14. Potel, J.: Antikörper-Verlauf bei Patientinnen nach diaplazentarer Übertragung von Listeriose auf das Kind. Med. Klin. 79 (1984) 34–35.
15. Schlech, W. F., P. M. Lavigne, R. A. Bortolussi, A. C. Allen, E. V. Haldane, A. J. Wort et al.: Epidemic of listeriosis – evidence for transmission by food. New Engl. J. Med. 308 (1983) 203–206.
16. Seeliger, H. P. R.: Listeria monocytogenes. In: Braude, A. I., C. E. Davis, J. Fierer (eds.): Medical Microbiology and Infectious Diseases, pp. 306–310. Saunders, Philadelphia 1981.
17. Seeliger, H. P. R.: Listeriosis, some newer aspects. In: Hoeprich, P. D., V. Fulginiti, R. M. Lawrence, C. W. Stratton (eds.): Infectious Diseases Newsletter, Vol. 3, pp. 71–73. Elsevier, Amsterdam 1984.

17a. Seeliger, H. P. R.: Listeriose – aktuell. Dtsch. med. Wschr. 9 (1987) 359–361.
18. Seeliger, H. P. R., H. Finger: Listeriosis. In: Remington, J. S., J. O. Klein (eds.): Infectious Diseases of the Fetus and Newborn Infant, pp. 333–365. Saunders, Philadelphia 1976.
19. Winkler, C., L. Burgener, R. Ehmann: Listeriose in Graviditate. Z. Geburtsh. Perinat. 186 (1982) 1–8.
20. Yamazaki, K., J. T. Price, G. Altshuler: A placental view of the diagnosis and pathogenesis of congenital listeriosis. Amer. J. Obstet. Gynec. 129 (1977) 703.

18 Syphilis

18.1 Erreger, Infektion, Epidemiologie 170
18.2 Syphilis und Schwangerschaft 172
18.3 Syphilis connata 173
18.4 Diagnose in der Schwangerschaft 174
18.5 Diagnose beim Neugeborenen und Säugling 177
18.6 Prophylaxe 178
18.7 Therapie 178

Die Syphilis connata ist von den intrauterinen und perinatalen Infektionen diejenige, die am besten durch diagnostische und therapeutische Maßnahmen verhütet werden kann.

18.1 Erreger, Infektion, Epidemiologie

Der Erreger der Syphilis ist das *Treponema pallidum,* das zur Familie der Spirochäten gehört. Weitere Mitglieder des Genus Treponema, die den Menschen infizieren können, sind die *Treponemen pertenue* (Frambösie) und *carateum* (Pinta). Die Syphilis kann übertragen werden durch engen körperlichen und sexuellen Kontakt, durch Bluttransfusion, akzidentelle Inokulation und durch intrauterine Infektion (kongenitale Syphilis).

Die *Inkubationszeit* variiert bei den postnatal erworbenen Infektionen mit der Konzentration des Inoculums zwischen drei und 90 Tagen (im Schnitt drei Wochen). Kurz nachdem das Treponema pallidum über die Haut oder Schleimhäute eingedrungen ist, kann über den Lymph- und Blutweg seine Dissemination zu allen Organen des Körpers einschließlich des Zentralnervensystems erfolgen. Die Treponemen teilen sich jede 30. bis 33. Stunde. Die ersten Läsionen erscheinen, wenn die Konzentrationen etwa 10^7 Bakterien per Gramm Gewebe erreicht haben.

Die Syphilis wird in *fünf Stadien* eingeteilt: Inkubations-, Primär-, Sekundär-, frühe und späte Latenz- und Spät- beziehungsweise Tertiärstadium.

Die schmerzlosen *Primärläsionen* (Chancre), (meist einzeln) und regionale Lymphadenopathien, treten im Bereich der Eintrittspforte auf und heilen spontan in zwei bis drei Wochen ab. Treponemen sind leicht nachweisbar in den Läsionen.

Das *Sekundärstadium* folgt in zwei bis zwölf Wochen (im Schnitt sechs Wochen) nach Kontakt. Zur Zeit des Generalisationstadiums mit konstitutionellen, mukokutanen (Kondylomata) und parenchymatösen Manifestationen einschließlich einer Immunkomplex-Nephritis können die Treponemen leicht in Haut, Lymphknoten, Geweben und auch im Zentralnervensystem nachgewiesen werden. Nach Abklingen der Symptome folgt das *Latenzstadium* ohne Nachweismöglichkeit des Erregers. Im frühen Latenzstadium kann es bis zu vier Jahren, meist jedoch innerhalb eines Jahres zur Rekurrenz der Symptome des Sekundärstadiums kommen.

Zum *Tertiärstadium* kommt es bei etwa einem Drittel der Patienten. Es ist durch Läsionen in der Aorta (kardiovaskuläre Form) und/oder im Zentralnervensystem (neurovaskuläre Syphilis) und durch Gummata (granulomatöse Läsionen mit Endarteritis der kleinen Gefäße) in Haut, Leber, Knochen und Milz gekennzeichnet [24].

An der *Immunabwehr* sind zelluläre (T- und B-Lymphozyten, Plasmazellen, Makrophagen), unspezifische (Komplement, Interferon) und humorale (Antikörper) Abwehrreaktionen beteiligt. Nachdem das T. pallidum ein Mosaik von acht bis 22 Teilantigenen verschiedener biochemischer Struktur enthält, werden gegen einige dieser Teilantigene homologe Antikörper induziert [18]. Die gegen das Hauptantigen (Molekulargewicht 17 000) gerichteten Antikörper sind die verläßlichsten Marker einer durchgemachten Syphilisinfektion [8].

Wenige Tage nach dem Erstkontakt (14 bis 21 Tage) mit dem Krankheitserreger kommt es bei klinisch apparentem Verlauf (Sekundärstadium) wie auch bei subklinischem Verlauf (Spontanheilung) der Infektion zur Synthese von erregerspezifischen IgM- und weitere vier bis 14 Tage später von IgG-Antikörpern. Die antilipoiden Antikörper zunächst vom IgM-, später auch vom IgG-Typ werden erst vier bis sechs Wochen nach der Infektion im Patientenserum nachweisbar [18]. Die Dauer der IgM-Antikörperproduktion ist an die Persistenz des Antigens beziehungsweise der Teilantigene gebunden. Trotz Erregerpersistenz können die IgM-Antikörper jedoch bei zwei Prozent der Patienten mit Spätsyphilis fehlen [18].

Die Antikörper bleiben trotz Therapie oder Spontanheilung meist lebenslänglich nachweisbar. Sie gewähren jedoch keinen Schutz vor erneuter Infektion. Letztere führt zu einem Boostereffekt auf die präformierten, erregerspezifischen und antilipoidalen IgG-Antikörper. Hierbei kann eine Hemmung der IgM-Antikörpersynthese stattfinden, so daß letztere bei Reinfektionen nicht oder nur in niederen Konzentrationen nachweisbar werden. Die Zweit- oder Mehrfachinfektion ist deshalb nicht selten nur an einem steilen Anstieg der IgG-Antikörper zu erkennen.

Nach der Oslo-Studie [2] beträgt die Spontanheilungsrate bei Patienten mit Primär- und Sekundärsyphilis 66 Prozent, nach Luger mehr als 60 Prozent [14] und nach Müller 43 Prozent [20]. Bei etwa einem Drittel der unbehandelten Patienten besteht die Treponema-pallidum-Infektion latent weiter und kann zur Spätmanifestation führen.

Die Syphilis ist kein Geist der Vergangenheit. Die Zahl der gemeldeten Fälle bei Männern und Frauen ist seit 1977 weltweit im Steigen begriffen. In den USA wurden 1983 14,1, 1986 10,9 und 1987 13,3 Fälle pro 100000 Einwohner gemeldet. Die Hauptzahl der primären und sekundären Syphilisfälle tritt bei den sexuell aktiven 20- bis 30jährigen auf [3]. Während bis 1985 70 Prozent der Fälle bei homo- und bisexuellen Männern auftraten, ist bei dieser Gruppe durch die AIDS-Aufklärung ein gewisser Rückgang zu verzeichnen. Die Kontagiosität ist im Primär- und Sekundärstadium am höchsten, bei Sexualverkehr infizieren sich 50 bis 100 Prozent der empfänglichen Partner. Die Kontagiosität verringert sich im weiteren Verlauf der Erkrankung und besteht vier Jahre nach Infektionsbeginn nicht mehr.

18.2 Syphilis und Schwangerschaft

In verschiedenen Großstädten der BRD hat jede 150. bis 500. Schwangere eine positive Syphilisanamnese. Außerdem wird bei jeder 2000. Geburt eine zu diesem Zeitpunkt nicht bekannte Infektion mit Treponema pallidum gefunden [5, 23]. Bei den meisten schwangeren Frauen befindet sich die Erkrankung im Latenzstadium. Außerdem werden vermehrt maskiert verlaufende Infektionsformen beobachtet, bei denen infolge unzureichender Antibiotikatherapie die klinischen Symptome der Frühstadien unterdrückt werden [4].

Die Häufigkeit mütterlicher Syphilisinfektion liegt in der BRD bei 0,4 Prozent und die kongenitalen Syphilisinfektionen bei 0,1 pro 1000 Lebendgeborenen. In den USA wurden 1982 153 Fälle von kongenitaler Syphilis gemeldet [16].

Die Infektion des Feten erfolgt diaplazentar. Sie kann bei jeder Mutter mit unbehandelter Syphilis erfolgen. Das Risiko einer fetalen

Infektion ist jedoch im ersten Jahr nach Ansteckung am größten. Wegen des Schutzeffekts der Langhansschen Zellschicht in der frühen Plazentaphase sind Infektionen der Frucht vor dem vierten Gestationsmonat selten, jedoch möglich [1a, 6].

Da die Erkrankung des Feten aber nicht auf einer direkten Schädigung durch den Erreger beruht, sondern eine Folge von Entzündungsreaktionen ist, die erst nach hinreichender Reifung des Immunsystems auftreten können, setzt die Gefährdung des Feten erst ab dem vierten bis fünften Schwangerschaftsmonat ein.

Die Prognose der intrauterinen Infektion hängt von verschiedenen Faktoren ab. Je später die Ansteckung des Feten erfolgt und je weniger massiv die Spirochäteninvasion ist, desto größer ist die Aussicht, daß das Kind bis zur Geburt am Leben bleibt. Daher kommt dem Infektionszeitpunkt (vor oder während der Schwangerschaft) beziehungsweise dem Erkrankungsstadium der Mutter entscheidende Bedeutung zu. Bei unbehandelter Syphilis I oder II der Gravida ist das Infektionsrisiko für den Feten sehr hoch. Ungefähr 50 Prozent der Feten sterben, und es kommt zur Totgeburt. Nur in äußerst seltenen Fällen wird ein gesundes Kind geboren. Bei unbehandelter Syphilis in der Frühlatenz kommt es in etwa 20 Prozent zur Frühgeburt und in 16 Prozent zur Totgeburt, vier Prozent sterben in der Perinatalphase und 40 Prozent der Kinder haben eine Syphilis connata. Dagegen sind 70 Prozent der Kinder gesund, wenn die Mutter eine Spätsyphilis hat [9].

18.3 Syphilis connata

Abhängig vom Infektionszeitpunkt und dem Ausmaß des Treponemenbefalls kann das klinische Bild beim Neugeborenen sehr verschieden ausgeprägt sein. Im Extremfall werden klinische Symptome erst Jahre nach der Geburt (Syphilis connata tarda) erfaßt.

Infolge der diaplazentar übertragenen generalisierten Infektion des Feten können alle Organsysteme betroffen sein. Das Krankheitsbild entspricht dann in etwa dem Stadium II der Syphilis beim Erwachsenen.

Die wichtigsten Symptome, die den Verdacht auf eine Syphilis connata nahelegen, sind: Frühgeburt, Hydrops, persistierende Rhinitis, Hautveränderungen (papulo-makulöses Exanthem oder bullöses Pemphigoid unter Einbeziehung der Hand- und Fußflächen), Hepatosplenomegalie, Ikterus, Anämie, generalisierte Lymphknotenschwellung und Knochenveränderungen [9].

Bei der Syphilis connata tarda treten die ersten Krankheitserscheinungen erst zwischen dem zweiten und sechsten Lebensjahr auf. Sie kann sich selten in den für die Spätsyphilis typischen Erscheinungen äußern (Gummata, tuberoserpinginöse und ulzeröse Hautveränderungen, Tabes dorsalis oder progressive Paralyse). Unspezifische Gedeihstörungen und Entwicklungsverzögerung stehen jedoch im Vordergrund. Spezifische Krankheitserscheinungen sind die Keratitis parenchymatosa, Hörstörungen (bis hin zu plötzlicher Taubheit), Mißbildungen der Zähne sowie Veränderungen am Skelettsystem (Säbelscheidentibia), Exostosenbildung, Fehlbildung des harten Gaumens, Sattelnase [7, 9].

Der pränatal von einer Treponema-pallidum-Infektion betroffene Fetus reagiert mit einer eigenständigen Immunantwort. Er synthesiert vor allem IgM-Antikörper, während die IgG-Antikörper, die bei Geburt nachweisbar sind, im wesentlichen von der Mutter stammen. Außerdem kommt es zur Produktion von infektionsbedingtem Rheumafaktor. Erfolgt die Infektion des Feten erst kurz vor Geburt, kann eine IgM-Antikörperproduktion des Kindes noch fehlen. Durch die Behandlung der Mutter, die zur intrauterinen Mitbehandlung des Feten führt, ist vielfach die fetale Produktion der spezifischen IgM-Antikörper zum Zeitpunkt der Geburt bereits beendet. Außerdem kann es durch die mütterlichen IgG-Antikörper zu einer Modifizierung der Immunantwort beim Feten kommen.

18.4 Diagnose in der Schwangerschaft

Bei der primären, sekundären und auch der Syphilis connata kann durch die Dunkelfelduntersuchung mit Nachweis von Treponema pallidum in den serösen Exsudaten die direkteste und schnellste Diagnose gestellt werden [24]. Der Nachweis und die Beurteilung der Behandlungsbedürftigkeit der Syphilis erfolgt heute jedoch fast ausschließlich mit der Kombination verschiedener serologischer Methoden [5, 13, 22].

Als *Syphilis-Ausschlußuntersuchung* wird der Treponema-pallidum-Hämagglutinationshemmtest (TPHA) quantitativ angewendet. Mit diesem Test werden erregerspezifische IgG-Antikörper nachgewiesen. Er hat sich weltweit bewährt. Dieser Test ist nur selten falsch-positiv, und zwar bei Kollagenkrankheiten und Mononukleose. Bei negativem Ausfall kann eine Treponemainfektion mit großer Wahrscheinlichkeit ausgeschlossen werden. Besteht klinischer Verdacht auf eine innerhalb der letzten zwei Wochen vor Untersuchung erworbenen Infektion, muß der

Test später wiederholt werden. Der TPHA-Test wird etwa zwei Wochen nach Infektion positiv und reagiert während aller Erkrankungsstadien positiv. Auch nach ausreichend behandelter oder spontan geheilter Syphilis bleibt dieser Test meistens lebenslang positiv. Nur bei sehr früh nach Erstinfektion erfolgter sanierender Behandlung verschwinden die IgG-Antikörper innerhalb mehrerer Monate, das heißt, es bleibt keine *Serumnarbe* zurück [18].

Zeigt der TPHA-Test ein zweifelhaftes oder positives Ergebnis, wird der Fluoreszenz-Treponema-pallidum-Antikörper-Absorptionstest (FTA-Abs) zur Bestätigung herangezogen. Sind TPHA-und FTA-Abs-Test eindeutig reaktiv, gilt eine Treponemainfektion als gesichert. Die *serologische Abgrenzung* der Syphilis gegen andere Treponematosen (Frambösie, Pinta) ist gegenwärtig nicht möglich. Dies muß bei Ausländeruntersuchungen (Türken, Afrikaner) berücksichtigt werden.

Für die Feststellung des *Infektionsstadiums* und der *Behandlungsbedürftigkeit* ist die IgM-Antikörperbestimmung notwendig. Für den IgM-Antikörpernachweis sind der 19S(IgM) FTA-Abs nach Säulen-Gelfiltration zur Gewinnung der IgM-Fraktion [13, 14, 17] oder durch die Hochdruckflüssigkeitschromatographie (HPLC) [12], der IgM-TPHA-Abs-ELISA [10, 11, 21] und mit Einschränkungen der IgM-SPIHA [15] geeignet. Ein neuer, sehr sicherer Test zur Feststellung der Spezifität grenzwertiger IgM- und auch IgG-Antikörper ist das Immunoblotverfahren unter Verwendung des Haupt-Treponema-pallidum-Antigens mit Molekulargewicht 17000 [1, 8].

Die Produktion von spezifisch gegen Treponemen gerichteten IgM-Antikörpern ist an die Persistenz des Erregers im Organismus gebunden. Somit ist der Nachweis von Treponema-pallidum-spezifischen 19S- (IgM)-Antikörpern ein sicherer Hinweis auf eine aktive und damit behandlungsbedürftige Infektion. Für die Befundbeurteilung ist wichtig zu wissen, ob bereits eine Behandlung durchgeführt wurde, da bei der Primärsyphilis die IgM-Antikörper noch für drei bis sechs Monate und bei der Sekundär- und Tertiärsyphilis bis zu zwölf Monaten nach sanierender Therapie nachweisbar bleiben. Lassen sich bei einer Kontrolle etwa zwei Jahre nach Behandlung unverändert IgM-Antikörper nachweisen, muß, von seltenen Ausnahmen abgesehen, davon ausgegangen werden, daß die Behandlung nicht zur Sanierung geführt oder sich der Patient in der Zwischenzeit eine Neuinfektion erworben hat.

Ist der IgM-Antikörperbefund negativ, spricht dies für eine ausreichend behandelte oder spontan geheilte Syphilis.

Für die Feststellung des Infektionsstadiums und des *Behandlungser-*

folgs wird zusätzlich noch der Mikrolipoidantikörpertest = Veneral-Disease-Research-Laboratory-(VDRL-)Test quantitativ eingesetzt. In diesem Test werden antilipoidale Antikörper zunächst vom IgM- und später auch vom IgG-Typ gemessen. Der VDRL kann in der Schwangerschaft und bei verschiedenen Infektionskrankheiten und Neoplasmen falsch-positiv sein. Im allgemeinen sprechen erhöhte Lipoidantikörper für eine aktive Syphilis. Ein signifikanter Titerabfall nach Behandlung ist als Ausdruck der Wirksamkeit der Behandlung zu werten. Bei vielen Patienten persistieren jedoch antilipoidale Antikörper über die Ausheilung der Infektion hinaus. Andererseits ist man nicht berechtigt, aus einem nicht reaktiven Ergebnis der VDRL-Tests den Schluß zu ziehen, daß die Treponema-pallidum-Infektion ausgeheilt ist. Steigt der VDRL-Titer bei Verlaufskontrollen wieder an, ist ein Rezidiv

Tabelle 23 Syphilisdiagnostik während der Schwangerschaft

Testarten	Titerbefunde		Interpretation
TPHA	1:<20	nicht reaktiv	Infektion nicht durchgemacht
TPHA	1:>20	reaktiv	Überprüfung in weiteren Testarten
TPHA	1:20	reaktiv?	TPHA selten falsch-positiv, Infektion nicht durchgemacht
VDRL	konz.	negativ	
FTA-Abs	1:<20	negativ	
TPHA	1:>80	reaktiv	Infektion früher durchgemacht – ausreichend behandelt – bei Ausländern aus der Türkei oder Afrika evtl. Frambösie, Pinta
VDRL	1:>2	negativ bis schwachpositiv	
FTA-Abs	1:>80	reaktiv	
FTA-Abs IgM-Frakt.	1:<20	negativ	
TPHA	1:>160	reaktiv	akute Lues I, II oder Reinfektion, behandlungsbedürftig
VDRL	1:>10	positiv	
FTA-Abs	1:>160	positiv	
FTA-Abs IgM-Frakt.	1:>40	positiv	

einer nicht ausreichend behandelten Syphilis oder eine Zweitinfektion wahrscheinlich.

In jedem Fall müssen bei positivem Ausfall des TPHA-, des FTA-Abs-, des 19S-IgM- und des VDRL-Tests in der Schwangerschaft Verlaufskontrollen durchgeführt werden. Zur Feststellung, ob eine pränatale Infektion beim Kind stattgefunden hat, muß bei Entbindung das mütterliche und Nabelschnurblut untersucht werden (Tab. 23).

18.5 Diagnose beim Neugeborenen und Säugling

Seit 1950 hat sich die klinische Symptomatik der Syphilis connata gewandelt [19, 25]. In der Mehrzahl der Fälle ist eine klinische Diagnose bei Geburt oder im Neugeborenenalter kaum möglich, da der typische Symptomenkomplex selten vorkommt. Meist ist die konnatale Syphilis monosymptomatisch oder sogar asymptomatisch. Deshalb ist es notwendig, eine Syphilis connata bei Kindern von Müttern mit einer Syphilisanamnese serologisch auszuschließen oder zu bestätigen [19]. Zunächst sollte jeder Säugling mit dem TPHA-Test untersucht werden. Ist das Resultat negativ, entfallen weitere serologische Tests. Bei positivem Befund wird die weitere Diagnostik mit den oben besprochenen Testarten durchgeführt. Hierbei ist der positive IgM-Antikörpernachweis im Serum das wichtigste Merkmal für eine intrauterin durchgemachte Infektion beim Kind, während die sonstigen serologischen Befunde ein Spiegelbild der aktuellen mütterlichen Antikörpertiterwerte bieten. Auffällig sind auch die sehr hohen Rheumafaktortiter und nicht selten positive IgG-Antikörperbefunde im Liquor. Bei einem positiven IgM-Antikörperbefund im Nabelschnurblut, der einige Tage später im Blut des Neugeborenen kontrolliert werden sollte, ist sofort die parenterale Penicillintherapie einzuleiten. Bei adäquater Therapie zeigen dann die Antikörperkontrollen in den folgenden drei, sechs, zehn Monaten ein Verschwinden der IgM-Antikörper und einen Rückgang der Titer im VDRL, während der TPHA- und der FTA-Abs-Test sehr langfristig, jedoch in abnehmenden Titern für viele Jahre positiv bleiben können.

Pränatale Infektionen können bei negativem IgM-Antikörperbefund in einem der als zuverlässig anerkannten IgM-Tests weitgehend ausgeschlossen werden, wenn die Infektion nicht kurz vor Geburt erfolgt ist. Eine antisyphilitische Therapie ist zunächst nicht notwendig. Doch muß die Antikörperkinetik im Serum und Liquor in den verschiedenen Testarten durch weitere Untersuchungen kontrolliert werden.

18.6 Prophylaxe

Die sicherste Prophylaxe ist die konsequente Syphilis-Screening-Untersuchung (TPHA) in der Mutterschaftsvorsorge. Diese sollte dahingehend ergänzt werden, daß sie nicht nur in der Frühschwangerschaft, sondern zusätzlich in der Spätschwangerschaft zur Erfassung zwischenzeitlich aufgetretener Neuinfektionen durchgeführt wird.

In letzter Zeit traten im Untersuchungsgut von Hagedorn und Mitarbeitern [5], Müller [19] und auch von uns vermehrt Fälle von konnataler Syphilis bei Kindern von Müttern auf, deren Syphilis zum Zeitpunkt der Geburt trotz Schwangerschaftsvorsorge nicht bekannt war.

18.7 Therapie

Ziel der *Syphilistherapie während der Schwangerschaft* muß es sein, möglichst frühzeitig den Erreger zu eliminieren, um entweder eine Infektion des Feten zu verhindern oder eine Mitbehandlung des Feten zu gewährleisten.

Das Mittel der Wahl ist Penicillin. Für eine ausreichende Behandlung muß ein Penicillinspiegel von mindestens 0,03 I.E./ml Serum während zwei bis drei Wochen gefordert werden. Grundsätzlich sollte die Applikation des Antibiotikums intramuskulär erfolgen.

Für die Behandlung stehen verschiedene Präparate und Schemata zur Verfügung. Bei der Frühsyphilis (primär/sekundär) wird das Procain-Penicillin G in einer Dosierung von 600000 E täglich für zehn Tage oder dreimal eine wöchentliche Therapie mit 2,4 Mega I.E. Benzathin-Penicillin G empfohlen. Bei der späteren Latenzphase und der Neurosyphilis muß höher dosiert werden. Die Jarisch-Herxheimer-Reaktion wird bei 50 bis 80 Prozent der Patienten mit Frühsyphilis nach Therapie beobachtet. Sie ist selten schwerwiegend und verschwindet innerhalb von zwölf bis 48 Stunden.

Bei Penicillinunverträglichkeit ist während der Schwangerschaft die Anwendung von Tetracyclin kontraindiziert. Auch Erythromycin ist wenig geeignet, da es nur bedingt durch die Plazenta in den fetalen Kreislauf eintritt. Bei Ausschluß einer Parallelallergie mit Penicillin können Cephalosporine als Alternativpräparate eingesetzt werden.

Für die effektive *Therapie der Syphilis connata* müssen auch beim Säugling Penicillinkonzentrationen in gleicher Höhe und über die gleiche Zeit wie bei der Mutter aufrechterhalten werden. Behandelt werden kann mit wäßrigem Procain-Penicillin G: 50000 E/kg/Tag für mindestens zehn Tage oder wäßrigem kristallisiertem Penicillin G: 50000 E/kg/Tag in zwei Dosen für mindestens zehn Tage oder nur bei Fällen mit normalem Liquor cerebrospinalis: 50000 E/h Benzathin-Penicillin G in einer Dosis. Eine orale Penicillinbehandlung kann nicht empfohlen werden, da hierbei Therapieversager beschrieben wurden [5, 19].

Literatur

1. Baker-Zander, S. A., R. E. Roddy, H. H. Handsfield, S. A. Lukehart: IgG and IgM antibody reactivity to antigens of treponema pallidum after treatment of syphilis. Sex. Transm. Dis. 13 (1986) 214–220.
1a. Benirschke, K.: Syphilis – the placenta and the fetus. Amer. J. Dis. Child. 128 (1974) 142–143.
2. Bruusgaard, E.: Über das Schicksal der nicht spezifisch behandelten Luiker. Arch. Derm. 157 (1929) 309.
3. Center for Disease Control: Increases in primary and secondary syphilis – United States. Morb. Mort. weekly Rep. 36 (1987) 393–397.
4. Gschwandtner, W. R., J. Zelger: Maskierte Syphilis. Z. Hautkr. 51 (1976) 735–741.
5. Hagedorn, H.-J., A. Kraminer: Syphilisdiagnostik bei Mutter und Kind. Dtsch. Ärztebl. 80 (1983) 35–39.
6. Harter, C. A., K. Benirschke: Fetal syphilis in the first trimester. Amer. J. Obstet. Gynec. 124 (1976) 705–711.
7. Heite, H.-J., H. Walther: Gonorrhoe, Syphilis. Ein Leitfaden für Klinik und Praxis. Werk-Verlag Dr. E. Banaschewski, München 1976.
8. Hensel, U., H.-J. Wellensiek, S. Bhakdi: Sodium dodecyl sulfate-polyacrylamide gel electrophoresis immunoblotting as a serological tool in the diagnosis of syphilitic infections. J. clin. Microbiol. 21 (1985) 82–87.
9. Ingall, D., D. Musher: Syphilis. In: Remington, J. S., J. O. Klein (eds.): Infectious Diseases of the Fetus and Newborn Infant, pp. 335–374. Saunders, Philadelphia 1983.
10. Lindenschmidt, E.-G., R. Laufs, F. Müller: Micro enzyme-linked immunosorbent assay for the detection of specific IgM antibodies in human syphilis. Brit. J. vener. Dis. 59 (1983) 151–156.
11. Lindenschmidt, E.-G., F. Müller: A treponema-specific soluble antigen for an IgM and IgG-TP-ABS-ELISA and its application for the serodiagnosis of syphilis. WHO/VDT/RES/81.369. Genf 1981.
12. Loeke, S., U. Huschka, G. Sann, R. Schroeter, H. W. Doerr: Comparison of five methods for the detection of Treponema pallidum-specific IgM antibodies. J. Sex. transm. Dis. 1 (1984) 191–194.
13. Luger, A.: Neuere Entwicklungen auf dem Gebiet der Syphilisserologie. Wien. Klin. Wschr. 11 (1980) 375–378.

14. Luger, A. F.: Syphilis. In: Korting, G. W. (Hrsg.): Dermatologie in Praxis und Klinik, Bd. 4, Abschn. 45, S. 1. Thieme, Stuttgart 1981.
15. Luger, A., B. L. Schmidt, E. Schönwald: Die SPHA-Technik (solid-phase haemadsorption) in der Syphilisserologie. Einjährige Erfahrung im Routinebetrieb. Hautarzt 33 (1982) 133–144.
16. Mascola, L., R. Pelosi, J. H. Blount, N. J. Binkin, C. E. Alexander, W. Cates, Jr.: Congenital Syphilis. Why is it still occurring? J. Amer. med. Ass. 252 (1984) 1719–1722.
17. Müller, F.: Der 19S(IgM)-FTA-ABS-Test in der Serodiagnostik der Syphilis. Immun. Infekt. 10 (1982) 23–34.
18. Müller, F.: Immunologische Grundlagen, Ergebnisse und Grenzen der Syphilis-Serodiagnostik. Lab. med. 7 (1983) 12–16.
19. Müller, F.: Diagnosis of syphilis during the perinatal period. Med. Laboratory (Behring) Suppl. I (1984) 88–98.
20. Müller, F., K. Ehrke, H. Bitz: Ergebnisse moderner Syphilis-Serologie bei Blutspendern. Zugleich ein Beitrag zur Häufigkeit von Syphilis-Spontanheilungen. Z. Hautkr. 54 (1979) 363.
21. Müller, F., M. Moskophidis: Evaluation of an enzyme immunoassay for IgM antibodies to Treponema pallidum in syphilis in man. Brit. J. vener. Dis. 60 (1984) 288–292.
22. Richtlinien 1979 für die Serodiagnose der Syphilis. Bundesgesundheitsamt (Hrsg.): Bundesgesundhbl. 22 (1979) 398–400.
23. Sander, J., C. Niehaus: Syphilis-Screening, Ergebnisse einer Untersuchung an 25 000 Neugeborenen in Niedersachsen. Dtsch. med. Wschr. 105 (1980) 858–860.
24. Tramont, E. C.: Treponema pallidum (syphilis). In: Mandell, G. L., R. G. Douglas, J. E. Bennett (eds.): Infectious Diseases, Vol. 2, pp. 1820–1843. Wiley, New York 1979.
25. Wechselberg, K., J. D. Schneider: Morbidität und klinische Symptomatik der konnatalen Lues im Säuglingsalter. Dtsch. med. Wschr. 95 (1976) 1976–1981.

19 Borrelien

19.1 Erreger, Infektion, Epidemiologie 181
19.2 Borrelieninfektion und Schwangerschaft 183
19.3 Diagnose 184
19.4 Therapie und Prophylaxe 185

Die Lyme-Krankheit [19] sowie das nahe verwandte europäische Erythema chronicum migrans (ECM) [4], die lymphozytäre Meningopolyneuritis Garin-Bujadoux-Bannwarth [1, 3, 7] und die Acrodermatitis chronica atrophicans (ACA) [5, 11] werden durch die Borrelia burgdorferi [4, 6] verursacht. Beobachtungen weisen darauf hin, daß diese Spirochäte bei Infektionen in der Schwangerschaft den menschlichen Fetus infizieren und schädigen kann.

19.1 Erreger, Infektion, Epidemiologie

Die Borrelia burgdorferi (treponemaähnliche Spirochäte) ist ein Vertreter des Genus Borrelia. Sie wird hauptsächlich von Zecken der Art Ixodes ricinus und Ixodes dammini, wahrscheinlich aber auch von Stechmücken, Stechfliegen und Bremsen durch Bisse übertragen. Säugetiere des Waldes sind das natürliche Reservoir von Borrelia burgdorferi.

Die Borreliose ist eine systemische Infektion mit virämischer Phase. Ein bis vier Wochen nach Zeckenbiß kann sich von der Stichstelle ausgehend eine charakteristische, ringförmige Rötung mit Abblassung in der Mitte, das schon vor 70 Jahren beschriebene Erythema chronicum migrans (ECM) [8] und eine Lymphadenosis benigna cutis (LBC) ausbilden. Nach der Generalisation mit uncharakteristischen Allgemeinerscheinungen treten bei 20 Prozent der Patienten fünf Wochen (ein bis zwölf Wochen) nach Zeckenbiß neurologische Symptome wie Meningopolyneuritis und Paresen (zum Beispiel Fazialisparesen) auf. Bei 50 bis 60 Prozent der Fälle kommt es ein bis sechs Monate nach Erythema migrans oft zu rekurrierenden Arthralgien. In erster Linie sind Kniegelenke betroffen. Zu einer Myokarditis kann es bei etwa zehn Prozent der Patienten vier bis zwölf Wochen nach Zeckenbiß kommen.

Die stenokardischen Beschwerden bilden sich aber in der Regel rasch zurück (Tab. 24) [3, 6a, 6b, 14].

Eine Spätmanifestaton der Borrelieninfektion ist die Acrodermatitis chronica atrophicans. Der Krankheitsbeginn liegt im vierten bis fünften Lebensjahrzehnt. Frauen sind zwei- bis dreimal häufiger betroffen als Männer. Jedoch wird nur bei circa einem Viertel der Infizierten eine Manifestation beobachtet.

Bei der Ausbreitung des Erregers im Blut wird das Immunsystem wahrscheinlich unterdrückt, so daß eine Borrelieninfektion oft erst nach einigen Wochen serologisch nachgewiesen werden kann. Im Verlauf der Borrelieninfektionen werden IgM- und IgG-Antikörper gebildet. Diese können aber mit den heutigen Methoden nur bei etwa 45 Prozent der Patienten mit ECM und bei etwa 60 bis 80 Prozent bei Patienten mit ZNS- und anderen Komplikationen nachgewiesen werden. IgM-Antikörper, die sehr viel seltener nachgewiesen werden als IgG-Antikörper, erreichen zwischen der ersten bis sechsten Woche nach Symptombeginn die höchsten Werte und sinken dann allmählich ab [7a, 15, 16, 18]. Die IgG-Titer steigen langsamer an. Sie können zum Teil in der zweiten Woche nach Symptombeginn, aber auch erst nach sechs bis acht

Tabelle 24 Klinische Erscheinungen der Erythema-migrans-Borreliose (nach Ackermann [3])

frühes Stadium (4 bis 8 Wochen)		spätes Stadium (< 1 Jahr)	chronisches Stadium (> 1 Jahr)
Primäraffektion	Generalisation	Organmanifestation	
Erythema chronicum migrans	evtl. multiple Erytheme	Meningopolyneuritis (Enzephalitis, Myelitis)	Acrodermatitis chronica atrophicans
Lymphadenosis benigna cutis	Krankheitsgefühl Fieber Kopfschmerzen und andere allgemeine Erscheinungen	Mono-, Oligoarthritis rezidivierend	progressive Enzephalomyelitis
		Myokarditis (Perikarditis)	Oligo-, Polyarthritis rezidivierend
			chronisch-erosive Arthritis

Wochen festgestellt werden. Wie häufig und wie lange aber Resttiter bestehen bleiben, ist noch nicht geklärt [2, 10, 14]. Bei zentralnervösen Komplikationen finden sich Antikörper auch im Liquor [3, 6a, 22].

Wie die bisherigen seroepidemiologischen Studien zeigen, ist die Borrelieninfektion in ganz Europa verbreitet. Bei etwa zehn bis 16 Prozent der erwachsenen Bevölkerung in der BRD konnten IgG-Antikörper nachgewiesen werden [2, 21].

19.2 Borrelieninfektion und Schwangerschaft

Nach dem vorliegenden Fallbericht [13] kann die Spirochäte transplazentar auf den Fetus übertragen werden: Eine schwangere Frau erkrankte nach Exposition in einem Endemiegebiet im ersten Trimenon an Lymes-Krankheit. Als Symptome traten ein ausgedehntes Erythema migrans in der Kniekehle, Nackensteifigkeit und inguinale Lymphadenopathie auf. Die Symptome bildeten sich im dritten Trimenon bis auf eine rekurrierende Arthritis zurück. Eine Behandlung wurde erst nach Geburt des Kindes durchgeführt. Der nach der Geburt bestimmte Antikörpertiter gegen Borrelia burgdorferi war erhöht.

Das Neugeborene zeigte Atemnot, Aortenklappen- und Isthmusstenose und verstarb nach 39 Stunden. In der Milz, Niere und im Knochenmark, nicht aber im Herz, wurden Spirochäten, die morphologisch der Borrelia burgdorferi ähnelten, nachgewiesen. Deshalb bleibt offen, ob die Borrelieninfektion auch die Ursache der Herzschäden war. Nachdem der Fetus wahrscheinlich zur Zeit der kardiovaskulären Organogenese infiziert wurde, kann jedoch ein teratogener Effekt der Borrelieninfektion nicht ausgeschlossen werden. Ein weiterer Bericht mit retrospektiv erhobenen Befunden bekräftigt den Verdacht, daß Borrelieninfektionen in der Schwangerschaft Fruchttod beziehungsweise Schäden beim Kind hervorrufen können [9]. Bei fünf Neugeborenen von 19 Frauen mit serologisch bestätigter Borrelieninfektion in der Schwangerschaft in den Jahren 1976 bis 1984 (acht Infektionen im ersten Trimenon, sieben Infektionen im zweiten und zwei Infektionen im dritten Trimenon; zwei Infektionen im unbekannten Trimenon), bei denen eine adäquate antibiotische Therapie durchgeführt worden war, kam es in einem Fall zum intrauterinen Fruchttod. Je ein Kind wies Syndaktylie und kortikale Blindheit auf; einmalig kam es zur Mangelgeburt und in einem weiteren Fall zur Frühgeburt mit Exanthem. Obwohl der direkte Beweis für eine borrelienbedingte Infektion als Ursache der kindlichen

Schäden und Auffälligkeiten fehlt, unterstützt die hohe Zahl von fünf Fällen bei 19 Müttern mit Borrelieninfektion in der Schwangerschaft diesen Verdacht.

19.3 Diagnose

Im Vordergrund stehen zur Bestätigung der klinischen Verdachtsdiagnose die Bestimmung der Antikörper gegen Borrelia burgdorferi. Diese kann mit dem indirekten Immunfluoreszenz- und dem ELISA-Test im Serum, bei neurologischen Erkrankungen auch im Liquor, durchgeführt werden [2, 20]. Beide Tests sind relativ empfindlich bei komplizierter Borreliose, doch relativ unempfindlich bei Erythema

Tabelle 25 Behandlung der Erythema-migrans-Borreliose (nach Ackermann [3])

Stadium	Antibiotikum	Applikation
frühes Stadium	Procain-Penicillin oder	intramuskulär
ECM	Climizol-Penicillin oder	intramuskulär
LBC	Benzathin-Penicillin oder	intramuskulär
klinisch inapparente Form	Tetracycline oder	oral
(nur Serologie positiv)	Doxycyclin oder	oral
	Erythromycin	oral
spätes Stadium Karditis	Penicillin G-Natrium oder	intravenös
Meningo-polyneuritis	Procain-Penicillin oder	intramuskulär
Arthritis	Climizol-Penicillin	intramuskulär
chronisches Stadium ACA Arthritis progressive Enzephalomyelitis		

migrans alleine [12]. Bei positiven Antikörpertitern müssen Kreuzreaktionen vor allem gegen Syphilis (Treponema pallidum) ausgeschlossen werden. Die Erregerisolierung ist ebenfalls möglich, wird aber selten angewendet. Im Anfangsstadium der Erkrankung vor Behandlung kann der Erreger aus Hautbiopsien, Liquorproben, Plasma und Urin isoliert werden [14, 18].

19.4 Therapie und Prophylaxe

Die Behandlung ähnelt derjenigen bei Syphilis. Auch ohne positive Serologie sollte bei Vorliegen eines Erythema migrans behandelt werden. Dies gilt ebenso für klinisch inapparente Verläufe nach Zeckenbiß

Dosis	Dauer	Kontraindikation
1,2 Mill. E/Tag	14 Tage	Penicillinallergie
1 Mill. E/Tag	14 Tage	
2,4 Mill. E/Woche	3 Wochen	
4 × 500 mg/Tag	10–14 Tage	Tetracyclinallergie
2 × 100 mg/Tag	10–14 Tage	Schwangerschaft
4 × 140 mg/Tag	14 Tage	
20 Mill. E (4×5 Mill. E/Tag)	10 Tage	Penicillinallergie
1,2 Mill. E/Tag	14 Tage	
1 Mill. E/Tag	14 Tage	

mit positiver Borrelienserologie. In beiden letzteren Fällen können Tetracycline, Doxycycline oder Eryhtromycin oral verabreicht werden. Damit lassen sich aber Spätmanifestationen nicht verhindern. Besser ist die intramuskuläre Therapie mit Penicillin, wobei durch frühzeitige Gabe das Risiko von Spätmanifestationen stark verringert wird. Im späten und chronischen Stadium wird zur intravenösen Penicillinkur geraten. Nach neuesten In-vitro-Untersuchungen sind die Cephalosporine der dritten Generation (Cefotaxim, Ceftriaxon) dem Penicillin überlegen. Dies muß aber erst in der Praxis erprobt werden. Die Borreliose kann auch ohne Therapie ausheilen, jedoch ist ihr Verlauf dann häufig langwierig [16, 17].

In der Schwangerschaft, Stillperiode sowie für Kleinkinder und bei Allergie sind Tetracycline kontraindiziert (Tab. 25) [3].

Während der Schwangerschaft ist es ratsam, im Sommer eine Exposition in Zeckengebieten (vor allem bei dichter Kraut- und Strauchvegetation) zu vermeiden. Bei Verdacht auf Borreliosekrankheit in der Schwangerschaft sollte sofort Penicillin intramuskulär oder, bei allergischen Reaktionen, Erythromycin verabreicht werden. Das Neugeborene muß auf Zeichen einer kongenitalen Borreliosekrankheit hin untersucht und gegebenenfalls behandelt werden. Auch sollte man versuchen, den Erreger in der Plazenta nachzuweisen und Antikörperbestimmungen im Nabelschnurblut und kindlichem Blut durchzuführen [13].

Mit Hilfe der jetzt zur Verfügung stehenden Labormethoden zum Antikörper- und Erregernachweis ist es möglich, die Bedeutung der Borrelieninfektion für die Schwangerschaft und das Kind zu ermitteln.

Literatur

1. Ackermann, R.: Erythema chronicum migrans und durch Zecken übertragene Meningopolyneuritis (Garin-Bujadoux, Bannwarth): Borrelien-Infektionen. Dtsch. med. Wschr. 108 (1983) 577–580.
2. Ackermann, R.: Borrelien-Infektion (Lyme-Krankheit): Was besagt eine positive Serologie? Dtsch. med. Wschr. 111 (1986) 77–78.
3. Ackermann, R.: Erythema-migrans-Borreliose und Frühsommer-Meningoenzephalitis. Dtsch. Ärztebl. 83 (1986) 1765–1774.
4. Ackermann, R., J. Kabatzki, H. P. Boisten, A. C. Steere, R. L. Grodzicki, S. Hartung, U. Runne: Spirochäten-Ätiologie der Erythema-migrans-Krankheit. Dtsch. med. Wschr. 109 (1984) 92–97.
5. Asbrink, E., A. Hovmark, B. Hederstedt: The spirochetal etiology of Acroder-

matitis chronica atrophicans Herxheimer. Acta. derm.-venerol. (Stockh.) 64 (1984) 506–512.
6. Burgdorfer, W., A. G. Barbour, S. F. Hayes. G. L. Benach, E. Grunwaldt, J. P. Davis: Lyme disease a tick borne spirochetosis. Science 216 (1982) 1317.
6a. Enders, G., M. Biber: Borrelieninfektion. Ärztl. Prax. 67 (1987) 1939–1940 (Teil 1), 68 (1987) 1958–1959 (Teil 2).
6b. Herzer, P., B. Wilske, V. Preac-Mursic, G. Schierz, N. Zöllner: Clinical features, serological, and radiographic findings of cases in Germany. Klin. Wschr. 64 (1986) 206–215.
7. Hörstrup, P., R. Ackermann: Durch Zecken übertragene Meningopolyneuritis (Garin-Bujadoux, Bannwarth). Fortschr. Neurol. Psychiat. 41 (1973) 583.
7a. Kongreßbericht. Second International Symposium on Lyme Disease and Related Disorder, Wien 17.–19. 9. 1985. Zbl. Bakt. Hyg. A 263/1–3 (1987) 1–496.
8. Lipschütz, B.: Über eine seltene Erythemform (Erythema chronicum migrans). Arch. Derm. Syph. (Berl.) 118 (1913) 349.
9. Markowitz, L. E., A. C. Steere, J. L. Benach, J. D. Slade, C. V. Broome: Lymes diesease during pregnancy. J. Amer. med. Ass. 256 (1986) 3394.
10. Mühlendahl, K. E.: Borrelien-Infektion (Lyme-Krankheit). Was besagt eine positive Serologie. Dtsch. med. Wschr. 111 (1986) 77.
11. Preac-Mursic, V., B. Wilske, P. Herzer, G. Schierz, M. Bauer: Acrodermatitis chronica atrophicans – eine Borreliose. Hautarzt 36 (1985) 691–693.
12. Russell, H., J. S. Sampson, G. P. Schmid, H. W. Wilkinson, B. Plikaytis: Enzyme-linked immunsosorbent assay and indirect immunofluorescence assay for Lyme Disease. J. inf. Dis. 149 (1984) 465–470.
13. Schlesinger, P. A., P. H. Duray, B. A. Burke, A. C. Steere, T. Stillman: Maternal-fetal transmission of the Lyme-Disease, Spirochete, Borrelia burgdorferi. Ann. intern. Med. 103 (1985) 67–68.
14. Schmidt, R., R. Ackermann: Durch Zecken übertragene Meningo-Polyneuritis (Garin-Bujadoux, Bannwarth), Erythema chronicum-migrans-Krankheit des Nervensystems. Fortschr. Neurol. Psychiat. 53 (1985) 145–153.
15. Shrestha, M. R., L. Grodzicki, A. C. Steere: Diagnosing early Lyme disease. Amer. J. Med. 78 (1985) 235.
16. Stanek, G.: Kongreßbericht: 2nd international symposium on Lyme disease and related disorders. Hygiene aktuell 4 (1985).
17. Steere, A. C., J. Green, G. J. Autchinson, D. W. Rahn, R. Schoen, L. A. Sisal, S. E. Malawista: Curing Lyme arthritis. Successful antibiotic therapy of established joint involvement. Arthr. and Rheum. 27 (1984) 26.
18. Steere, A. C., R. L. Grodzicki, A. N. Kornblatt, J. E. Craft, A. G. Barbour, W. Burgdorfer, G. P. Schmid, E. Johnson, S. E. Malawista: The spirochetal etiology of Lyme Disease. New Engl. J. Med. 308 (1983) 733–740.
19. Steere, A. C., S. E. Malawista, J. A. Hardin, S. Ruddy, P. W. Askenase, W. A. Andiman: Erythema chronicum migrans and Lyme arthritis. The enlarging clinical spectrum. Ann. intern. Med. 86 (1977) 685.
20. Stiernstedt, G. T., M. Granström, B. Hederstedt, B. Sköldenberg: Diagnosis of spirochetal meningitis by enzyme-linked immunosorbent assay and indirect immunofluorescence assay in serum and cerebrospinal fluid. J. clin. Microbiol. 21 (1985) 819–825.

21. Wilske, B., P. Münchhoff, G. Schierz, V. Preac-Mursic, M. Roggendorf, G. Zonlek: Zur Epidemiologie der Borrelia-burgdorferi-Infektion. Münchn. med. Wschr. 8 (1985) 171.
22. Wilske, B., G. Schierz, V. Preac-Mursic, K. von Busch, R. Kühbeck, H.-W. Pfister, K. Einhäupl: Intrathecal production of specific antibodies against Borrelia burgdorferi in patients with lymphocytic meningoradiculitis (Bannwarth's syndrome). J. Inf. Dis. 153 (1986) 304–314.

20 Chlamydien

20.1 Erreger, Infektion, Epidemiologie 189
20.2 Chlamydia-trachomatis-Infektion und Schwangerschaft . . 193
20.3 Diagnose 194
20.4 Therapie 195
20.5 Untersuchungen in der Schwangerschaft 196

Chlamydia-trachomatis-Infektionen des Urogenitaltrakts breiten sich weltweit aus. Sie stellen heute bereits die am häufigsten vorkommende Geschlechtskrankheit dar und haben auch Bedeutung für die schwangere Frau und das Neugeborene. Schnellere Nachweisverfahren ermöglichen heute eine gezielte Therapie auch in der Schwangerschaft.

20.1 Erreger, Infektion, Epidemiologie

Chlamydien, die früher als große Viren angesehen wurden, sind obligat intrazelluläre, prokaryontische Parasiten. Man kennt zwei Spezies: *Chlamydia psittaci* und *Chlamydia trachomatis*. Die Chlamydien dringen durch Phagozytose in das Zylinderepithel der Schleimhäute ein und breiten sich durch ihren einzigartigen Entwicklungszyklus von Zelle zu Zelle aus. Dieser dauert 48 Stunden. Man unterscheidet die infektiösen extrazellulär vorkommenden Elementarkörperchen (0,3 Nanometer) von intrazellulären vermehrungsfähigen Retikularkörperchen (ein Nanometer) [8, 11, 15]. Letztere vermehren sich durch Zweiteilung, besitzen sowohl DNA als auch RNA und lassen sich durch Antibiotika hemmen. Chlamydia trachomatis wird in mehrere Serotypen unterteilt, die sich den verschiedenen Krankheitsbildern zuordnen lassen (Tab. 26). Diese Zuordnung ist allerdings nicht absolut. Ausnahmen kommen vor.

Infektion

Chlamydia psittaci verursacht Systeminfektionen und führt zu Erkrankungen des Respirationstrakts.

Chlamydia trachomatis verursacht lokale Infektionen des Auges und des Urogenitaltrakts sowie Neugeborenenpneumonien. Beim Mann

Tabelle 26 Erkrankungen durch Chlamydien beim Menschen

Spezies	Serotyp	Erkrankung
C. psittaci	keine Unterteilung	Ornithose (Psittakose)
C. trachomatis	A, B, Ba, C	Trachom
C. trachomatis	D, E, F, G, H, I, J, K	Einschlußkörperchen (Schwimmbad-)Konjunktivitis Urogenitalinfekte Neugeborenenpneumonie
C. trachomatis	L-1, L-2, L-3	Lymphogranuloma venereum (L. inguinale)

führt die Chlamydia-trachomatis-Infektion hauptsächlich zum Krankheitsbild der Urethritis, Prostatitis und Epididymitis. Bei diesen Krankheitsbildern werden bei mehr als 50 Prozent der Patienten Chlamydien nachgewiesen. Beim Urethralsyndrom der Frau dürften ebenfalls Chlamydien beteiligt sein, jedoch ist die Zervizitis die häufigste Manifestationsform einer Chlamydieninfektion. Bei Aszension in die Tuben kommt es zur Salpingitis. Ein Fortschreiten der Entzündung kann zu einer Perihepatitis führen (Fritz-Hugh-Curtis-Syndrom) [19]. Die Nachweisquote von Chlamydien liegt bei der Zervizitis und Salpingitis zwischen 50 und 60 Prozent [18]. Auch bei entzündlichen Prozessen im kleinen Becken sowie bei Bartholinischen Abszessen wurden Chlamydien nachgewiesen.

Eine klare Assoziation mit einer Isolierungsrate von 40 Prozent besteht auch zwischen Chlamydien und Reiter-Syndrom, obwohl die ätiologische Rolle der Chlamydien noch unklar ist [18]. Die Bedeutung der Chlamydieninfektion für die weibliche und männliche Infertilität wird diskutiert. Die neonatale Infektion des Kindes, die bei Passage durch den infizierten Geburtskanal erworben wird, kann zu Konjunktivitis und Pneumonie führen [12, 18, 19] (Schema 9).

Das Lymphogranuloma venereum ist eine vorwiegend in Ostasien, Mittel- und Südamerika vorkommende Geschlechtskrankheit. Das kli-

Schema 9 Klinische Manifestationen bei genitaler Chlamydieninfektion. ▷

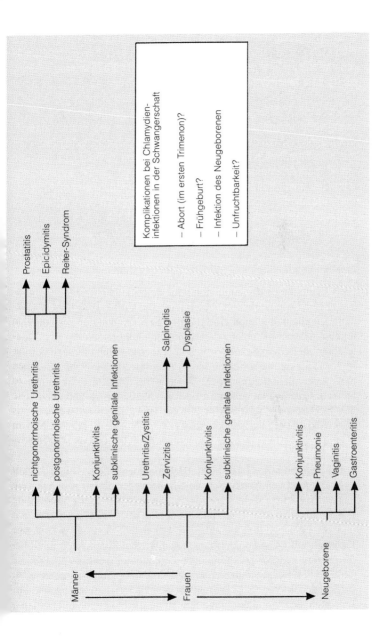

nische Bild ist charakterisiert durch inguinale Lymphknotenschwellung. Mit Fortschreiten der Infektion kann das Rektum erfaßt werden, es bilden sich Fisteln und Strikturen.

Im Verlauf der systemischen Chlamydia psittaci oder Ornithoseinfektion werden regelmäßig nach Infektion hochtitrige Antikörper gebildet, die lange nachweisbar bleiben. Bei der lokalisiert ablaufenden Chlamydia-trachomatis-Infektion ist die *Antikörperbildung* unregelmäßig. Sie erfolgt jedoch bei ausgedehnteren Prozessen sowie auch bei der neonatalen Pneumonie. Als Hinweis auf eine akute oder kürzliche Infektion finden sich IgA- und IgG-Antikörper in den Sekreten der betroffenen Organe, und IgA- und IgG-, seltener IgM-Antikörper im Serum. Die IgG-Antikörper können längerfristig nachgewiesen werden [6, 8, 20, 24]. Die Chlamydia-trachomatis-Infektionen hinterlassen keine dauerhafte Immunität, weshalb Reinfektionen vorkommen.

Epidemiologie

Die Chlamydia-psittaci-Infektion wird durch Tröpfcheninfektion über den oberen Respirationstrakt übertragen. Die Übertragung der Chlamydia-trachomatis-Infektion erfolgt durch Sexualkontakt und Schmierinfektion. Männer mit chlamydienbedingter Urethritis stecken zwei Drittel ihrer weiblichen Sexualpartner an [12]. Die Inkubationszeit beträgt in Abhängigkeit der Infektionsdosis zehn bis 20 Tage. Ohne Behandlung kann die Infektion viele Wochen bis Monate aktiv bestehen bleiben. Chlamydien gehören zu den am häufigsten sexuell übertragenen Infektionen. In 20 bis 30 Prozent liegen Doppelinfektionen mit Gonokokken vor. Auch andere fakultativ pathogene Keime wie Mykoplasmen und Ureoplasmen können häufig gleichzeitig angezüchtet werden [5].

Die *Durchseuchung* bei nicht selektionierten Männern und Frauen liegt aufgrund von Antikörperstudien, die wegen der oft mangelhaften Antikörperbildung nicht ganz zuverlässig sind, bei 20 bis 30 Prozent. Die asymptomatische Trägerrate beträgt bei Männern bis zehn Prozent und bei Frauen bis zu 60 Prozent. Bei männlichen und weiblichen Patienten mit Genitaltrakterkrankungen werden Chlamydien in 20 bis 30 Prozent und bei Urethritis oder Zervizitis in mehr als 50 Prozent isoliert [12]. Bei schwangeren Frauen wurden Chlamydia-trachomatis-Infektionen in zwei bis 18 Prozent der untersuchten Fälle nachgewiesen. Betroffen sind vor allem junge Frauen aus dicht besiedelten Gebieten mit niederem Lebensstandard (2). Neugeborene von infizierten, nicht behandelten Müttern haben in 30 bis 60 Prozent eine Konjunktivitis, und zehn bis 20 Prozent der Kinder entwickeln eine Pneumonie [2, 4, 8, 12a, 16a, 21, 22].

20.2 Chlamydia-trachomatis-Infektion und Schwangerschaft

Die Rolle von Chlamydia trachomatis in der Schwangerschaft, hauptsächlich die Frage, ob eine zervikale Chlamydieninfektion zu Amnionitis, Totgeburt und Frühgeburt führen kann, ist noch nicht endgültig geklärt und bedarf weiterer Untersuchungen [3, 4, 10, 23]. Außerdem wird ein Zusammenhang von Doppelinfektionen durch Chlamydia trachomatis und Mycoplasma hominis bei Früh- und Totgeburten postuliert [22].

Die neonatale Chlamydieninfektion wird vor allem bei der Passage durch den Geburtskanal erworben. In einzelnen Fällen muß man annehmen, daß eine Amnionitis auch schon vor der Geburt zur kindlichen Infektion führen kann [2]. Die Chlamydien können direkt in die Augen eindringen, oder die Infektion kann durch Inhalation von infektiösem Material über den Respirationstrakt übertragen werden.

Die Konjunktivitis, meist einseitig, tritt ein bis zwei Wochen nach Geburt auf und reicht von einer leichten Form bis hin zu schwerer Ophthalmia neonatorum mit Ödem am Augenlid. Sie ist zehnmal häufiger als die durch Gonokokken bedingte Ophthalmia neonatorum. Der Konjunktivitis kann mehrere Wochen später eine interstitielle Chlamydiapneumonie folgen. Letztere kann aber auch ohne vorausgehende Konjunktivitis auftreten. Die Pneumonie beginnt häufig im Alter von sechs bis zehn Wochen mit Nasopharyngitis, Otitis media und stakkatoähnlichem Husten. Das Kind ist afebril, jedoch in seinem Allgemeinzustand stark reduziert. Die Häufigkeit der Chlamydienpneumonie wird auf 0,4 bis zwei Prozent [5, 16, 17] aller Lebendgeburten geschätzt und dürfte die Ursache für etwa die Hälfte aller Neugeborenenpneumonien sein [16, 17]. Die neonatale Chlamydieninfektion ist eine Systeminfektion, da eine symptomlose vaginale und rektale Besiedlung mit Chlamydia trachomatis nachgewiesen werden kann [16, 19]. Dies zeigt sich auch in der Antikörperbildung, da bei diesen Kindern IgA- und IgG- sowie die KBR-Antikörpertiter erhöht nachweisbar sind.

20.3 Diagnose

Chlamydienbedingte Urogenitalinfektionen können ohne Laboruntersuchungen nicht diagnostiziert werden. Die frühe Diagnose ist jedoch für eine adäquate Therapie auch beim Partner des Patienten notwendig, um Komplikationen sowie die weitere Ausbreitung der Infektion zu verhüten. Ebenso kann die Konjunktivitis und Pneumonie im Neugeborenenalter nur durch Laboruntersuchungen ätiologisch geklärt werden.

Im Vordergrund der Diagnostik steht der Erregernachweis aus Abstrichen des Urogenitaltrakts, der Augen sowie aus Trachealsekret. Die empfindlichste Methode ist die Verimpfung des Materials auf McCoy-Zellkulturen mit anschließender Identifizierung der Chlamydien mit monoklonalen Antikörpern in dem direkten Immunfluoreszenztest. Allerdings bedarf es hierzu eines geeigneten Transportmediums sowie des schnellen und gekühlten Versands der Proben. Mit den Ergebnissen ist nach zwei bis drei Tagen zu rechnen [7, 8, 13]. Mit dem in letzter Zeit vermehrt angewendeten Objektträgertest werden ebenfalls recht zuverlässige Resultate erzielt [5a, 9, 14, 25]. Hierbei können die Proben in der Praxis auf Objektträger ausgestrichen und gekühlt ins Laboratorium versandt werden. Die Anfärbung mit monoklonalen Immunfluoreszenzantikörpern erfolgt dann im Laboratorium. Die Testdauer beträgt eine Stunde. Durch Kombination der Methode der Erregerisolierung und des Objektträgertests erhält man die sichersten Ergebnisse. Als weitere Nachweismethode steht der Antigennachweis mit einem kommerziellen Enzym-linked-Immunoassay zur Verfügung. Hierfür müssen die Abstriche in ein spezielles Transportmedium eingebracht werden. Der Test dauert fünf Stunden.

Die serologische Diagnostik durch die Komplementbindungsreaktion (KBR) wird mit Erfolg bei der Chlamydia-psittaci-(Ornithose-)Infektion angewendet, hat aber bei den lokalen Chlamydia-trachomatis-Infektionen des Urogenitaltrakts und des Auges nur einen geringen Wert [15]. Der indirekte Immunfluoreszenztest und der ELISA mit dem Antigen des Serotypen L_2 werden zum Nachweis von IgG- und IgA- und IgM-Antikörpern angewandt. Ein negativer serologischer Befund schließt aber eine Chlamydia-trachomatis-Infektion nicht aus [7].

20.4 Therapie

Bei unkomplizierten urethralen, endozervikalen Erkrankungen bei Erwachsenen wird Tetracyclin oder auch Ofloxacin (Tarevid®), bei Kontraindikationen Erythromycin verabreicht. Während der Schwangerschaft sowie bei Erkrankungen von Neugeborenen wird ebenfalls Erythromycin empfohlen. Wichtig ist, die Therapie lang genug durchzuführen (Tab. 27) und danach den Erfolg anhand eines negativen Abstrichbefundes zu überprüfen [1, 21].

Tabelle 27 Therapie von Chlamydieninfektionen

1. Unkomplizierte urethrale und endozervikale Infektionen bei Erwachsenen
   - Tetracyclin-hydrochlorid
   - Doxycyclin
   - Erythromycin (bei Tetracyclin-Unverträglichkeit)
   - Ofloxacin (Tarivid®) nicht bei Schwangeren, Stillenden und Kindern

   oral 2 Wo.

2. Urogenitale Infektionen während der Schwangerschaft
   - Erythromycin   oral 2 Wo.

3. Konjunktivitis bei Neugeborenen
   - Erythromycin   oral 2–3 Wo.
   - 1% Chlortetracyclin-Salbe   topisch 3–4 Wo.

4. Pneumonie bei Kindern
   - Erythromycin   oral 3 Wo.

5. Lymphogranuloma venereum
   - Tetracyclin-HCl
   - Doxycyclin
   - Erythromycin } alternativ zu Tetracyclin-HCl
   - Sulfamethoxazol

20.5 Untersuchungen in der Schwangerschaft

Die zunehmende Häufigkeit von Chlamydieninfektionen in der Schwangerschaft und die erfolgreiche Behandlungsmöglichkeit mit Erythromycin (400 mg viermal täglich für sieben Tage) ab der 36. Schwangerschaftswoche zur Verhütung kindlicher Infektionen und Erkrankungen stellt ein kosteneffektives Screening innerhalb der Schwangerschaftsvorsorge im dritten Trimenon zur Diskussion [16a].

Literatur

1. Center for Disease Control: Sexually transmitted diseases treatment guidelines 1982. Morb. Mort. Weekly Rep. 31 (Suppl.) (1982) 33–60.
2. Gierner, L. B., M. B. Rennels, C. L. Woodward, S. W. Huang: Chlamydia trachomatis infection in infant delivered by cesarian section. Pediatrics 68 (1981) 420–421.
3. Hammerschlag, M. R., M. Anderka, D. Z. Semine, D. McComb, W. M. McCormack: Prospective study of maternal and infantile infection with Chlamydia trachomatis. Pediatrics 64 (1979) 142–148.
4. Heggie, A. D., G. G. Lumicao, L. A. Stuart et al.: Chlamydia trachomatis infection in mothers and infants – a prospective study. Amer. J. Dis. Child. 135 (1981) 507–511.
5. Jahn, G., A. Jenisch, H. Blenk: Gonorrhoische Urethritis – häufig eine Mischinfektion mit Chlamydien und Mykoplasmen. Dtsch. med. Wschr. 108 (1983) 896–901.
5a. Klein, H., H. Blenk: Urogenitale Chlamydia-trachomatis-Infektionen: Technische Aspekte der kulturellen Routinediagnostik. Lab. med. 10 (1986) 101–108.
6. Krech, T., D. Gerhard-Fsadni, S. M. Miller, N. Hofmann: Bedeutung und Problematik des Chlamydiennachweises bei urologischen Patienten. Urologe (A) 25 (1986) 1–4.
7. Krech, T.: Chlamydieninfektionen: schnellerer Nachweis und gezielte Therapie. Dtsch. Ärztebl. 83 (1986) 394–404.
8. Kongreßberichte: Fifth International Symposium on Human Chlamydial Infection. Sex. Trans. Dis. 9 (1982) 216–232.
9. Mallinson, H., G. C. Turner, P. B. Carey, M. H. Khan: Rapid detection of Chlamydia trachomatis with monoclonal antibodies. Lancet II (1984) 1180–1181.
10. Martin, D. H., L. Koutsky, D. A. Eschenbach et al.: Prematurity and perinatal mortality in pregnancies complicated by maternal Chlamydia trachomatis infections. J. Amer. med. Ass. 247 (1982) 1585–1588.
11. Moulder, J. W.: The relation of basic biology to pathogenic potential in the genus Chlamydia. Infection 10 (Suppl. 1) (1982) 10–18.
12. Oriel, J. D.: Epidemiology of genital chlamydial infection. Infection 10 (Suppl.) (1982) 32–39.

12a. Persson, K., R. Rönnerstam, L. Svanberg, S. Polberger: Neonatal chlamydial conjunctivitis. Arch. Dis. Childh. 61 (1986) 565–568.
13. Ripa, K. T.: Microbiological diagnosis of Chlamydia trachomatis infection. Infection 10 (Suppl. 1) (1982) 19–24.
14. Ruijs, G., E. J. Kraai, P. C. van Voorst Vader, J. Schirm, F. P. Schröder: Rapid detection with monoclonal antibodies of Chlamydia trachomatis in urethral smears and urine sediments. Lancet I (1984) 960–961.
15. Schachter, J.: Chlamydial infections. New Engl. J. Med. 298 (1978) 428–435, 490–495, 540–549.
16. Schachter, J., M. Grossmann, G. Holt et al.: Infection with C. trachomatis: involvement of multiple anatomic sites in neonates. J. infect. Dis. 139 (1979) 232–234.
16a. Schachter, J., R. L. Sweet, M. Grossman, D. Landers, M. Robbie, E. Bishop: Experience with the routine use of erythromycin for chlamydial infections in pregnancy. N. Engl. J. Med. 314 (1986) 276–279.
17. Simon, C., P. Höger, W. Toeller, D. Kiosz, B. Schröder, H.-D. Brackenbusch: Vorkommen und Diagnostik von Chlamydia-trachomatis-Infektionen bei Neugeborenen und jungen Säuglingen. Infektionen 10 (1982) 79–83.
18. Taylor-Robinson, D., B. J. Thomas: The role of Chlamydia trachomatis in genital tract and associated disease. J. clin. Path. 33 (1980) 205–233.
19. Terho, P.: Chlamydia trachomatis and clinical genital infections: a general review. Infection 10 (Suppl. 1) (1982) 5–9.
20. Terho, P., O. Meurman: Chlamydial serum IgG, IgA and local IgA antibodies in patients with genital tract infections measured by solid-phase radioimmunoassay. J. Med. Microbiol. 14 (1981) 77–87.
21. Thompson, S. E., R. H. Dretler: Epidemiology and treatment of chlamydial infection in pregnant women and infants. Rev. Infect. Dis. 4 (Suppl.) (1982) 747–757.
22. Thompson, S. E., B. Lopez, K. H. Wong et al.: A prospective study of chlamydia and mycoplasma infections during pregnancy. Relation to pregnancy outcome and maternal morbidity in chlamydial infections. In: Mardh, P.-A., K. K. Holmes, J. D. Oriel et al. (eds.): Chlamydial Infection. pp. 155–158. Elsevier, Amsterdam 1982.
23. Thompson, S. E., A. E. Washington: Epidemiology of sexually transmitted chlamydia trachomatis infections. Epidemiol. Rev. 5 (1983) 96–123.
24. Treharne, J. D.: Chlamydia trachomatis: Serological diagnosis. Infection 10 (Suppl. 1) (1982) 25–31.
25. Zöller, L., H. Blenk: Wertigkeit der Direktnachweisverfahren in der Diagnostik von Chlamydieninfektion. Lab. med. 10 (1986) 176–180.

21 Mykoplasmen

21.1 Erreger, Infektion, Epidemiologie 198
21.2 Mykoplasmen und Schwangerschaft 199
21.3 Labordiagnose 199
21.4 Therapie 200

Die beiden Mykoplasmenarten – Mycoplasma hominis und Ureaplasma urealyticum – sind, sofern sie Infektionen auslösen, als Erreger sexuell übertragbarer Erkrankungen anzusehen. Ihre Rolle im Zusammenhang mit intrauterinen Infektionen ist bis heute noch nicht eindeutig geklärt.

21.1 Erreger, Infektion, Epidemiologie

Mykoplasmen werden in einer eigenen, systematischen Gruppe der Mollicutes zusammengefaßt, dazu gehören zum Beispiel *Mycoplasma pneumoniae, Ureaplasma urealyticum, Mycoplasma hominis*. Ihnen fehlt die für Bakterien typische Zellwand [1, 13].

Mykoplasmen werden als natürliche Kommensalen des Menschen angesehen. Die im Genitaltrakt vorkommenden Spezies Mycoplasma hominis und Ureaplasma urealyticum sind jedoch nicht nur opportunistische Keime. Das U. urealyticum gilt beim Mann als potentieller Erreger von Urogenitaltraktinfektionen, während sie trotz ihres häufigen Vorkommens im weiblichen Genitaltrakt nur selten pathogen zu sein scheinen. Dagegen kommt dem M. hominis im weiblichen Genitaltrakt eine größere Bedeutung zu als beim Mann. Ureaplasma urealyticum wird vor allem mit Non-Gonokokken-Urethritis [14], M. hominis mit Prostatitis, Pyelonephritis [11] und Infektionen des oberen weiblichen Genitaltrakts (Adnexitis, pelvic inflammatory disease) in Zusammenhang gebracht [1, 11]. Dagegen scheint wenig ätiologische Beziehung zwischen M.-hominis-Besiedlung des weiblichen Genitaltrakts und Kolpitis, Zervizitis oder Endometritis zu bestehen [1, 3, 10].

Neugeborene können bei der Passage durch den Geburtskanal mit Mykoplasmen besiedelt werden. Die neonatale Besiedlung nimmt aber im Verlauf der Kindheit ab. M. hominis wird bei präpubertären Knaben fast nie, dagegen aber bei präpubertären Mädchen in acht bis neun

Prozent nachgewiesen. Nach der Pubertät setzt die eigentliche Besiedlung als Folge von Sexualkontakten ein. Die Frequenz der *Durchseuchung* nimmt mit der sexuellen Aktivität und der Zahl der Partner zu, und die Besiedlungsraten sind bei Frauen höher als bei Männern. Weitere Faktoren sind sozioökonomischer Status, Rasse, hormonelle Situation (vermehrtes Vorkommen in der Gravidität und bei oraler Kontrazeption). Nach der Menopause nimmt die Besiedlung ab [1, 8, 11].

21.2 Mykoplasmen und Schwangerschaft

Der Zusammenhang zwischen Mykoplasmeninfektionen (M. hominis, Ureaplasma urealyticum) und Chorioamnionitis, Spontanabort, Totgeburt und niederem Geburtsgewicht wird zwar vielfach diskutiert [1, 2, 4, 11, 12], der endgültige Beweis steht aber noch aus. Hierfür bedarf es weiterer Studien. Auch als Ursache für die weibliche Infertilität besteht kein sicherer Anhalt [1, 2, 5]. Bei Übertragung der M.-hominis-Besiedlung auf das Neugeborene kann es zu symptomatischen Infektionen, vor allem Meningitis, kommen.

21.3 Labordiagnose

Eine Mykoplasmeninfektion wird durch den quantitativen Nachweis der Erreger aus Abstrichen des Urogenitaltrakts, von Fruchtwasser und Blasenpunktaten auf Spezialnährböden erbracht [1, 2, 6, 14]. Die äußerst kleinen Kolonien können die typische Spiegeleiform aufweisen. Die einzelnen Bakterien erscheinen bei mikroskopischer Überprüfung pleomorph. [1, 13]. Eine Aussage ist nach vier Tagen möglich. Abstriche müssen im geeigneten Transportmedium versandt und bei 4°C aufbewahrt werden. Die serologische Untersuchung zur Antikörperbestimmung ist nur zum Nachweis von Infektionen mit Mycoplasma pneumoniae, zum Beispiel mit der Komplementbindungsreaktion, geeignet. Für M. hominis und U. urealyticum gibt es zwar serologische Verfahren (indirekter Hämagglutinationstest), jedoch sind diese wegen der antigenen Heterogenität von M. hominis und U. urealyticum routinemäßig nicht verfügbar. Die Titer des M.-pneumoniae-Antigens in der Komplementbindungsreaktion haben zu den genitalen Mykoplasmen keinerlei Beziehung [2].

21.4 Therapie

M. hominis und U. urealyticum werden von *Tetracyclinen* in therapeutischen Konzentrationen gehemmt. *Lincomycin* und *Clindamycin* wirken auf M. hominis, nicht aber auf Ureaplasma. Umgekehrt ist *Erythromycin* gut bei U. urealyticum wirksam, bleibt aber bei M. hominis ohne Effekt. Neue Makrolide und Gyrasehemmer erreichen ebenfalls therapeutisch interessante Bereiche.

Das Mittel der Wahl für Erwachsene sind Tetracycline-HCL (oral viermal 250 bis 500 Milligramm täglich) oder Doxycyclin (100 Milligramm täglich, zweimal 100 Milligramm am ersten Tag). Die Behandlung sollte bei nachgewiesenen Infektionen auch beim Partner zehn bis 14 Tage durchgeführt werden [7]. Sichere Mykoplasmeninfektionen in der Schwangerschaft und beim Neugeborenen können nach neuerer Auffassung [9] ebenfalls mit Tetracylinen behandelt werden, da eine sichtbare Ablagerung in Knochen und Zahngewebe erst nach mehreren Behandlungsserien erfolgen soll. Nachgewiesene Ureaplasma-urealyticum-Infektionen können mit Erythromycin behandelt werden.

Literatur

1. Bredt, W.: Mycoplasma-Infektionen des Menschen. Med. Klin. 70 (1975) 1.
2. Bredt, W.: Mycoplasma-Infektionen in der Gynäkologie. Gynäkologe 18 (1985) 138–141.
3. Cassell, G. H., B. C. Cole: Mycoplasmas as agents of human disease. New Engl. J. Med. 304 (1981) 80.
4. Gibbs, R. S., J. D. Blanco, P. J. St. Clair, Y. S. Castaneda: Mycoplasma hominis and intrauterine infection in late pregnancy. Sex. transm. Dis. 10 (1983) 303–306.
5. Gump. D. W., M. Gibson, T. Ashikaga: Lack of association between genital mycoplasmas and infertility. New Engl. J. Med. 310 (1984) 937–945.
6. Jahn, G., A. Jenisch, H. Blenk: Gonorrhoische Urethritis – häufig eine Mischinfektion mit Chlamydien und Mykoplasmen. Dtsch. med. Wschr. 108 (1983) 896–901.
7. Jaffe, H. W.: Nongonococcal urethritis: treatment of men and their sexual partners. Rev. infect. Dis. 4 (1982) 772–777.
8. McCormack, W. M.: Epidemiology of Mycoplasma hominis. Sex. transm. Dis. 10 (1983) 261–262.
9. Myhre, E. B., P. A. Mardh: Treatment of extragenital infection caused by Mycoplasma hominis. Sex. transm. Dis. 10 (Suppl.) (1983) 382.

10. Taylor-Robinson, D., W. M. McCormack: Mycoplasmas in human genitourinary infections. In: Tully, J. G., R. F. Whitcomb (eds.): The Mycoplasmas, Vol. 2, p. 307. Academic Press, New York 1979.
11. Taylor-Robinson, D., W. McCormack: The genital mycoplasmas. New Engl. J. Med. 302 (1980) 1003–1010.
12. Taylor-Robinson, D., P. M. Furr, M. M. Liberman: The occurrence of genital mycoplasmas in babies with and without respiratory distress. Acta paediat. scand. 73 (1984) 383–386.
13. Wallace, A. C.: Mycoplasma infection. In: Balows, A., W. J. Hausler (eds.): Diagnostic Procedures for Bacterial, Mycotic, and Parasitic Infections, pp. 511–528. American Public Health Association, Washington D.C. 1981.
14. Weidner, W., H. G. Schiefer, H. Brunner: Chlamydien und Mycoplasmen bei gonorrhoischer Urethritis. Dtsch. med. Wschr. 108 (1983) 1255.

22 Pertussis

22.1 Erreger, Infektion, Epidemiologie 202
22.2 Labordiagnose 203
22.3 Prophylaxe 203
22.4 Therapie 203
22.5 Vorgehen in der Schwangerschaft 204

Pertussis ist nach Abschaffung der generellen Impfung im Säuglings- und Kleinkindesalter in der BRD stark im Zunehmen begriffen, so daß auch schwangere Frauen dem Kontakt ausgesetzt sind und erkranken können. Über Schäden beim Feten gibt es keine Dokumentation.

22.1 Erreger, Infektion, Epidemiologie

Der Erreger des Keuchhustens ist Bordetella pertussis, ein kleines gramnegatives kokkoides Stäbchen, das zur Familie der Brucellaceae gehört. Die Infektion mit B-pertussis erfolgt meistens durch Tröpfcheninfektion, seltener durch Schmierinfektion. Dabei setzen sich die Bakterien auf der mukösen Membran des Respirationstraktes fest und vermehren sich rasch. Sie gelangen aber nie in die Blutbahn oder tieferliegendes Gewebe, sondern bleiben immer auf der Oberfläche. Die Bakterien geben ein Toxin ab, das sogenannte Pertussistoxin, das irreversibel an Zellrezeptoren bindet und die eigentliche Krankheitssymptomatik auslöst. Ohne Therapie werden die Bakterien nach vier bis fünf Wochen aus dem Körper eliminiert, aber durch die Anwesenheit des Toxins wird die Krankheit weiterhin symptomatisch aufrecht erhalten. Da weder Bakterien noch das Pertussistoxin in die Blutbahn gelangen, ist bei Schwangeren eine Infektion des Föten nicht zu erwarten [6].

Nach einer Inkubationszeit von sieben bis 14 Tagen schließt sich das relativ symptomarme Stadium catarrhale von ein bis zwei Wochen an. In dieser Zeit ist der Patient hochinfektiös. Danach folgt das Stadium convulsivum, das vier bis acht Wochen oder in Ausnahmefällen auch länger dauern kann. In der anschließenden Rekonvaleszenz nehmen die Hustenanfälle nur langsam ab.

Das Haupterkrankungsalter ist heute bei Kindern zwischen 1½ und 5

Jahren. Bei Keuchhusten sind keine ausgeprägten jahreszeitlichen Gipfel zu erwarten. Auch bei Erwachsenen ist nun häufiger eine Ansteckung mit B. pertussis über Kleinkinder zu beobachten. Hierbei verläuft die Krankheit in etwas abgemilderter Form [1].

22.2 Labordiagnose

Bei Keuchhustenverdacht besteht zum einen die Möglichkeit, den Erreger selbst nachzuweisen, allerdings gelingt die Isolierung nur, wenn ein tiefer Nasenabstrich im Stadium catarrhale oder zu Beginn des Stadium convulsivum und vor Therapiebeginn abgenommen wurde; zum anderen können IgM-, IgA- und IgG-Antikörper im indirekten Immunfluoreszenztest oder im Enzyme-Immunoassay (ELISA) im Serum nachgewiesen werden. Ein positiver Antikörpertest ist bei akuter Infektion erst etwa 20 Tage nach Erkrankungsbeginn (Stadium convulsivum) zu erwarten [1, 2a, 2b, 6].

22.3 Prophylaxe

Säuglinge können ab dem 3. Lebensmonat mit der Kombinationsimpfung zusammen mit Diphtherie und Tetanus gegen Pertussis geimpft werden. Der bisher verfügbare Impfstoff besteht aus abgetöteten Bakterien. Wegen gelegentlicher Nebenwirkungen einschließlich Encephalopathie wurde die Impfung nur bei bestimmter Indikation z. B. bei Kindern mit bestimmten Grundleiden der Atemwege oder bei denen, die in Gemeinschaftseinrichtungen und in sozial ungünstigen Verhältnissen leben, durchgeführt. In Erprobung steht ein neuer azellulärer Impfstoff, der gut wirksam sein soll. Ob dieser weniger Nebenwirkungen verursacht, ist noch nicht bekannt.

22.4 Therapie

Bei Keuchhustenverdacht sollte möglichst früh mit Erythromycin behandelt werden und zwar zehn bis 14 Tage lang. Danach ist davon auszugehen, daß der Patient nicht mehr infektiös ist, auch wenn sich der Krankheitsverlauf durch die Therapie wenig beeinflussen läßt. Auch Schwangere sollten bei Verdacht sofort mit Erythromycin (2 g in

3 Dosen) täglich oral für 10−14 Tage behandelt werden. Ebenso der Säugling, der durch eine Erkrankung besonders gefährdet ist, sollte mit Erythromycin (50−60 mg/kg/die) oral verteilt auf 3 Dosen oder, als Mittel der zweiten Wahl, mit Cotrimoxazol als Sirup für 10 Tage behandelt werden, da die mütterlichen passiven Antikörper nicht vor einer Ansteckung schützen [2, 3].

22.5 Vorgehen in der Schwangerschaft

Bei Keuchhustenkontakt kann die Immunitätslage bestimmt und bei Fehlen von Antikörpern prophylaktisch Erythromycin verabreicht werden. Im allgemeinen wird man aber erst bei Keuchhusten-Verdacht, und zwar möglichst früh, eine zehn- bis 14tägige Therapie mit Erythromycin (2,0 g täglich) empfehlen.

Eine Gefahr für den Feten besteht durch die mütterliche Infektion nicht [2, 4, 5], da die Bakterien nicht in die Blutbahn gelangen und auch die Toxine auf die nähere Umgebung des Infektionsortes begrenzt bleiben. Allerdings kann es, verursacht durch heftige Hustenstöße, zu einem Abort kommen.

Bei Schwangeren kurz vor der Geburt sollte unbedingt die Erythromycin-Therapie durchgeführt werden, um das Neugeborene vor einer Ansteckung zu schützen. Auch das Neugeborene sollte Erythromycin erhalten. Mundschutz und sorgfältige Desinfektion der Hände sind zu beachten [2, 5].

Literatur (siehe auch Literaturnachtrag, S. 274)

1. Biber, M., G. Enders: Pertussisverdacht und Labordiagnose. Ärztl. Laboratorium (im Druck 1988).
2. Ehrengut, W.: Infektionen bei Schwangeren und ihres Neugeborenen, Bd. 87, S. 89. In: Burmeisters, W., G. Heimann, F. C. Sitzmann (ed.) Bücherei d. Pädiaters, Beihefte zur Zeitschrift Klinische Pädiatrie. Enke, Stuttgart (1984).
3. Granström, G., G. Sterneo, C. E. Nord, U. Granström: Use of Erythromycin to prevent pertussis in Newborns of mothers with pertussis, J. infect, Dis. 155 (1987) 1210.
4. Mac Lean, D. W.: Pertussis in pregnanca. Scott. med. J. 26 (1981) 250.
5. McGregor, J., J. W. Ogle, G. Curry-Kane: Perinatal pertussis, Obstet. and Gynec. 68 (1986) 582.
6. Rapp, I., G. Enders: Diagnostische Verfahren 2. Nachweis einer Pertussisinfektion. Ärztl. Laboratorium (im Druck 1988).

23 Scharlach (Scarlatina)

23.1 Erreger, Infektion, Epidemiologie 205
23.2 Labordiagnose 206
23.3 Therapie 206
23.4 Vorgehen in der Schwangerschaft.............. 206

Über Komplikationen bei Scharlach in der Schwangerschaft bzw. Schäden beim Feten gibt es keinerlei Dokumentation.

23.1 Erreger, Infektion, Epidemiologie

Die Erreger sind β-hämolysierende toxinbildende A-Streptokokken, die mehr als 55 serologische Typen umfassen. Die Übertragung erfolgt von Mensch zu Mensch durch Tröpfcheninfektion oder engen Kontakt mit Erkrankten oder gesunden Keimträgern.

Die Inkubationszeit ist abhängig von Menge und Virulenz der eingedrungenen Erreger, im Mittel beträgt sie zwei bis fünf Tage. Die Streptokokkenangina ist eine bakterielle Lokalinfektion der Tonsillen. Kommen die toxischen Wirkungen der Streptokokken zur Ausprägung, so entsteht der Scharlach. Hierbei spielen insbesondere die erythrogenen Toxine (pyrogene Exotoxine) A, B und C eine Rolle, die zusammen mit einer Überempfindlichkeitsreaktion des betroffenen Patienten das Exanthem hervorrufen. Pathognomonisch sind hohes Fieber, Angina und ein typisches, kleinfleckiges Exanthem. Die Symptome klingen nach drei bis sieben Tagen ab, jedoch kommen Komplikationen wie interstitielle Nephritis, Myokarditis, Rheumatoide vor. Sie sind wahrscheinlich durch Toxine bestimmter Streptokokkentypen bedingt. Antikörper gegen die erythrogenen Toxine, von denen mindestens fünf bekannt sind, verleihen jeweils eine antitoxische Immunität.

Scharlach wird am häufigsten bei Klein- und Schulkindern (zwei bis 14 Jahre) beobachtet, während Säuglinge nur geringe Krankheitserscheinungen zeigen und in unseren Breiten seit Jahren der Scharlach unter Erwachsenen immer weniger ausgeprägt auftritt. Dies steht im Gegensatz zu den Beobachtungen in subtropischen Gebieten. Über Komplikationen bei Scharlach in Gravidität beziehungsweise über Infektion und Komplikation beim Feten gibt es keinerlei Dokumentation.

23.2 Labordiagnose

Sie wird durch bakteriologischen Nachweis der β-hämolysierenden A-Streptokokken im Rachen- bzw. Tonsillenabstrich gestellt. Da die Anti-Streptolysin-(ASL) Reaktion erst in der 2.–4. Krankheitswoche ansteigt, kommt sie für die Diagnose der akuten Infektion nicht in Betracht. Einen Nachweis von schützenden Antikörpern gibt es nicht.

23.3 Therapie

Eine frühzeitige Penicillintherapie für zehn Tage kürzt den Krankheitsverlauf ab und verhindert weitgehend die gefürchteten Komplikationen. Eine Penicillinprophylaxe bei Kontakt wird im allgemeinen nicht empfohlen. Allenfalls sollte bei Kontakt unmittelbar am Geburtstermin prophylaktisch Penicillin gegeben werden.

Bei Penicillinallergie wird Erwachsenen täglich 1–2 g/kg, Kindern 40 mg/kg Erythromycin in 2–4 Einzeldosen gegeben.

23.4 Vorgehen in der Schwangerschaft

Bei ersten verdächtigen Symptomen bei der Graviden sollte die Penicillintherapie so früh wie möglich begonnen werden, nachdem zur Sicherung der Diagnose ein Rachen- beziehungsweise Tonsillenabstrich für die bakteriologische Untersuchung entnommen wurde. Mütter mit Scharlach können ruhig unter Einhaltung sorgfältiger Hygiene (Mundschutz) stillen, da Neugeborene sehr selten an Scharlach erkranken.

24 Pränatale Diagnostik fetaler Infektionen

24.1 Durchführung der pränatalen Diagnostik 208
24.2 Pränatale Diagnostik von Röteln 209
24.2.1 Probleme der mütterlichen Röteln-IgM-Diagnostik in der Schwangerschaft 210
24.2.2 Erfahrungen mit der pränatalen Rötelndiagnostik 211
24.2.3 Wert der IgM-Antikörperbestimmung im fetalen Blut . 214
24.2.4 Zukunft der pränatalen Rötelndiagnostik 216
24.3 Pränatale Diagnostik der Toxoplasmose 216
24.3.1 Probleme der Toxoplasmoseinfektion in der Schwangerschaft 217
24.3.2 Probleme der Toxoplasmosediagnostik in der Schwangerschaft 217
24.3.3 Erfahrungen mit der pränatalen Toxoplasmosediagnostik 218
24.3.4 Wert der pränatalen Toxoplasmosediagnostik 222
24.3.5 Vorgehen bei Toxoplasmoseverdacht in der Schwangerschaft 222
24.4 Pränatale Diagnostik von Zytomegalie 223
24.5 Einsatz der pränatalen Diagnostik 225

Die vorgeburtliche Diagnostik wird heute nicht nur zur Erkennung erblicher und nichterblicher Anomalien bei Feten, sondern auch zum Nachweis fetaler Infektionen eingesetzt. Die Entdeckung der erblichen und nichterblichen Schäden erfolgt durch Chromosomen-, Enzym-, DNA- und Blutanalysen an Amnionzellkulturen, Amnionzellen, Chorionfrondosumzellen, Leberbiopsien, Hautbiopsien und fetalem Blut [22,23].

Die Erkennung von fetalen Infektionen wird zur Zeit, vor allem durch Nachweis von erregerspezifischen IgM-Antikörpern im fetalen Blut versucht. Letztere Untersuchungen sind allerdings nur bei denjenigen Infektionen sinnvoll, bei denen durch Nachweis von spezifischen IgM-Antikörpern im Blut der Neugeborenen anzunehmen ist, daß der Fetus als Antwort auf die Infektion regelmäßig erregerspezifische IgM-Antikörper bildet.

Von der Immunglobulinsynthese beim Fetus weiß man, daß die IgM-

Bildung ab der 13. bis 14. Schwangerschaftswoche in Gang kommt, daß aber vor der 20. Schwangerschaftswoche nicht mit meßbaren Konzentrationen gerechnet werden kann [37]. Aus diesem Grunde wird die Entnahme von fetalem Blut kurz vor der 24. Schwangerschaftswoche durchgeführt, so daß ein Schwangerschaftsabbruch aus eugenischer kindlicher Indikation noch möglich ist. Nachdem die Spontanabortrate bei der Fetoskopie (fünf bis acht Prozent) höher ist als bei der direkten Nabelvenenpunktion unter Ultraschallführung (zwei Prozent), wird heute die letztere zur Gewinnung von fetalem Blut zur IgM-Diagnostik angewandt.

Ein besonders wichtiges Mittel zur pränatalen Diagnostik ist die Ultrasonographie und das 3-Stufen-Konzept. Durch wesentliche Fortschritte in dieser Technik ist es heute möglich, in einem Zentrum der Stufe III bis zur 24. Schwangerschaftswoche bis zu 50 Prozent und im weiteren Verlauf bis zu 80 Prozent der morphologisch erkennbaren Anomalien zu entdecken [25].

Die pränatale Diagnostik wurde bisher bei Verdacht auf Röteln-, Toxoplasmose-, Zytomegalie- und Parvovirusinfektionen im ersten und zweiten Trimenon eingesetzt.

24.1 Durchführung der pränatalen Diagnostik

Die Entnahme des fetalen Blutes durch direkte Nabelvenenpunktion unter Ultraschallbeobachtung erfolgt in der 22. bis 24. Schwangerschaftswoche. Das methodische Vorgehen ist in Tabelle 28 zusammengestellt. Wichtig ist, eine Verunreinigung des fetalen Blutes mit mütterlichem Blut durch die aufgeführten Untersuchungen mit Sicherheit auszuschließen. Zum Beweiß, daß kindliche IgM-Immunglobuline bereits gebildet wurden, ist auch die Gesamt-IgM-Bestimmung im fetalen und mütterlichen Blut erforderlich. Der IgM-Antikörpernachweis im fetalen und mütterlichen Serum sollte mit mehreren besonders empfindlichen und spezifischen IgM-Antikörpertests quantitativ erfolgen. Das Untersuchungsergebnis kann je nach Art der IgM-Testmethoden innerhalb von zwei bis drei Tagen vorliegen. Als abschließende Untersuchungen sollten bei positivem IgM-Befund im fetalen Blut und nachfolgender Interruptio der Erregernachweis in Plazenta und fetalen Geweben erfolgen. Bei negativem IgM-Befund und Fortsetzung der Schwangerschaft sind bei Geburt IgM-Antikörperbestimmungen beim Neugeborenen und der Mutter sowie Antikörperbestimmung beim Kind im

Tabelle 28 Pränatale IgM-Antikörperdiagnostik im fetalen Blut

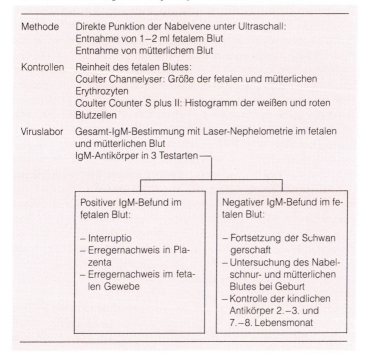

Methode	Direkte Punktion der Nabelvene unter Ultraschall: Entnahme von 1–2 ml fetalem Blut Entnahme von mütterlichem Blut
Kontrollen	Reinheit des fetalen Blutes: Coulter Channelyser: Größe der fetalen und mütterlichen Erythrozyten Coulter Counter S plus II: Histogramm der weißen und roten Blutzellen
Viruslabor	Gesamt-IgM-Bestimmung mit Laser-Nephelometrie im fetalen und mütterlichen Blut IgM-Antikörper in 3 Testarten

Positiver IgM-Befund im fetalen Blut:	Negativer IgM-Befund im fetalen Blut:
– Interruptio – Erregernachweis in Plazenta – Erregernachweis im fetalen Gewebe	– Fortsetzung der Schwangerschaft – Untersuchung des Nabelschnur- und mütterlichen Blutes bei Geburt – Kontrolle der kindlichen Antikörper 2.–3. und 7.–8. Lebensmonat

dritten bis vierten und nach dem sechsten bis siebten Lebensmonat für eine endgültige Aussage über den Ausgang der mütterlichen Infektion erforderlich.

Als Prämisse der pränatalen Diagnostik durch IgM-Antikörpernachweis im fetalen Blut gilt, bei positivem IgM-Befund zum Schwangerschaftsabbruch und bei negativem Befund zur Fortsetzung der Schwangerschaft zu raten.

24.2 Pränatale Diagnostik von Röteln

Das Risiko von Rötelnembryopathien bei mütterlichen Erstinfektionen im ersten bis zweiten und dritten Schwangerschaftsmonat nach internationalen und eigenen Studien liegt bei 56 Prozent und 20 Prozent (für das erste Trimenon rund 35 Prozent) und in der 13. bis 17. Schwangerschaftswoche noch bei circa zehn Prozent. In einer englischen prospektiven Studie aus dem Jahre 1982 [28] von insgesamt 1016 Schwangeren mit klinisch manifesten und serologisch gesicherten Röteln betrug das Risiko kindlicher Schäden bei mütterlichen Röteln in den ersten zehn bis elf Schwangerschaftswochen 80 Prozent, in der 13. bis 14. Woche 54 Prozent und in der 14. bis 16. Schwangerschaftswoche noch 25 Prozent für Hörstörungen. Übereinstimmend mit unseren Erfahrungen kommen fetale Infektionen bei Röteln der Mutter nach der 17. Schwangerschaftswoche zwar noch vor, doch bleiben sie im allgemeinen ohne Folgen für das Kind [31a]. In Ausnahmefällen wurden Hörstörungen beschrieben. Das Risiko für kindliche Schädigungen von prä- oder perikonzeptionellen Röteln liegt nach den begrenzten Erfahrungen unter vier Prozent [19a]. Insgesamt ist die embryonale und fetale Infektionsrate bei mütterlichen Röteln im ersten und zweiten Trimenon mit 90 Prozent bzw. 54 Prozent wesentlich höher als die Gesamtmißbildungsrate von 35 Prozent oder zehn Prozent bis weniger als vier Prozent. Dies zeigt, daß nicht jede mütterliche Infektion zur Infektion der Frucht führt und daß nicht alle infizierten Embryonen oder Feten postnatal geschädigt sein müssen (siehe Kapitel 2, Röteln).

Entsprechend dem hohen kindlichen Risiko ist bei gesicherten mütterlichen Röteln in den ersten 17 Schwangerschaftswochen ein Schwangerschaftsabbruch angezeigt. Davon werden bei mütterlichen Röteln, vor allem in der 13. bis 17. Woche eine beträchtliche Zahl nichtinfizierter Feten betroffen.

24.2.1 Probleme der mütterlichen Röteln-IgM-Diagnostik in der Schwangerschaft

Die Diagnose einer mütterlichen Rötelninfektion in der Schwangerschaft wird durch den Nachweis eines HAH-Antikörpertiteranstiegs, jedoch vor allem durch den Nachweis von IgM-Antikörpern gestellt. Mit den neueren empfindlichen IgM-Testmethoden können IgM-Antikörper nach akuter Infektion sechs und acht Wochen lang nachgewiesen werden. In Ausnahmefällen persistieren IgM-Antikörper nach natürlicher Infektion und nach Rötelnimpfung mehrere Monate bis länger als ein Jahr [3, 34]. Außerdem können IgM-Antikörper auch bei Reinfektionen nach früherer Impfung gefunden werden [11, 12, 29].

Durch den vermehrten Einsatz der IgM-Antikörperbestimmung mit den verschiedenen IgM-Testarten in der Schwangerschaftsvorsorge aus forensischen Gründen werden zunehmend grenzwertige bis schwachpositive IgM-Antikörper, die echt oder auch methodisch bedingt falsch positiv sein können, nachgewiesen. Bei Fehlen von klinischen Symptomen sind diese im Hinblick auf die Notwendigkeit eines Schwangerschaftsabbruchs mit großer Zurückhaltung zu beurteilen [18, 19, 20]. Eine mögliche Entscheidungshilfe stellt in diesen Fällen und bei solchen Frauen mit Rubellasymptomatik in den ersten Schwangerschaftswochen, die erst lange Zeit später zur Beratung kommen, die IgM-Antikörperbestimmung im fetalen Blut dar. Die Voraussetzung für dieses Vorgehen ist, daß infizierte Embryonen und Feten als Folge der Virusvermehrung und -persistenz IgM-Antikörper bilden, die die intakte Plazentaschranke nicht passieren können. Der Nachweis von IgM-Antikörpern beim Neugeborenen gilt als Indiz für eine pränatal durchgemachte Infektion. Nach anderen und unseren Studien sind bei Neugeborenen mit Rötelnembryopathien IgM-Antikörper im Nabelschnurblut beziehungsweise bei Säuglingen in den ersten drei bis vier Lebensmonaten in mehr als 95 Prozent nachweisbar. Gelegentlich können IgM-Antikörper jedoch auch bei Neugeborenen und Säuglingen ohne klinische Symptomatik festgestellt werden. Dies unterstützt die Tatsache, daß nicht alle fetalen Rötelninfektionen zur kindlichen Schädigung führen.

24.2.2 Erfahrungen mit der pränatalen Rötelndiagnostik

Die pränatale Rötelndiagnostik mittels IgM-Antikörperbestimmung im fetalen Blut wurde bisher von einer französischen [7], englischen [30, 31, 32] Arbeitsgruppe und von uns [14, 17a] durchgeführt.

Die französischen Autoren führten die fetale Blutentnahme zwischen der 20. und 26. Schwangerschaftswoche bei 18 Frauen durch, die vor der 18. Woche serologisch bestätigte Rötelninfektionen durchgemacht hatten. Von diesen hatten 14 auch klinische Symptome, während vier Frauen nach Kontakt mit rötelnerkrankten Kindern, zum Teil nach Immunglobulingabe, keine Symptome hatten. Insgesamt wurden in zwölf von 18 der fetalen Blutproben IgM-Antikörper nachgewiesen und in acht Fällen die Schwangerschaft unterbrochen. In vier der Fälle mit positivem IgM-Befund wurde die Schwangerschaft fortgesetzt, und die Neugeborenen hatten IgM-Antikörper bei Geburt, waren jedoch klinisch unauffällig. In sechs der Fälle mit negativem IgM-Befund im fetalen Blut waren fünf auch bei Geburt IgM-antikörpernegativ, während ein Neugeborenes IgM-Antikörper als Zeichen einer pränatalen Infektion aufwies. Alle Kinder waren jedoch klinisch unauffällig.

Aus dieser Studie geht hervor, daß es wichtig ist, das fetale Blut so spät wie möglich zu entnehmen, da zwischen der 21. und 24. Schwangerschaftswoche, wie durch zweimalige Untersuchung nachgewiesen, signifikante IgM-Titeranstiege erfolgten. Außerdem bestand eine gute Korrelation zwischen einer erhöhten Konzentration an Gesamt-IgM und der Nachweisbarkeit von spezifischen IgM-Antikörpern im fetalen Blut. Inzwischen sind weitere Nabelschnurpunktionen bei mehr als 82 Frauen mit Verdacht auf akute Röteln in der Schwangerschaft mit ähnlichen Ergebnissen durchgeführt worden (Prof. Daffos, persönliche Mitteilung Juli 1987).

Die englische Arbeitsgruppe [30, 31] führte bisher bei vier Frauen mit akuten Röteln zwischen der fünften und 16. Schwangerschaftswoche in der 20. bis 25. Woche die Fetoskopie zur Entnahme von fetalem Blut und Amnionflüssigkeit durch. In drei der Fälle mit akuten Röteln in der fünften, zwölften und 14. Woche wurden IgM-Antikörper im fetalen Blut nachgewiesen und in einem Fall auch in der Amnionflüssigkeit. In zwei dieser Fälle wurde die Schwangerschaft unterbrochen, während die Frau mit Röteln in der fünften Woche die Schwangerschaft fortsetzte und ein Kind mit Rötelnembryopathie und positivem Rötelnvirusnachweis im Rachensekret zur Welt brachte. Beim vierten Fall mit Röteln in der 16. Woche war der IgM-Befund im fetalen Blut in der 25. Woche negativ. Die Schwangerschaft wurde fortgesetzt, und das Neugeborene hatte keine nachweisbaren IgM-Antikörper und war gesund.

Bei Untersuchungen von elf Herzblutproben, die nach der Schwangerschaftsunterbrechung zwischen der 14. und 23. Woche wegen mütterlicher Röteln in der achten bis 19. Schwangerschaftswoche von den Feten entnommen wurden, konnten keine IgM-Antikörper nachgewiesen werden. Dies, obwohl in vier von fünf untersuchten Fällen in der achten bis 13. Schwangerschaftswoche das Rötelnvirus aus dem abortierten fetalen Gewebe isoliert werden konnte.

Aus der englischen Studie geht hervor, daß trotz eines negativen IgM-Befundes im fetalen Blut, das in der 14. bis 19. und 20. Schwangerschaftswoche entnommen wurde, eine fetale Infektion vorliegen kann.

In unserer Studie wurden bei bisher 35 Frauen direkte Nabelvenenpunktionen unter Ultraschall in der 21. bis 23. (vorwiegend 22. oder 23.) Schwangerschaftswoche (ersten Tag der letzten Menstruation; Gestationswoche: minus zwei Wochen) für die IgM-Diagnostik im fetalen Blut durchgeführt. Die Fälle sind entsprechend der Rötelnproblematik in vier Gruppen unterteilt (Tab. 29, Stand Oktober 1987).

Bei einem der vier Fälle in *Gruppe 1* mit rötelnverdächtigen Symptomen zwischen der zweiten und neunten Schwangerschaftswoche war ein eintägiges Exanthem in der achten Schwangerschaftswoche und erhöhte Röteln-HAH-Titer aufgetreten. Schwachpositive IgM-Antikörper wurden sechs Wochen später bei der ersten Vorsorgeuntersuchung festgestellt. Die Patientin hatte zwei Jahre früher einen negativen Röteln-HAH-Befund und die angeratene Rötelnimpfung nicht durchführen lassen. Aufgrund des Ultraschallbefundes lag bei der Nabelvenenpunktion die 22. bis 23. Schwangerschaftswoche vor. Die IgM-Antikörperbestimmung im fetalen Blut mit fünf Testarten ergab einwandfrei negative Werte, und das Gesamt-IgM war mit 3,9mg/dl nicht erhöht. Es wurde deshalb die Fortsetzung der Schwangerschaft empfohlen. In der 38. Schwangerschaftswoche kam es zur Geburt eines untergewichtigen Kindes mit Exanthem, Thrombozytopenie und offenen Ductus botalli. Im Nabelschnurblut und in zwei weiteren kindlichen Blutproben waren IgM-Antikörper in hohen Titern nachweisbar, und Rötelnvirus wurde vom Rachenabstrich und Urin isoliert.

In zwei der vier Fälle aus *Gruppe 1* mit Röteln in der 13. und 14. Schwangerschaftswoche wurden IgM-Antikörper im fetalen Blut und ein erhöhtes Gesamt-IgM von neun und 20,5mg/dl nachgewiesen und zur Interruptio geraten, die in einem Fall auch durchgeführt wurde. Von dem fetalen Gewebe wurden Rötelnviren isoliert. Im zweiten Fall wurde die Schwangerschaft fortgesetzt. Beim Neugeborenen wurden als Hinweis auf die pränatale Infektion IgM-Antikörper festgestellt. Das Kind war jedoch bei Geburt und bis heute (23 Monate alt) gesund.

In einem der sieben Fälle in *Gruppe 3* mit wahrscheinlicher Reinfektion nach früherer Rötelnimpfung war die Mutter 1977 geimpft worden und hatte ein flüchtiges Exanthem in der neunten Schwangerschaftswoche, gefolgt von einem signifikanten Röteln-HAH-Antikörperanstieg ohne IgM-Antikörperbildung. Im fetalen Blut, das in der 23. Schwangerschaftswoche entnommen wurde, konnten keine IgM-Antikörper in fünf Testarten festgestellt werden, und das Gesamt-IgM mit 3,25mg/dl entsprach der Norm. Die Fortsetzung der Schwangerschaft wurde empfohlen unter dem Hinweis, daß auch die Ergebnisse der pränatalen Diagnostik keine hundertprozentige Sicherheit bieten. In der 38. Schwangerschaftswoche wurde ein dystrophes Kind mit den Symptomen einer klassischen und erweiterter Rötelnembryopathie geboren, und spezifische IgM-Antikörper waren im kindlichen Blut in fünf Testarten nachweisbar. Das Kind verstarb fünf Tage nach Geburt. Bei der vierten Gruppe handelt es sich um schwangere Frauen, bei denen z. T. bei unauffälligem oder erhöhtem HAH-Titer positive bis grenz-

Tabelle 29 Pränatale Röteln-IgM-Antikörperdiagnostik bei 33 Frauen mit klinischem oder serologischem Verdacht auf akute Rötelninfektion in der Frühschwangerschaft

Indikationen	Antikörperbefunde bei Schwangeren	fetales Blut IgM-AK
Gruppe 1 (11 Fälle)		
Rötelnverdächtige Symptome 3 Fälle kurz vor/um Konzeption 4 Fälle 2.–9. SSW	HAH-Titer 1:128–512 plus IgM-AK (+) bis +/–	3 = negativ 4 = negativ□
4 Fälle 13.–17. SSW	HAH-Titeranstiege und IgM-AK + bis ++	2 = positiv 2 = negativ
Gruppe 2 (2 Fälle):		
Rötelnkontakt, keine Symptome, keine Immunoglobulingabe 2 Fälle 13.–15. SSW	HAH-Titeranstiege IgM-AK +	2 = negativ
Gruppe 3 (7 Fälle):		
Reinfektion nach früherer Rötelnimpfung 1 Fall 9. SSW plus Erythem	HAH-Titeranstieg□ IgM-AK negativ	1 = negativ□
keine Symptome 6 Fälle 12.–14. SSW	HAH-Titer 1:512–2058 IgM-AK (+) bis +/–	6 = negativ
Gruppe 4 (15 Fälle):		
verdächtige Rötelnserologie, keine Symptome; keine frühere Impfung 13 Fälle 7.–17. SSW	HAH-Titer 1:64–2048 IgM-AK + bis (+) bis +/–	15 = negativ

IgM-Antikörper: +/– grenzwertig, (+) schwachpositiv, + positiv, ++ hochpositiv
* Rötelnvirus isoliert, ** Rötelnvirus aus Rachensekret und Urin isoliert,

wertige IgM-Antikörper festgestellt wurden. In keinem dieser Fälle ergab sich bei der pränatalen Diagnostik ein Hinweis auf kindliche Infektion, was durch die Geburt nichtinfizierter Kinder bestätigt wurde.

24.2.3 Wert der IgM-Antikörperbestimmung im fetalen Blut

Die Treffsicherheit des fetalen IgM-Antikörpernachweises kann noch nicht abschließend beurteilt werden. Die Methode hat in der französi-

Inter-ruptio	Neugeborene	IgM-AK
0	3 = gesund	3 = negativ
0	1 = RE□	1 = positiv**□
	3 = gesund	3 = negativ
1*	1 = gesund	1 = positiv
0	2 = gesund	2 = negativ
0	2 = gesund	2 = negativ
0	1 = RE□	1 = positiv
0	6 = gesund	6 = negativ
0	15 = gesund	15 = negativ

RE = Rötelnembryopathie,
□ auch von Morgan-Capner, England, untersucht

schen Studie bei 13 von 18 (72 Prozent) [7], in den weiteren noch nicht publizierten 82 Fällen in etwa 90 Prozent (Prof. Daffos, persönliche Mitteilung), in der englischen Studie bei vier von vier (100 Prozent) [30, 31] und in unseren Untersuchungen bei 32 von 35 (91,4 Prozent) Schwangerschaften [14, 17a] zu den richtigen Empfehlungen geführt.

Der wesentliche Nachteil dieser Methode, die in geübten Händen risikoarm ist, liegt in der seelischen Belastung der Mutter durch die lange Wartezeit bis zur 23. Schwangerschaftswoche und bei positivem IgM-Antikörperbefund in der Entscheidung zum Schwangerschaftsabbruch zu diesem späten Zeitpunkt [25].

Die Methode sollte deshalb reserviert bleiben für:
- Frauen mit klinischen Röteln und entsprechender Serologie um die Konzeption und in der 13. bis 17. Schwangerschaftswoche
- Frauen mit verdächtiger Rötelnserologie, jedoch ohne Symptome vor der zwölften Schwangerschaftswoche

In allen Fällen mit rötelnverdächtigen Symptomen und entsprechender Rötelnserologie mit Hinweis auf akute Röteln oder Rötelnreinfektion nach früherer Rötelnimpfung in den ersten zwölf Schwangerschaftswochen sollte wegen des hohen Mißbildungsrisikos und nach der jetzt vorliegenden Erfahrung weiterhin zur Interruptio geraten werden.

24.2.4 Zukunft der pränatalen Rötelndiagnostik

Der Vorteil der pränatalen Rötelndiagnostik liegt im schnellen direkten Nachweis von fetalen Infektionen. Dies erhofft man sich durch Antigennachweis mittels der neuen Techniken von Immunoblot und Hybridisierung in der Chorionbiopsie, Amnionflüssigkeit und fetalen Geweben [35]. Prinzipiell könnten durch Chorionbiopsie frühe Infektionen schon ab der achten bis 14. Schwangerschaftswoche, wie dies jetzt in einem Fall gelungen ist [35], und mit Amnionflüssigkeit und fetalen Geweben ab der 16. Schwangerschaftswoche entdeckt werden. Allerdings muß zunächst die Treffsicherheit der neuen Methoden im Vergleich zur Isolierung von Rötelnvirus auf Gewebekulturen in den genannten Proben ermittelt werden. Die Rötelnvirusanzüchtung aus Amnionflüssigkeit in der Gewebekultur [1, 2, 6, 21, 27] ist bisher nicht nur wegen der langen Dauer von zwei bis drei Wochen, sondern auch wegen der Unregelmäßigkeit von positiven Befunden von geringerem Wert als die IgM-Antikörperbestimmung im fetalen Blut.

24.3 Pränatale Diagnostik der Toxoplasmose

Das Risiko einer Toxoplasmoseinfektion in der Schwangerschaft und die Häufigkeit von Kindern mit kongenitaler Toxoplasmose wird in verschiedenen europäischen Ländern unterschiedlich beurteilt, dementsprechend auch die Notwendigkeit einer routinemäßigen Schwangerschaftsvorsorgeuntersuchung (siehe Kapitel 16, Toxoplasmose).

In der BRD steigt als Hinweis auf die durchgemachten Infektionen der Prozentsatz der antikörperpositiven schwangeren Frauen vom 20. bis zum 40. Lebensjahr von 27 Prozent auf 45 Prozent an [16]. Nach neueren Auswertungen rechnet man auch in der BRD mit einem Fall kongenitaler Toxoplasmose pro 1000 Lebendgeburten [38, 39]. Diese Zahl dürfte noch höher liegen, wenn man die Fälle mit zerebralen Spätmanifestationen wie Epilepsie, die erst oft im Kindesalter manifest werden, hinzuzählt. Damit wären jährlich circa 600 Neugeborene von einer konnatalen Toxoplasmose betroffen.

24.3.1 Probleme der Toxoplasmoseinfektion in der Schwangerschaft

Nur die Erstinfektion mit Toxoplasmose in der Schwangerschaft hat bei sonst immunkompetenten Frauen eine Bedeutung für den Fetus und das Kind. Während der mütterlichen Virämie geht der Erreger in etwa 45 bis 50 Prozent der Fälle diaplazentar auf die Frucht über. Hierbei nehmen die Infektionsraten der Frucht mit 15 Prozent im ersten Trimenon, 45 Prozent im zweiten und 64 Prozent im dritten Trimenon im Verlauf der Schwangerschaft zu. Das Risiko einer schweren kindlichen Schädigung ist jedoch bei einer mütterlichen Infektion vor der 20. Schwangerschaftswoche höher als später, wo die subklinischen kongenitalen Infektionen überwiegen. Nachdem nur selten charakteristische Symptome bei der Toxoplasmoseerstinfektion auftreten, werden die meisten Verdachtsdiagnosen serologisch gestellt und in vielen Fällen unnötigerweise eine Therapie oder gar eine Interruptio durchgeführt.

24.3.2 Probleme der Toxoplasmosediagnostik in der Schwangerschaft

Die Toxoplasmoseinfektion, ob akut oder früher durchgemacht, wird serologisch diagnostiziert. Durch die zunehmende Flut kommerzieller Testarten, fehlende Standardisierung und Qualitätskontrollen kommt es zu unterschiedlichen Befunden in verschiedenen Laboratorien [24]. Dies sowie die mangelnde Interpretation der erhobenen Befunde führen allzu häufig zur Verdachtsdiagnose Toxoplasmose in der Schwangerschaft. Nur durch bewährte Testkombinationen, Berücksichtigung der IgM-Antikörperkonzentrationen und Kenntnis der Dynamik des Titerverlaufs bei den verschiedenen Testarten nach akuter Infektion ist das Laboratorium in der Lage, eine richtige Bewertung der Befunde für den Arzt zu erstellen [14a]. Bei früher durchgemachter Infektion und

Immunität sind die Werte der IgG-Antikörper in den Haupttestarten (Komplementbindungsreaktion [KBR], indirekte Immunfluoreszenz [IF], Sabin-Feldman [SF]) im Normbereich, und IgM-Antikörper fehlen [4a].

Bei akuter oder kürzlich erfolgter Infektion finden sich meist hohe oder ansteigende KBR- und IgG-Titer sowie erhöhte Konzentrationen von IgM-Antikörpern und niedrige Antikörpertiter im indirekten Agglutinationstest [16a]. Die IgM-Antikörper können aber in sehr empfindlichen Testarten in mittleren und niedrigen Konzentrationen für mehr als ein bis zwei Jahre oder länger nach akuter Infektion nachweisbar bleiben und nicht selten als Hinweis auf eine akute Infektion in der vorliegenden Schwangerschaft gedeutet werden [16]. Bei Verdacht auf akute Toxoplasmoseinfektion in der Schwangerschaft wird zur Therapie und nicht selten auch zur Interruptio geraten, da die Therapierisiken und Erfolge nicht durch statistische Erhebungen belegt werden können. Die Erfahrungen der besten Kenner der Toxoplasmoseprobleme und -therapie in der Schwangerschaft, Desmonts [9, 10] in Paris sowie Thalhammer [36] und Aspöck [4] in Wien halten die von ihnen angewendete Therapie anhand von großen Fallzahlen für risikoarm und erfolgreich. Dennoch wird die pränatale Diagnostik von Desmonts und Mitarbeitern für Frauen mit serologisch nachgewiesener akuter Toxoplasmoseinfektion im ersten Trimenon als Entscheidungshilfe gegen oder für eine Interruptio angewandt.

24.3.3 Erfahrungen mit der pränatalen Toxoplasmosediagnostik

Die pränatale Toxoplasmosediagnostik wurde von Desmonts, Daffos und Mitarbeitern [10] in Paris bei mehr als 273 Frauen durch direkte Nabelvenenpunktion und Fruchtwassergewinnung in der 20. bis 26. Schwangerschaftswoche durchgeführt. Bei den Frauen bestand ein serologischer Hinweis auf akute Toxoplasmose kurz vor und in der frühen Schwangerschaft. Bei der pränatalen Untersuchung wurden in allen Fällen IgM-Antikörperbestimmungen im fetalen Blut, der Erregernachweis im Blut und in der Amnionflüssigkeit durch Verimpfung auf Mäuse sowie Blutanalysen im fetalen Blut (Blutbild, γ-Gt, LDH, Gesamt-IgM) durchgeführt. Die Schwangerschaften wurden in zweiwöchentlichen Abständen bis zum Ende der Schwangerchaft ultrasonographisch überwacht. Hierbei wurde der Feststellung der hemisphären Ventrikelratio, Aszites, Hepatosplenomegalie, dem Durchmesser der Plazenta und intrakraniellen Verkalkungen besondere Aufmerksamkeit gewidmet. Alle Frauen wurden ab der serologischen Diagnose bis zum Ende der Schwangerschaft mit 3g (6 Mill. I. E.) Spiramycin täglich behandelt. Untersuchungsergebnisse einschließlich der geborenen Kinder sind bisher von 183 Frauen mit akuter Toxoplasmose im ersten Trimenon und für 32 Frauen kurz vor und um die Konzeption publiziert [10].

Bei neun der 215 Frauen (4,2 Prozent) wurde durch die Kombination der aufgeführten Untersuchungen eine fetale Toxoplasmoseinfektion diagnostiziert (Tab. 30). Diese Analyse zeigt, daß der sicherste Beweis für eine fetale Infektion die Erregerisolierung aus fetalem Blut ist und daß bei infizierten Feten nur bei vier von neun (44 Prozent) spezifische IgM-Antikörper nachweisbar waren, während die Toxoplasmenisolierung aus der Amnionflüssigkeit in sechs von neun der Fälle (66 Prozent) gelang. Einen guten Hinweis auf eine bestehende fetale Infektion geben auch die nichtspezifischen Blutanalysen im fetalen Blut (Eosinophilie, Thrombozytopenie, erhöhtes Gesamt-IgM, erhöhtes γ-Gt und LDH). Bei den neun Frauen wurde auf Wunsch eine Interruptio durchgeführt. In all diesen Fällen konnten Toxoplasmen aus der Plazenta und dem fetalen Gehirn isoliert werden.

Der Zeitraum bis zum Vorliegen der Isolierungsergebnisse in Mäusen beträgt vier bis sechs Wochen, so daß die Schwangerschaftsunterbrechungen in der Mehrzahl nach der 26. Schwangerschaftswoche erfolg-

Tabelle 30   Pränatale Diagnose fetaler Toxoplasmoseinfektion (nach Desmonts und Mitarbeiter [10])

Fall	Fetales Blut			Amnionflüssigkeit	
	Toxoplasma-isolierung in Mäusen	spezifische IgM-Antikörper	Blutanalyse verdächtig (GPT-LDH Gesamt-IgM)	Toxoplasma-isolierung in Mäusen	Ultraschallbefund
1	+	+	+	+	0 – +
2	+	+	+	+	+
3	+	0	+	+	+
4	+	0	+	+	0 – +
5	+	0	+	0	0
6	+	0	+	0	0
7	+	0	–	0	+
8	+	+	+	+	+
9	+	+	–	+	0

ten. Dies ist in Frankreich aus eugenischer, kindlicher Sicht auch nach der 24. Schwangerschaftswoche gestattet. Spontanaborte als Folge akuter Toxoplasmose sind bei dem prospektiv verfolgten Kollektiv nicht aufgetreten.

Bei 198 Kindern, deren Mütter sich der pränatalen Diagnostik unterzogen hatten, waren Untersuchungen bei Geburt und später möglich. Nur bei einem Kind konnten intrakranielle Verkalkungen als Hinweis auf eine kongenitale Toxoplasmose und fragliche IgM-Antikörper nachgewiesen werden. Das Kind war jedoch symptomlos. In diesem und zwei weiteren Fällen konnten Toxoplasmen aus der Plazenta isoliert werden, so daß in den zwei letzteren Fällen der Verdacht auf das Vorliegen einer subklinischen Infektion bestand. Zum Ausschluß subklinischer kongenitaler Infektion wurden die IgG-Antikörpertiterverläufe bei den Kindern langfristig kontolliert, da IgM-Antikörper bei pränatal infizierten Kindern nur in circa 60 bis 70 Prozent mit den bisherigen IgM-Tests nachweisbar sind. Bei den diesbezüglich 136 kontrollierten Kindern waren nach sechs bis sieben Monaten keine IgG-Antikörper mehr vorhanden. Dies gilt als Beweis, daß keine pränatale Toxoplasmoseinfektion vorgelegen hat.

Inzwischen sind insgesamt 746 Frauen mit serologischem Toxoplasmoseverdacht in der Frühschwangerschaft mit den oben angegebenen Methoden der pränatalen Diagnostik mit prozentual gleichartigen Ergebnissen untersucht worden (persönliche Mitteilung von Prof. Desmonts, Stand Juli 1987) [7a].

Aus der französischen pränataldiagnostischen Studie geht folgendes hervor:

– die Treffsicherheit der spezifischen IgM-Antikörperbestimmung im fetalen Blut zwischen der 20. und 26. Schwangerschaftswoche ist mit 40 bis 50 Prozent niedrig
– der sicherste Nachweis gelingt durch die Erregerisolierung aus dem fetalen Blut und erst an zweiter Stelle aus der Amnionflüssigkeit
– die fetale Blutanalyse und die Ultraschallbefunde haben wichtige unterstützende Funktionen

Weiterhin kann aus der prospektiven Studie entnommen werden, daß mit Spontanaborten oder Todgeburten bei akuter Toxoplasmose nicht zu rechnen ist und daß eine sofort begonnene Therapie nach Diagnosestellung das Vorkommen fetaler Infektionen und kindlicher Schäden zumindest stark vermindert.

Unsere bisherigen Befunde bei der pränatalen Diagnostik von Toxoplasmose [14, 15, 16] unterstützen die Beobachtungen von Desmonts und Mitarbeitern [10]:

Bei bisher sieben Frauen wurde in der 22. bis 23. Schwangerschaftswoche durch direkte Nabelvenenpunktion fetales Blut gewonnen und dieses im Vergleich zum mütterlichen Blut in der bei der pränatalen IgM-Diagnostik beschriebenen Weise untersucht. Bei fünf Frauen lag serologisch der Verdacht auf akute Toxoplasmoseinfektion in der Frühschwangerschaft vor. In zwei dieser Fälle wurden auch verdächtige Symptome festgestellt. Bei zwei Frauen bestand serologisch keinerlei Hinweis auf eine akute Infektion, wie die serologischen Nachuntersuchungen bei uns ergeben haben. In sechs der sieben Fälle erfolgte ab der 17. Woche eine Therapie mit Durenat® und Daraprim®.

In keiner der sieben fetalen Blutproben konnten trotz vorhandener Gesamt-IgM-Konzentration von 3,5 bis 8,5mg/dl toxoplasmosespezifische IgM-Antikörper in drei bis vier der empfindlichen IgM-Testarten (indirekte ELISAs, IFL mit IgM-Fraktion und anti-µ capture immunosorbent agglutination assay [ISAGA]) nachgewiesen werden. Auch gelang es uns nicht, mit einer der neuen Methoden des Antigennachweises [5] im fetalen Blut Toxoplasmaantigen zu entdecken. Isolierungsversuche aus Blut und Amnionflüssigkeit in Mäusen wurden wegen der langen Dauer nicht durchgeführt.

In einem der Fälle kam es in der 25. Schwangerschaftswoche (zwei Wochen nach der Nabelvenenpunktion) zum intrauterinen Fruchttod. Leider wurde versäumt, Plazenta und fetales Gewebe zum Erregernachweis einzusenden. Die pathologischen, makroskopischen Befunde (zum Beispiel Hydrozephalus, jedoch Leber und Milz unauffällig) sind mit einer kongenitalen Toxoplasmoseinfektion vereinbar, doch nicht beweisend. Dies vor allem deswegen, da mikroskopisch in keinem der Organe Toxoplasmen nachgewiesen werden konnten. Letzteres ist nach den Untersuchungsbefunden von Desmonts jedoch bei fetaler Infektion regelmäßig zu erwarten.

In den übrigen sechs Fällen kamen gesunde Kinder ohne IgM-Antikörper im Nabelschnurblut zur Welt, und bei den weiterverfolgten Kindern bestand klinisch und serologisch kein Hinweis auf subklinische pränatale Toxoplasmoseinfektion.

In einem achten Fall traten in der 30. Schwangerschaftswoche nach einem unauffälligen Schwangerschaftsverlauf leichte Blutungen auf und ultrasonographisch wurde beim Feten ein Hydrozephalus, Hydrops fetalis, Pericarderguss sowie Splenomegalie diagnostiziert (Prof. M.

Hansmann, Bonn, persönliche Mitteilung). Nach Feststellung des intrauterinen Fruchttodes wurde eine Sektio durchgeführt. Im mütterlichen und fetalen Blut sowie im Nabelschnurblut konnten hohe Toxoplasmose-IgG- und -IgM-Werte in mehreren Testarten festgestellt werden (Enders, unveröffentlicht) und durch histochemische Färbung (Prof. H. M. Seitz, Bonn, persönliche Mitteilung) wurden Toxoplasmen im Bronchialepithel des Feten nachgewiesen. Eine Anzüchtung auf Mäuse aus dem Gewebe des Feten erfolgte nicht [16].

24.3.4 Wert der pränatalen Toxoplasmosediagnostik

– Nach den Untersuchungsergebnissen von Desmonts beträgt die Treffsicherheit der IgM-Antikörperdiagnostik im fetalen Blut im Vergleich zu Röteln nur ungefähr 45 Prozent. Auch bei unserer begrenzten Fallzahl konnten in nur einem Fall IgM-Antikörper nachgewiesen werden.
– Die pränatale Diagnostik muß deshalb vor allem mit Isolierung des Erregers aus fetalem Blut und Amnionflüssigkeit kombiniert werden. Wegen der langen Dauer von vier bis sechs Wochen liegen jedoch die Befunde nicht bis zur 24. Schwangerschaftswoche vor. Deshalb wird versucht, mit Hilfe der Erregerisolierung in der Gewebekultur, des Antigennachweises und der Histochemie schnellere Befunde zu erhalten. Die Treffsicherheit der letzteren Methoden im Vergleich zur Isolierung des Erregers in der Maus ist geringer [8a].

24.3.5 Vorgehen bei Toxoplasmoseverdacht in der Schwangerschaft

– Die Feststellung der Immunitätslage vor der ersten Schwangerschaft und die serologische Überwachung der seronegativen Frauen in der Schwangerschaft mit standardisierten Testmethoden [39] könnte das Toxoplasmoseproblem in der Schwangerschaft verringern.
– Die Mehrzahl der Fälle mit verwirrenden positiven Antikörperbefunden in der Schwangerschaft läßt sich in einem dafür kompetenten Laboratorium als früher durchgemachte Infektion abklären.
– Bei serologisch begründetem Verdacht sollte man nach den guten Erfahrungen von Desmonts, Paris, und Thalhammer und Aspöck, Wien [4, 9, 10, 36], sofort mit der Therapie (vor der 17. Schwangerschaftswoche Spiramycin und nach der 17. Woche Kombination von Daraprim® und Durenat®) beginnen.

- Zu einer pränatalen Diagnostik ist nur zu raten, wenn gleichzeitig zu der IgM-Antikörperbestimmung der Erregernachweis beziehungsweise in absehbarer Zeit der Antigennachweis durchgeführt werden kann [5].
- Bei positivem Erreger- bzw. Antigennachweis in fetalem Blut oder bei positivem IgM-Antikörperbefund steht dann die Interruptio zur Diskussion. Dies, obwohl durch die Therapie der Fetus mitbehandelt wird und dann nur in ca. drei Prozent mit einer Schädigung zu rechnen ist.

24.4 Pränatale Diagnostik von Zytomegalie

Die primäre Zytomegalieinfektion verläuft meist mit uncharakteristischen Symptomen und kann bei Infektion in der Schwangerschaft transplazental oder durch Aszension aus dem Genitaltrakt zur Infektion der Frucht führen (siehe Kapitel 3, Zytomegalie). Auch bei der klinisch stummen reaktivierten Infektion kann es zur Infektion des Kindes kommen, obwohl bei letzterer Sachlage kindliche Schädigungen sehr viel seltener sind als nach primärer mütterlicher Infektion.

Die primäre mütterliche Infektion kann, wenn klinischer Verdacht (rezidivierendes Fieber, Lymphknotenschwellung) vorliegt, durch signifikante Titeranstiege mit IgM-Antikörperbildung und Virusisolierung aus Urin, Rachen oder Genitaltrakt diagnostiziert werden. Der Prozentsatz der zu erwartenden fetalen Infektionen bei mütterlicher primärer Infektion besonders im ersten und zweiten Trimenon liegt bei 40 Prozent, wobei nur in ca. zehn Prozent dieser infizierten Kinder bei Geburt feststellbare Schädigungen zu erwarten sind.

Erfahrungen mit der pränatalen Zytomegaliediagnostik

Die pränatale Diagnostik durch Virusnachweis in Amnionflüssigkeit [8] und IgM-Antikörperbestimmung im fetalen Blut [26] wurden bisher nur vereinzelt angewandt.

In England konnte in einem Fetus einer klinisch unauffälligen Mutter, bei dem ultrasonographisch ein Hydrops gesehen wurde, durch IgM-Antikörpernachweis im fetalen Blut die Zytomegalieinfektion diagnostiziert werden. Das fetale Blut wurde durch Fetoskopie [32] in der 25. Schwangerschaftswoche entnommen. Bei einem zwei Wochen später eintretenden Abort hatte der Fetus Zeichen einer zytomegaliebedingten Schädigung. Die mikroskopischen Befunde in vielen Organen sowie die Isolierung des Virus aus dem Urin des Fetus bestätigten die Diagnose. Bei der Mutter lag, wie die Nachuntersuchung der Blutproben ergab, eine wahrscheinlich primäre Zytomegalieinfektion vor [26]. Bei den von uns bisher untersuchten sechs jungen Frauen mit in drei Fällen verdächtiger Symptomatik (Fieberschübe, grippale Symptome, Lymphknotenschwellung, Polyradikulitis) lag aufgrund der serologischen und virologischen Befunde wahrscheinlich eine akute primäre Zytomegalieinfektion im ersten und zweiten Trimenon vor. In fünf Fällen wurde in der 21. bis 23. Schwangerschaftswoche das fetale Blut entnommen und in einem Fall Fruchtwasser. In vier Fällen wurden IgM-Antikörper nachgewiesen und in einem Fall das Virus mittels IF-Schnelldiagnostik aus dem Fruchtwasser isoliert. In zwei Fällen wurde eine Interruptio durchgeführt. Der Zytomegalievirusnachweis im Interruptiomaterial bestätigte das Vorliegen einer fetalen Infektion. In den beiden Fällen mit negativem IgM-Antikörperbefund im fetalen Blut kamen nichtinfizierte, gesunde Kinder zur Welt. Im fünften Fall mit IgM-Antikörpernachweis im fetalen Blut und Virusisolierung aus Fruchtwasser wurde die Schwangerschaft fortgesetzt. Das Kind ist noch nicht geboren. Im sechsten Fall wurde bei einer klinisch gesunden Mutter in der 28. Schwangerschaftswoche ultrasonographisch ein Hydrops fetalis festgestellt (Prof. M. Hansmann, Bonn, persönliche Mitteilung). Das in der 30. Schwangerschaftswoche entnommene fetale Blut ergab positive IgM-Befunde für Zytomegalie und negative IgM-Befunde für Röteln und Toxoplasmose. Im gleichzeitig untersuchten mütterlichen Blut wurden ebenfalls hochtitrige Zytomegalie-IgM-Antikörper nachgewiesen. Diese positiven Zytomegalie-IgM-Befunde konnten mit fetalem Blut von einer zweiten Punktion in der 31. Schwangerschaftswoche vor und nach einer intravasalen Polyglobulingabe bestätigt werden. Aufgrund des positiven Zytomegaliebefundes wurde die Tokolyse beendigt, und es kam in der 32. Schwangerschaftswoche zum Spontanpartus. Das Kind wies einen monströsen Hydrops, Hepatosplenomegalie und multiple bläuliche, livide Effloreszenzen am ganzen Körper auf, jedoch ohne Anhalt für Mikrozephalie. Im Nabelschnurblut war der CMV-IgM-Antikörpernachweis wiederum positiv. In der Aszitesflüssigkeit fanden sich hohe Zytomegalie-IgG- und positive IgM-Antikörper. Aus diesem Grunde verliefen die Versuche zum Erregernachweis aus der Aszitesflüssigkeit mittels der Schnellmethoden und der Gewebekulturverimpfung negativ. Die Autopsie wurde verweigert [14, 17].

24.5 Einsatz der pränatalen Diagnostik

- Die gezielte pränatale Diagnostik ist aufgrund der Besonderheiten der Zytomegalieinfektion (meist subklinischer Verlauf) zur Zeit auf Frauen mit verdächtiger Symptomatik und zufällig entdeckten Fällen mit virusserologisch nachgewiesener Infektion in der Frühschwangerschaft beschränkt. Hierbei kann, wenn Symptome fehlen, aus den serologischen Befunden nicht einwandfrei entschieden werden [13, 33], ob es sich um die für den Feten gefährlichere Erstinfektion oder um eine reaktivierte Infektion handelt.
- Auch bei Frauen im ersten und zweiten Trimenon mit ultrasonographisch festgestellten, zytomegalieverdächtigen Auffälligkeiten beim Feten (zum Beispiel Hydrops, Hepatosplenomegalie, intrakranielle Verkalkung) sollte bei der Schwangeren die Labordiagnostik auf Zytomegalieninfektion schnell durchgeführt und bei positivem Befund die pränatale Diagnostik empfohlen werden.
- Dies erscheint sinnvoll, da heute nicht nur die IgM-Antikörperbestimmung mit empfindlichen Methoden, sondern auch der Virus- oder Antigennachweis im Fruchtwasser oder Urin schnell durchgeführt werden kann [10, 13, G. Enders, unveröffentlicht]. Bei positivem IgM-Antikörperbefund oder positivem Virus- oder Antigennachweis in der Hydrops- oder Amnionflüssigkeit oder im fetalen Urin ist auch bei fortgeschrittener Schwangerschaft eine Interruptio in Betracht zu ziehen.

Literatur (siehe auch Literaturnachtrag, S. 274)

1. Alestig, K., F. K. Bartsch, L.-A. Nilsson, O. Strannegard: Studies of amniotic fluid in women infected with rubella. J. infect. Dis. 129 (1974) 79–81.
2. Alford, C. A., F. A. Neva, T. H. Weller: Virologic and serologic studies on human products of conception after maternal rubella. New Engl. J. Med. 271 (1964) 1275–1281.
3. Al-Nakib, W., J. M. Best, J. E. Banatvala: Rubella-specific serum and nasopharyngeal immunoglobulin responses following naturally acquired and vaccine-induced infection. Prolonged persistence of virus-specific IgM. Lancet I (1975) 182–185.
4. Aspöck, H.: Überwachung von Toxoplasmose während der Schwangerschaft. Gynäk. Rdsch. 23 (1983) 57–65.
5. Brooks, R. G., S. D. Sharma, J. S. Remington: Detection of Toxoplasma gondii Antigens vy a Dot-Immunobinding Technique. J. clin. Microbiol. 21 (1985) 113–116.

6. Cederqvist, L. L., I. A. Zervoudakis, L. C. Ewoll, L. B. Senterfit, S. D. Litwin: Prenatal diagnosis of congenital rubella. Brit. med. J. 276 (1977) 615.
7. Daffos, F., F. Forestier, L. Grangeot-Keros, M. Capella Pavlovsky, P. Lebon, M. Chartier, J. Pillot: Prenatal diagnosis of congenital rubella. Lancet II (1984) 1–3.
8. Davis, L. E., G. V. Tweek, J. A. Stewart et al.: Cytomegalovirus mononucleosis in a first trimester pregnant female with transmission to the fetus. Pediatrics 48 (1971) 200–206.
9. Desmonts, G.: Prevention de la Toxoplasmose. Remarques sur l expérience poursuivie en France. In: Marois, M. (ed.): Prevention of Physical and Mental Congenital Defects. Liss, New York 1985.
10. Desmonts, G., F. Daffos, F. Forestier, M. Capella Pavlovsky, Ph. Thulliez, M. Chartier: Prenatal diagnosis of congenital toxoplasmosis. Lancet I (1985) 500–504.
11. Enders, G.: Virusdiagnostische Befunde und ihre Interpretation: Röteln. In: Spiess, S. (Hrsg.): Virusdiagnostik für Klinik und Praxis, S. 83–100. Deutsches Grünes Kreuz, Marburg 1979.
12. Enders, G.: Serologic test combinations for safe detection of rubella infections. Rev. Inf. Dis. 7 (Suppl. 1) (1985) 113–122.
13. Enders, G.: Diagnosis of Cytomegalovirus infection. In: Simon, C., P. Wilkinson (eds.): Diagnosis of Infectious Diseases: New aspects, pp. 225–236. Schattauer, Stuttgart 1986.
14. Enders, G.: Erfahrungen mit der pränatalen Diagnostik von Röteln, Toxoplasmose und Zytomegalie aus fetalem Blut. In: Murken, J. (Hrsg.): Pränatale Diagnostik und Therapie, S. 173–180. Enke, Stuttgart 1987.
15. Enders, G.: Infektionsprophylaxe vor und während der Schwangerschaft. In: Künzel, W. (Hrsg.): Gießener Gynäkologische Fortbildung 1987: Fortbildungskurs für Fachärzte der Frauenheilkunde und Geburtshilfe. Springer, Berlin (im Druck 1988).
16. Enders, G., M. Biber: Toxoplasmose und Schwangerschaft. Immun. Infekt. (zur Veröffentlichung eingereicht 1987).
17. Enders, G., M. Hansmann, G. Harenberg: Pränatale Schnelldiagnostik für Zytomegalie. Geburtsh. und Frauenheilk. (zur Veröffentlichung eingereicht 1987).
17a. Enders, G., W. Jonatha: Prenatal Diagnosis of Intrauterine Rubella. Infection 15 (1987) 162–164.
18. Enders, G., F. Knotek: Detection of IgM antibodies against rubella virus: comparison of two indirect ELISAs and an anti-IgM capture immunoassay. J. med. Virol. 19 (1986) 377–386.
19. Enders, G., F. Knotek, U. Pacher: Comparison of various serological methods and diagnostic kits for the detection of acute, recent, previous rubella infection, vaccination, and congenital infections. J. med. Virol. 16 (1985) 219–232.
20. Enders, G., U. Pacher: Rötelnimpfung: Antikörperpersistenz für 14–17 Jahre und Immunstatus von Frauen ohne und mit Impfanamnese. Immun. Infekt. 16 (1988).
21. Hayes, K., L. Ross, J. Leydon: Experience with prenatal diagnosis of fetal

rubella infection by amniocentesis. International Symposium on Recent Developments in Perinatal and Childhood Infections, Jerusalem 1982.
22. Holzgreve, W.: Der veränderte Stellenwert der Fetoskopie im Rahmen der pränatalen Diagnostik. Med. Welt 35 (1984) 674–709.
23. Holzgreve, W., P. Miny, F. K. Beller, I. H. Pawlowitzki: Aktueller Stand der pränatalen Diagnostik. Diagnostik 18 (1985) 25–30.
24. Janitschke, K., U. Senk, A. Reinhold, S. Lichy: Marktübersicht und Bewertung kommerzieller Reagenzien zum Nachweis von Antikörpern gegen Parasiten. Lab. med. 10 (1986) 48–51.
25. Knörr, K.: Indikationen, Risiken und Konsequenzen der pränatalen Diagnostik. Wissenschaftliche Information (Milupa AG) 11 (1985) 13–23.
26. Lange, I., C. H. Rodeck, P. Morgan-Capner, A. Simmons, H. O. Kangro: Prenatal serological diagnosis of intrauterine cytomegalovirus infection. Brit. med. J. 284 (1982) 1673–1674.
27. Levin, M. J., M. N. Oxman, M. G. Moore, J. B. Daniels, K. Scheer: Diagnosis of congenital rubella in utero. New Engl. J. Med. 290 (1974) 1187–1188.
28. Miller, E., J. E. Cradock-Watson, T. M. Pollock: Consequences of confirmed maternal rubella at successive stages of pregnancy. Lancet II (1982) 781–784.
29. Morgan-Capner, P., J. Hodgson, M. H. Hambling, C. Dulake, T. J. Coleman, P. A. Boswell, R. P. Watkins, J. Booth, H. Stern, J. M. Best, J. E. Banatvala: Detection of rubella-specific IgM in subclinical rubella reinfection in pregnancy. Lancet I (1985) 244–246.
30. Morgan-Capner, P., C. H. Rodeck, K. Nicolaides, J. E. Cradock-Watson: Prenatal diagnosis of rubella (letters to the editor). Lancet II (1984) 343.
31. Morgan-Capner, P., C. H. Rodeck, K. H. Nicolaides, J. E. Cradock-Watson: Prenatal detection of rubella-specific IgM in fetal sera. Prenatal Diagnosis 5 (1985) 21–26.
32. Rodeck, C. H., S. Campbell: Sampling pure fetal blood by fetoscopy in second trimester of pregnancy. Brit. med. J. II (1978) 728–730.
33. Schmitz, H., H. Mohr, M. Majouri: Differentiation between primary and recurrent cytomegalovirus infections. Arch. Virol. (im Druck).
34. Stallman, N. D., B. C. Allan, C. J. Sutherland: Prolonged rubella IgM antibody response. Med. J. Aust. 2 (1974) 629–631.
35. Terry, G. M., L. Ho-Terry, R. C. Warren, C. H. Rodeck, A. Cohen, K. R. Rees: First trimester prenatal diagnosis of congenital rubella: a laboratory investigation. Brit. med. J. 292 (1986) 930–933.
36. Thalhammer, O., F. Heller-Szöllösy: Erfahrungen mit routinemäßigem Toxoplasmose-Screening bei Schwangeren zwecks Verhütung angeborener Toxoplasmose. Eine prospektive Untersuchung. Wien. klin. Wschr. 91 (1979) 20.
37. Toivanen, P., T. Rossi, T. Hirvonen: Immunoglobulins in human fetal sera at different stages of gestation. Experientia 25 (1969) 527–528.

25 Mögliche Kontrolle der wichtigsten Infektionen mit Konsequenzen für die Schwangerschaft und das Kind

25.1	Röteln	228
25.2	Zytomegalie	232
25.3	Herpes simplex	233
25.4	Varizellen-Zoster	234
25.5	Masern und Mumps	235
25.6	Hepatitis A	236
25.7	Hepatitis B	237
25.7a	Hepatitis C	237
25.8	HIV (AIDS)	238
25.9	Papillom-Virusinfektion	238
25.10	Erythema infectiosum (Ringelröteln)	239
25.11	Toxoplasmose	240
25.12	Listeriose	242
25.13	Syphilis (Lues)	242
25.14	Borreliose (Lyme-Krankheit)	243
25.15	Mononukleose, Lympho-Chorio-Meningitis, Coxsackie-Echo-Infektionen	243
25.16	Gonorrhö, Chlamydien, Mykoplasmen	243

Einen Überblick über den heutigen Stand der prophylaktischen und therapeutischen Maßnahmen gibt Tabelle 31a. Die diagnostischen Möglichkeiten sind in Tabelle 31b zusammengestellt.

25.1 Röteln

Gegen Röteln, die bei Infektion in der Frühschwangerschaft eine hohe Embryopathierate von 35 Prozent verursachen, stehen an prophylaktischen Maßnahmen die aktive Impfung vor der ersten Schwangerschaft sowie die Immunstatusbestimmung, die Überwachung in der Mutterschaftsvorsorge und bei Kontakt die Gabe von Rötelnimmunglobulin zur Verfügung. Zur Zeit sind in der BRD noch etwa 7,6 Prozent der Frauen beim Eintritt in die erste Schwangerschaft ungeschützt. Bei einer akuten Rötelninfektion in den ersten zwölf Schwangerschaftswochen

Mögliche Kontrolle der wichtigsten Infektionen mit Folgen für die Schwangerschaft und das Kind

Infektion	Prophylaxe vor SS			Prophylaxe in SS			fetale IgM-Diagnostik möglich 23./24. SSW	Interruptio	Therapie	Neugeborene	
	Impfung Seronegativer	Immunstatusbestimmung möglich	notwendig	Mu-Vorsorge eingeführt	diskutiert	Immunglobulin bei Kontakt				Immunglobulingabe	Therapie
Röteln	+	+		+		+	+	+	0	(+)	0
Zytomegalie	–	+		0		±	(+)	(+)	±	0	±
Herpes simplex	–	+		0	+	0	0	0	(Kaiserschnitt) (+)	(+)	+
Varizellenzoster	(+)	+		0		+	0	0	0	+	+
Masern	+	+		0		+	0	0	0	+	+
Mumps	+	+		0		+	0	0	0	+	+
Hepatitis A	–	+		0		+	0	0	(+)	(+)	(+)
Hepatitis B	+*	+	+*	+*		+ plus impfung	0	0	(+)	+ plus impfung	(+)
HTLV III = HIV	–	+	+*	+		0	0	0	(Kaiserschnitt) ±	0	+
Papillome HPV 6, 11, 16, 18	–	–		0		0	0	0	0	0	0
Ringelröteln	–	+		0	+	±	+	(+)	+ Blutaustausch	±	0
Toxoplasmose	–	+		0	+	0	(+)	0-(+)	+	0	+
Listeriose	–	±		0		0	0	0	+	0	+
Syphilis (Lues)	–	+	+*	0		0	0	0	+	0	+
Borrelien	–	(+)		0		0	0	0	+	0	+
Gonorrhö	–	±		0		0	0	0	+	0	+
Chlamydien	–	±		0		0	0	0	+	0	+
Mykoplasmen	–	±		0		0	0	0	+	0	+

+ = ja, (+) = möglich, ± = nicht verläßlich, – = kein Impfstoff/keine Serologie verfügbar, 0 = nein, * = Risikopersonen

Tabelle 31b Mögliche Diagnostik der wichtigsten Infektionen mit Folgen

Infektion	Diagnose		
	Immunstatus bei Kontakt	akute Infektion Erregernachweis	Antikörperbestimmung
Röteln	+	0	+
Zytomegalie	(+)	+	+
Herpes simplex	(+)	+	(+)
Varizellen	+	0	+
Zoster	+	0	+
Mumps	+	0	+
Masern	+	0	+
Hepatitis A	+	0	+
Hepatitis B	+	Antigen	+
HIV (= HTLV III)	+	(+)	+
Papillome HPV 6, 11, 16, 18	0	Nukleinsäure	0
Ringelröteln	+	Nukleinsäure	+
Toxoplasmose	+	0	+
Listeriose	0	+	(+)
Syphilis (Lues)	+	(+)	+
Borrelien	(+)	0	+
Gonorrhö	±	+	±
Chlamydien	±	+	(+)
Mykoplasmen	±	+	±

+ = ja, (+) = möglich, ± = nicht verläßlich, 0 = nein, AK = Antikörper

sowie bei symptomatischen Reinfektionen nach früherer Impfung muß man wegen des hohen kindlichen Risikos leider zur Schwangerschaftsunterbrechung raten, während bei mütterlicher Rötelninfektion in der 13. bis 17. Schwangerschaftswoche dies erst nach dem IgM-Antikörperbefund im fetalen Blut, in der 23. Schwangerschaftswoche bei der pränatalen Diagnostik entschieden werden sollte. Bei akuten Röteln kurz vor Geburt kann dem Neugeborenen Immunglobulin verabreicht werden, um die frühpostnatale Infektion zu verhindern oder zumindest abzuschwächen. Eine spezifische Therapie gibt es nicht.

für die Schwangerschaft und das Kind

Diagnose gesichert durch Nachweis	pränatale Diagnose fetaler Infektionen	
	IgM-Antikörper im Nabelvenenblut	Erreger im Fruchtwasser
IgM-AK	+	±
IgM-AK plus Erreger	(+)	+
Erreger	0	0
IgM-AK	0	0
IgA-AK	0	0
IgM-AK	0	0
IqM-AK	0	0
IgM-AK	0	0
Antigen plus AK	0	0
Erreger plus AK	±	±
DNS des Erregers	0	0
IgM-AK	(+)	Nukleinsäure
IgM-AK	±	+
Erreger	0	+
IgM-AK	0	0
IgG/IgM-AK	0	0
Erreger	0	0
Erreger	0	0
Erreger	0	0

Diagnostik

Für die Diagnose des Immunstatus bei Kontakt gibt die Feststellung der HAH-Antikörper Auskunft. Bei positivem HAH-Titer von 1:32 und größer liegt Immunität vor, bei negativem Befund (Titer kleiner als 1:8) Empfänglichkeit. Bei Titern von 1:8 und 1:16 ist Immunität nur dann wahrscheinlich, wenn diese durch Zusatztests bestätigt werden können und der IgM-Antikörperbefund negativ ist. Die Diagnose der akuten Röteln wird durch die Antikörperbestimmung im Blut gestellt und durch den IgM-Antikörpernachweis weitgehend gesichert. Bei der pränatalen Diagnostik kann der positive IgM-Befund im fetalen Blut die Diagnose einer fetalen Infektion unterstützen, jedoch nicht hundertprozentig sichern. Die Erregerisolierung aus der Amnionflüssigkeit ist wegen der langen Dauer bisher ohne praktischen Wert, doch sind Methoden zum schnellen Antigennachweis auch in Chorionbiopsien in Entwicklung.

25.2 Zytomegalie

Die primäre und akut reaktivierte Zytomegalieinfektion in der Schwangerschaft verursacht die häufigste kongenitale Infektion. Etwa ein Prozent aller Neugeborenen wird infiziert und etwa zehn Prozent der infizierten Kinder sind geschädigt und/oder haben in 90 Prozent Spätmanifestationen. Auch gegen die Zytomegalie gibt es noch keine aktive Impfung. Der Immunstatus gibt Auskunft, wer eine Infektion vor der ersten Schwangerschaft durchgemacht hat. In der BRD ist dies bei etwa 50 Prozent der jungen Frauen der Fall. Diese sind vor einer Primärinfektion in der Schwangerschaft, die am häufigsten zur kindlichen Schädigung führt, geschützt. Bei den antikörperpositiven Frauen kann es jedoch zur Reaktivierung der Infektion kommen, die in einem hohen Prozentsatz zwar zur kindlichen Infektion, nicht jedoch zu erkennbaren Schäden bei Geburt führt. Die prophylaktischen Maßnahmen sind bisher auf individuelle Titerbestimmungen und Virusnachweis im Urin begrenzt. Der Wert einer routinemäßigen Mutterschaftsvorsorge ist aufgrund der Besonderheiten der Zytomegalieinfektion und der aus den serologischen Untersuchungen anfallenden Konsequenzen zu gering. Eine wiederholte Hyper-Immunglobulin-Gabe für seronegative Schwangere ist zwar möglich, doch aufwendig.

Mit einer primären, akuten Zytomegalieinfektion ist bei jungen Frauen in etwa drei bis vier Prozent der seronegativen schwangeren Frauen zu rechnen. Bei akuter Zytomegalieinfektion mit Symptomen oder, was häufiger ist, bei einer durch Antikörperbestimmung zufällig entdeckten Zytomegalie in der Frühschwangerschaft oder bei ultrasonographisch festgestellten fetalen Auffälligkeiten sollte die pränatale Diagnostik versucht werden. Bei positiven Befunden steht die Interruptio zur Diskussion. Eine wirksame antivirale Therapie, die auch in der Schwangerschaft eingesetzt werden könnte, gibt es bisher nicht. Ähnliches gilt für die Therapie des geschädigten Neugeborenen. Interferon, Nukleosid- und Guaninanaloge, die die Virus-DNS hemmen, kommen jedoch bei schweren Zytomegalieerkrankungen bei immunsupprimierten Patienten zum Einsatz.

Diagnostik

Bei Kontakt orientiert die Antikörperbestimmung in der KBR oder im

ELISA darüber, ob noch Empfänglichkeit besteht oder die Infektion bereits durchgemacht wurde. Die primäre Zytomegalieinfektion wird serologisch durch Antikörpertiteranstieg und IgM-Antikörper sowie Virusnachweis aus Urin oder Rachensekret diagnostiziert. Reaktivierte Infektionen fallen durch hohe Antikörpertiter oder Anstiege auf, die nicht immer von IgM-Antikörperbildung begleitet sind. Auch wird meist nur wenig Virus ausgeschieden, so daß der Virusnachweis häufig negativ ausfällt. Trotz Einsatz aller verfügbaren Methoden ist eine primäre Zytomegalie von einer reaktivierten Zytomegalie häufig nicht zu unterscheiden. Nachdem reaktivierte Infektionen im Gegensatz zu primären Infektionen nur selten zur kindlichen Schädigung führen, ist die Entscheidung im Hinblick auf eine Interruptio äußerst schwierig.

Bei der pränatalen Diagnostik werden IgM-Antikörperbestimmungen im fetalen Blut durchgeführt und Virus- beziehungsweise Antigennachweis in der Amnionflüssigkeit, im fetalen Urin und in der Aszitesflüssigkeit versucht. Die Befunde können innerhalb von drei bis vier Tagen vorliegen. Im positiven Fall sollte man zu einer Interruptio raten.

25.3 Herpes simplex

Primäre Herpes-simplex-Infektionen in der Frühschwangerschaft führen nicht zu Mißbildungen, dagegen können primäre und seltener reaktivierte Herpes-Genitalinfektionen zu schweren sepsisähnlichen Erkrankungen und Enzephalitis beim Kind mit hoher Letalität führen. Gegen die Herpes-simplex-Typ-1- und -Typ-2-Infektion und ihre Erkrankungen haben wir bis heute keine aktive Impfung. Die Immunstatusbestimmung orientiert zwar darüber, ob eine Erstinfektion mit den Herpes-simplex-Viren schon durchgemacht wurde, doch können trotz Antikörper Rezidive auftreten, ohne daß die Antikörpertiter auffällig erhöht sind. Aus diesem Grunde ist auch eine routinemäßige Mutterschaftsvorsorge oder Immunglobulinprophylaxe nicht sinnvoll. Eine Interruptio ist auch bei nachgewiesener Primärinfektion in der Frühschwangerschaft nicht zu empfehlen, da es nur wenige Beobachtungen über Mißbildungen gibt.

Dagegen ist bei nachgewiesener Genitalinfektion kurz vor der Entbindung, besonders wenn es sich um eine Primärinfektion mit sichtbaren Läsionen handelt, der Kaiserschnitt vor Blasensprung zu empfehlen. Eine Therapie mit Aciclovir kann heute lokal und systemisch durchgeführt werden, wobei die letztere besonders in der Frühschwangerschaft nicht angewendet werden sollte. Bei nachgewiesener aktiver

Genitalinfektion kurz vor Entbindung oder bei Infektionsverdacht kann dem Neugeborenen Immunglobulin verabreicht werden, obwohl eindeutiger Nutzen nicht zu erwarten ist. Bei klinischen Auffälligkeiten des Kindes muß sofort, ohne die diagnostischen Ergebnisse abzuwarten, die intravenöse Aciclovir-Therapie begonnen werden.

Diagnostik

Antikörperbestimmung bei Kontakt orientiert darüber, ob eine Herpessimplex-Infektion früher schon durchgemacht wurde. Zuverlässige Tests zur Differenzierung von Typ-1- und Typ-2-Antikörpern fehlen.

Für die Diagnose einer primären und reaktivierten Herpes-simplex-Typ-1- oder -Typ-2-Infektion und -Erkrankung besonders im Genitalbereich ist der Virusnachweis vorrangig. Dieser gelingt mit entsprechend abgenommenen Proben und gekühltem Versand schnell und regelmäßiger als mit den neuen Methoden des Antigennachweises oder der Immunfluoreszenz auf Objektträgerausstrich. Die Antikörperbestimmung ist weniger aussagekräftig. Der Nachweis eines Antikörpertiteranstiegs und von IgM-Antikörpern ist nur bei primären, nicht aber bei rezidivierenden Herpes-simplex-Infektionen zu erwarten. Im letzteren Fall können die Titer oft unauffällig oder nur leicht erhöht sein und IgM-Antikörper fehlen.

25.4 Varizellen-Zoster

Bei Varizellen im ersten und zweiten Trimenon liegt die Embryopathierate nach unserer prospektiven Studie (Stand Oktober 1987) bei 1,2 Prozent. Bei Varizellen um den Geburtstermin kann es zu schweren kindlichen Erkrankungen mit einer Letalität von 30 Prozent kommen. Varizellen in der Schwangerschaft sind selten, da 94 Prozent der Frauen immun gegen Varizellen sind. Zum Zoster kann es bei Immunsuppression, die auch in der Schwangerschaft vorliegt, durch Reaktivierung des Varizellenvirus kommen. Bei Zoster in der Schwangerschaft wurden in der Literatur selten und in unserer prospektiven Studie mit bisher 98 Fällen keine kindlichen Schädigungen beobachtet.

Für Frauen mit Kinderwunsch, die sich nicht daran erinnern, Varizellen durchgemacht zu haben, kann der Immunstatus durch IgG-Antikörperbestimmung vor der geplanten Schwangerschaft festgestellt und im negativen Fall eine aktive Impfung durchgeführt werden. Eine Mutterschaftsvorsorgeuntersuchung ist nicht vorgesehen. Bei Kontakt mit Varizellen oder Zoster steht für seronegative Schwangere das teure Varizellen-Immunglobulin zur Verfügung. Dieses kann jedoch trotz frühzeitigem Einsatz häufig die Varizellen nicht verhindern, diese aber zumindest abschwächen. Zu einer Interruptio wird bei Varizellen wegen des sehr kleinen kindlichen Risikos nicht geraten, in keinem Fall jedoch bei Zoster, auch nicht zu einer systemischen Therapie mit Aciclovir. Bei Varizellenausbruch vier Tage vor Geburt sollte der Mutter sofort und dem Kind gleich nach Geburt Varizellen-Hyperimmunglobulin verabreicht werden.

Auch bei mütterlichen Varizellen, die bis zu zwei bis vier Tagen nach Entbindung auftreten, erhält das Kind Varizellen-Hyperimmunglobulin und eventuell Aciclovir prophylaktisch. Treten beim Neugeborenen dennoch Varizellen auf, ist die Therapie mit Aciclovir erforderlich.

Diagnostik

Bei Kontakt mit Varizellen- oder Zosterkranken kann durch die schnelle Bestimmung der IgG-Antikörper im ELISA-Test mit großer Zuverlässigkeit festgestellt werden, ob ein Schutz gegen primäre Varizelleninfektion vorliegt. Nur im negativen Fall sollte das teure Varizellen-Hyperimmunglobulin verabreicht werden. Die Diagnose bei Varizellen wird durch Nachweis eines KBR-Titeranstiegs und IgM-Antikörper, diejenige von Zoster durch KBR-Titeranstieg und stark erhöhte IgA-Antikörper eindeutig gesichert. Die pränatale Diagnostik durch IgM- oder IgA-Antikörperbestimmung in der 23. Schwangerschaftswoche ist nicht sinnvoll, da es bisher keinen Anhalt dafür gibt, ob und wann infizierte Feten als Antwort auf die Infektion IgM- oder IgA-Antikörper bilden. Zumindest sind diese bei den Kindern mit Varizellenembryopathie bei Geburt und später mit den bisherigen Methoden nur ausnahmsweise nachweisbar.

25.5 Masern und Mumps

Masern und Mumps sind selten in der Schwangerschaft, da zur Zeit noch 96 bis 98 Prozent der Frauen diese beiden Infektionen in der Kindheit durchgemacht haben. Seit etwa zwölf Jahren wird bei den Kindern die aktive Impfung durchgeführt, mit deren Hilfe die natürliche Infektion allmählich verdrängt werden soll. In Zukunft ist darauf zu achten, daß diese Impfungen vor der Schwangerschaft durchgeführt werden. Eine Schwangerschaftsvorsorgeuntersuchung ist zur Zeit nicht notwendig. Obwohl die Beobachtungen der letzten 20 Jahre kindliche Mißbildungen nach Masern und Mumps in der Schwangerschaft weitgehend ausschließen, sollte bei Kontakt schnell die Immunitätslage bestimmt und den Seronegativen das besonders für Masern gut wirksame Immunglobulin verabreicht werden. Eine Interruptio bei Mumps und Masern in der Schwangerschaft ist *nicht* indiziert. Neugeborene von Müttern mit Masern oder Mumps um den Entbindungstermin sollten Immunglobuline erhalten. Eine spezifische Therapie für Masern und Mumps gibt es nicht.

Diagnostik

Bei Kontakt mit Masern oder Mumps kann durch schnelle Bestimmung der IgG-Antikörper im ELISA der Immunstatus zuverlässig abgeklärt werden. Die Diagnose der akuten Infektion erfolgt durch Nachweis von IgM- und IgG-Antikörpern beziehungsweise durch KBR-Titeranstiege mit einer zweiten Blutprobe. Eine pränatale IgM-Diagnostik in der 23. Woche wird wegen der Seltenheit kindlicher Auffälligkeiten nicht empfohlen.

25.6 Hepatitis A

Die Hepatitis-A-Infektion in der Schwangerschaft verursacht keine Mißbildungen. Inaktivierte und Lebendimpfstoffe für die aktive Impfung sind in Entwicklung. Eine Untersuchung in der Schwangerschaftsvorsorge ist nicht notwendig. Bei Hepatitis-A-Kontakt sollte dennoch Immunglobulin, das gut wirksam ist, gegeben werden. Eine Interruptio bei akuter Hepatitis A ist nicht indiziert. Bei Hepatitis A kurz vor Entbindung sollte auch dem Neugeborenen Immunglobulin verabreicht werden. Die Therapie ist symptomatisch.

Diagnostik

Bei Kontakt kann durch Bestimmung der Hepatitis-A-IgG- und IgM-Antikörper der Immunitätsstatus schnell bestimmt werden. Mit denselben Methoden wird die akute Hepatitis A diagnostiziert, da der Hepatitis-A-Antigennachweis im Stuhl meist zu spät kommt. Eine pränatale Diagnostik ist nicht indiziert.

25.7 Hepatitis B

Die Hepatitis-B-Virusinfektion in der Frühschwangerschaft verursacht keine kindlichen Schädigungen und wird auch nur selten transplazental übertragen. Die Infektion findet meist bei Geburt oder perinatal statt. Gefährdet sind Kinder von Müttern mit akuter und chronischer Hepatitis B und solche mit Hepatitis-B-Trägerstatus.

Für Risikopersonen steht seit kurzem ein synthetisierter Rekombinationsimpfstoff Gen-H-B-Vax® mit gleicher Wirksamkeit wie der aus inaktiviertem menschlichem Plasma zur Verfügung. Diese Impfungen sollten vor der ersten Schwangerschaft durchgeführt werden, obwohl bei einer Impfung in der Schwangerschaft keine Folgen zu erwarten sind. Bei Intimkontakt mit HBsAg-positiven Partnern sollte auch in der Schwangerschaft für Anti-HBc-negative Frauen die Simultanimpfung mit Hyperimmunglobulin (HBIG) und der dreimaligen Impfung durchgeführt werden. Die HBs-Ag-Untersuchung wurde vor allem für Risikopersonen kürzlich in die Mutterschaftsvorsorge im dritten Trimenon aufgenommen.

Neugeborene von Müttern mit HBsAg und HBeAg, die durch die Vorsorgeuntersuchung heute entdeckt werden, sollten sofort nach Geburt simultan die aktive Impfung und Hepatitis-Hyperimmunglobulin erhalten. Die Therapie der Hepatitis B ist symptomatisch. Eine Interruptio bei akuter Hepatitis-B-Infektion in der Schwangerschaft ist nicht indiziert.

Diagnostik

Der Immunstatus für Hepatitis B bei Kontakt kann schnell durch die Anti-HBc-Bestimmung erfolgen. Die Diagnose einer akuten oder chronischen Infektion wird durch Antigen (HBs- und HBeAg) und den Antikörpernachweis (Anti-HBc, Anti-HBs, Anti-HBe) durchgeführt. Eine pränatale Diagnostik ist nicht erforderlich.

25.7a Hepatitis C

Über die Häufigkeit von Hepatitis-C-Infektionen bei Schwangeren und deren Folgen für das Kind ist z. Zt. noch wenig bekannt. Die diagnostischen Methoden für Antikörper- und auch Antigen-Nachweis müssen noch verbessert werden.

25.8 HIV (AIDS)

Eine aktive Impfung, die bei Risikopersonen vor der ersten Schwangerschaft durchgeführt werden sollte, ist noch nicht in Sicht. Eine Bestimmung des Immunstatus ist heute möglich und ist für alle Risikopersonen **vor** einer Schwangerschaft angezeigt. Die HIV-Untersuchung ist seit Juli 1987 Bestandteil der Mutterschaftsvorsorge. Eine Immunglobulingabe bei Kontakt ist von keinem nachweisbaren Wert. Für HIV-seropositive Schwangere wird zur Zeit zur Schwangerschaftsunterbrechung geraten, da in etwa 30–60 Prozent mit einer kindlichen Infektion mit Erkrankungsfolgen zu rechnen ist. Eine spezifische Therapie steht noch nicht zur Verfügung.

Diagnostik

Bei Intimkontakt kann der Immunstatus durch Antikörpernachweis im ELISA und indirekten Immunfluoreszenztest und bei fraglich-positiven Befunden im Imunoblot festgestellt werden. Diese Untersuchung sollte sechs bis zehn Wochen später wiederholt werden, da bei einer stattgefundenen Infektion Antikörper erst nach diesem Zeitpunkt nachweisbar werden können. Der Virusnachweis ist meist nur in der frühen Inkubationsphase und im Endstadium erfolgreich.

Die Diagnose einer akuten Infektion wird durch Antikörperbestimmung gestellt und kann durch den Virusnachweis unterstützt werden. Eine pränatale Diagnostik vor einer geplanten Interruptio durch IgM-Antikörperbestimmung im fetalen Blut und Virusnachweis im Blut und Fruchtwasser wird z. Zt. nicht angestrebt, da es hierbei zur Verschleppung des Virus aus den mütterlichen Geweben in den Feten kommen könnte. Außerdem ist der Nachweis von IgM-Antikörpern bei der HIV-Infektion nicht zuverlässig, und die Virusübertragung könnte zu jedem Zeitpunkt der Schwangerschaft erfolgen.

25.9 Papillom-Virusinfektion

Gegen Papillomviren gibt es bis jetzt keine aktive Impfung. Auch die Feststellung des Immunstatus ist bis heute nicht möglich. Die Papillom-Virusinfektion des Genitaltraktes ist häufiger, als bisher angenommen. So wurden bei zytologisch unauffälligen jungen Frauen in 7,1 Prozent und bei Schwangeren in 12,8 Prozent HPV-Infektionen mit Typ 16 und 18 nachgewiesen. Die elektrochirurgische oder kryotherapeutische Sanierung etwa der gutartigen spitzen Kondylome am äußeren Genitale sollte wegen des Verschleppungsrisikos der Infektion immer primär und noch vor der vaginalen Spekulumeinstellung beziehungsweise Palpation und Proktoskopie erfolgen. Von einer Chemotherapie mit Podophyllin sollte wegen teratogener Schädigungen abgesehen werden. Die Therapie mit Interferon ist erfolgversprechend.

HPV-Infektionen können perinatal übertragen werden und bei Kleinkindern zu Larynxpapillomen, bedingt durch Typ HPV 11 und 6, führen. Eine Interruptio bei nachgewiesener HPV-Infektion ist aber nicht angezeigt. Nur bei Geburtsbehinderung sollte eine Schnittentbindung durchgeführt werden.

Diagnostik

HPV-Infektionen werden mit Hilfe zytologischer Methoden und heute durch Hybridisierung mit radioaktiv markierter typenspezifischer DNA nachgewiesen. Geeignete serologische Methoden für den Nachweis genitaler HPV-Infektionen sind z. Zt. noch in Entwicklung.

25.10 Erythema infectiosum (Ringelröteln)

Der Erreger der in der Kindheit harmlosen Ringelröteln und die große Bedeutung der Infektion für den Feten wurden erst kürzlich entdeckt. Eine aktive Impfung gibt es nicht. Die Immunstatusbestimmung für IgG-Antikörper vor der Schwangerschaft ist heute möglich. Ein spezielles Hyperimmunglobulin für Ringelröteln steht zur Zeit noch nicht zur Verfügung, und das Standardimmunglobulin ist sicherlich zu wenig potent, da nur ca. 40–60 Prozent der Erwachsenen durchseucht und antikörperpositiv sind. Bei Feststellung eines Hydrops fetalis durch Ultraschall sollte die pränatale Diagnostik durch IgM-Antikörper- und vor allem Antigennachweis erfolgen und ein fetaler Blutaustausch erwogen werden. Eine sonstige Therapie gibt es nicht. Bei Kindern von Müttern mit Ringelröteln in der Schwangerschaft, die diese intrauterine Infektion überleben, wurde bisher keine Mißbildung beobachtet. Eine Immunglobulingabe bei Geburt ist nicht erforderlich.

Diagnostik

Bei Kontakt kann die Immunitätslage für Ringelröteln festgestellt werden. IgG-Antikörper bedeuten Schutz und früher durchgemachte Infektion. Bei einer akuten Infektion ist der Antigennachweis, der mittels Hybridisierung durchgeführt wird, nur kurz positiv, während die IgM-Antikörper für mehrere Wochen nachweisbar bleiben und die Diagnose sichern. Bei der pränatalen Diagnostik werden sowohl der Antigennachweis im fetalen Blut und Fruchtwasser beziehungsweise Aszitesflüssigkeit und die IgM-Antikörperbestimmung im fetalen Blut durchgeführt.

25.11 Toxoplasmose

Gegen Toxoplasmose gibt es keine aktive Impfung. Die Bestimmung des Immunstatus vor der ersten Schwangerschaft wäre empfehlenswert. Junge Frauen haben je nach Umweltbedingungen und Lebensgewohnheiten mit ansteigendem Alter nach unseren Erhebungen in circa 30 bis 45 Prozent die Infektion durchgemacht, so daß diese vor einer Infektion in der Schwangerschaft und damit vor dem Risiko einer kindlichen Schädigung geschützt sind. Die seronegativen Frauen sollte man vor Katzenkotkontakt und vor dem Genuß von rohem Fleisch warnen. Nur Primärinfektionen in der Schwangerschaft haben Folgen für den Feten. In der Bundesrepublik Deutschland rechnet man mit *einem* kongenitalen Toxoplasmosefall pro ca. 4000 Lebendgeburten. Trotzdem hat man die Toxoplasmose-Antikörperbestimmung bisher nicht in die Mutterschaftsvorsorge aufgenommen. Die Untersuchung wird allerdings häufig von den schwangeren Frauen gewünscht.

Ein Hyperimmunglobulin steht nicht zur Verfügung und wäre auch von geringem Nutzen, da die Infektionsquelle selten bekannt ist. Bei grippalen Symptomen mit oder ohne Lymphknotenschwellung, die jedoch nur selten bemerkt wird, und serologisch gesicherter akuter Infektion im ersten bis dritten Trimenon gibt es eine empirisch ermittelte, gut wirksame Therapie. Hierbei wird der infizierte Fetus mitbehandelt und das Risiko einer kindlichen Schädigung signifikant gesenkt. Letzteres ist bei Infektionen in der Frühschwangerschaft größer als bei Infektionen in der späteren Schwangerschaft, obwohl die Infektionen seltener auf den Feten übergehen. Eine Interruptio ist nur in Ausnahmefällen zu empfehlen. Die pränatale Diagnostik in der 23. Schwangerschaftswoche durch IgM-Antikörper und Erreger- beziehungsweise Antigennachweis kann für diese Entscheidung eventuell mit herangezogen werden. Bei auffälligen Neugeborenen von Müttern mit akuter Toxoplasmose in der Schwangerschaft sollte selbst bei nicht eindeutiger Serologie, das heißt fehlenden IgM-Antikörpern im kindlichen Blut, die Toxoplasmosetherapie begonnen werden.

Diagnostik

Die Immunitätslage in der Schwangerschaft kann heute eindeutig durch die Untersuchung auf IgG-Antikörper und, falls positiv, auf IgM-Antikörper festgestellt werden. Bei positiven IgG-Antikörpern jeder Titerhöhe und Fehlen von IgM-Antikörpern wurde die Infektion mehrere Monate bis Jahre, das bedeutet vor der Schwangerschaft, durchgemacht. Diese Frauen sind gegen einen Primärinfektion in der Schwangerschaft geschützt. Häufig finden sich mit den neuen empfindlichen IgM-Testarten schwachpositive bis grenzwertige IgM-Titer. Solche können oft länger als ein Jahr nach akuter Infektion persistieren oder auch gelegentlich durch Reaktivierung zustande kommen. Zur Feststellung des stattgehabten Infektionszeitpunktes müssen dann weitere Zusatztests herangezogen werden.

Die Diagnose einer akuten Infektion erfolgt ebenfalls durch die IgG- und IgM-Antikörperbestimmung oder durch Nachweis eines Titeranstiegs der KBR- oder IgG- und IgM-Antikörper. Erhöhte IgM-Titer auch ohne Titeranstieg sind auf kürzliche Infektion verdächtig. In der akuten Phase kann die Erregerisolierung oder der Antigennachweis, dessen Qualität allerdings noch nicht optimal ist, hilfreich sein. Die pränatale Diagnostik in der 23. Schwangerschaftswoche wurde vor allem in Frankreich und nur in wenigen Fällen von uns bisher durchgeführt. Hierbei hat sich herausgestellt, daß die Treffsicherheit der IgM-Antikörper im fetalen Blut zur Feststellung einer fetalen Infektion nur etwa 50 Prozent beträgt. Deshalb muß gleichzeitig der Erreger- oder Antigennachweis im fetalen Blut und dem Fruchtwasser durchgeführt werden. Dies erhöht die Treffsicherheit der Diagnose einer fetalen Infektion auf 90 Prozent, die durch die Fehlbildungsdiagnostik im Ultraschall in entsprechend ausgewiesenen Zentren noch unterstützt wird. Trotz der Möglichkeit einer wirksamen Therapie ist in Fällen mit im Ultraschall erkennbaren Abnormalitäten eine Interruptio zu diskutieren.

25.12 Listeriose

Eine aktive Impfung gegen Listeriose gibt es nicht, und die Feststellung der Immunitätslage durch Antikörperbestimmung ist unzuverlässig und nicht zweckmäßig. Auch kann man sich nicht bewußt vor einer Infektion schützen, da die Ansteckungsquellen der Stadtbevölkerung weitgehend unbekannt bleiben. In Frage kommen Tierkontakte, Gartenarbeiten, Genuß von verunreinigten Milchprodukten, rohem Fleisch, rohen Eiern und Rohkost. Bei fieberhaften Infektionen von septischem Charakter, besonders im zweiten Trimenon, sollte man jedoch an eine Listeriose denken.

Diagnose

Bei Verdacht auf eine Listerioseinfektion sollten die entsprechenden Untersuchungen im Stuhl, Genitalabstrich und Blut zum Erregernachweis gleich eingeleitet und die Ampicillintherapie vor Eintreffen der Ergebnisse sofort begonnen werden. Die Antikörperbestimmung für die gängigen Serotypen ist für die schnelle Diagnose einer akuten Infektion wenig geeignet. Ein signifikanter Antikörpertiteranstieg, der jedoch selbst bei akuter Infektion nicht immer stattfindet, kann retrospektiv die Diagnose bestätigen.

Bei Verdacht auf mütterliche Listeriose müssen krankenhaushygienische Maßnahmen, wie beim septischen Abort angewendet, beim Neugeborenen ebenfalls Untersuchungen zum Erregernachweis eingeleitet und dieser sofort parenteral mit Penicillin oder Erythromycin behandelt werden. Die Listeriose kann ausnahmsweise auch auf der Entbindungsstation erworben werden, so daß die Krankheitssymptome erst zwischen der ersten und vierten Lebenswoche auftreten. Auch hier ist nach Entnahme der Proben zur Erregerisolierung die entsprechende Therapie sofort zu beginnen.

25.13 Syphilis (Lues)

Eine aktive Impfung gegen Lues gibt es nicht, und eine Immunitätslagebestimmung **vor** der Schwangerschaft ist nur bei Frauen aus Risikogruppen angezeigt. In der Mutterschaftsvorsorge ist die Antikörperbestimmung (TPHA-Screening) obligatorisch. Bei positivem Befund werden die Zusatztests (IFA, IgG, IgM und VDRL) zur Feststellung, ob es sich um eine alte oder akute Infektion handelt, durchgeführt. Im letzteren Fall ist sofort die parenterale Penicillintherapie einzuleiten, die den Feten mitbehandelt. Eine Interruptio ist nicht indiziert. Neugeborene von Müttern mit positivem Luesbefund in der Schwangerschaft, vor allem, wenn es sich um eine akute Infektion gehandelt hat, müssen serologisch bei Geburt und später kontrolliert werden. Die kindliche Infektion wird durch den Nachweis von IgM-Antikörpern und hohen Rheumafaktortitern gestellt. Im positiven Fall muß die sofortige parenterale Penicillinbehandlung erfolgen.

25.14 Borreliose (Lyme-Krankheit)

Kürzlich wurde festgestellt, daß bei der durch Zeckenbiß übertragenen Borrelieninfektion, die unter anderem Erythema migrans oder auch zentralnervöse Spätmanifestationen hervorrufen kann, ähnlich wie bei Lues eine fetale Infektion möglich ist. Deshalb sollte die Borrelieninfektion in der Schwangerschaft durch IgG- und IgM-Antikörperbestimmung diagnostiziert, und, selbst bei nicht eindeutigen Laborbefunden, entsprechend mit Penicillin i. m. oder zumindest mit Erythromycin behandelt werden.

25.15 Mononukleose, Lympho-Chorio-Meningitis, Coxsackie-Echo-Infektionen

Diese Infektionen wurden in der Schwangerschaft bisher nur selten als Ursache einer kindlichen Schädigung identifiziert oder vermutet. Sie sollten aber zumindest mit den heute möglichen Labormethoden bei den schwangeren Frauen diagnostiziert und die Neugeborenen klinisch und serologisch diesbezüglich überwacht werden. Nur auf diese prospektive Weise ist es möglich, exakte Aufschlüsse über das kindliche Risiko bei einer mütterlichen Infektion in der Schwangerschaft zu ermitteln. Bei diesen Infektionen ist das kindliche Risiko nicht höher als das Normalrisiko von $\pm 3{,}5\%$.

25.16 Gonorrhö, Chlamydien, Mykoplasmen

Impfstoffe für eine aktive Impfung gegen diese Erreger gibt es nicht. Antikörperbestimmungen zur Feststellung einer früher durchgemachten

Infektion sind wenig aussagekräftig, da es sich um lokalisierte Infektionen handelt, die häufig keine Antikörperbildung induzieren. Außerdem können Antikörper keinen Schutz vor Zweitinfektionen verleihen. Wegen der zunehmenden Häufigkeit von Gonorrhö und besonders genitalen Chlamydieninfektionen in der Schwangerschaft mit ihren Auswirkungen auf das Neugeborene und im Hinblick auf die Verhütung der letzteren durch die gut wirksame Therapie wird diskutiert, in die Schwangerschaftsvorsorge ein Screening für Chlamydieninfektion im dritten Trimenon aufzunehmen. Die Infektionen mit allen drei Erregern können heute durch Erreger- oder Antigennachweis schnell diagnostiziert und effektiv behandelt werden.

Literatur

1. Enders, G.: Toxoplasmose in der Schwangerschaft. Workshop Zentrum der Inneren Medizin. J.-W.-Goethe-Universität, Frankfurt, 21. Sept. 1990, SMV Verlag (im Druck).
2. Enders, G.: Diagnostik von Rötelninfektionen in der Schwangerschaft durch konventionelle, immunologische und molekularbiologische Methoden. In: Spiess, H. (Hrsg.): Neues in der Virusdiagnostik (Richard-Haas-Symposium, München 11.–12. 5. 90), Deutsches Grünes Kreuz e.V., Marburg 1990 (im Druck).
3. Kassenärztliche Bundesvereinigung: Mutterschaftsrichtlinien: Verhütung der Rötelnembryopathie. Dtsch. Ärztebl. 11 (1986) 713–722.

Schutzimpfungen in der Schwangerschaft

1 Einleitung

Die empfohlenen Schutzimpfungen sowie Auffrischimpfungen sollten heute *vor* der Schwangerschaft durchgeführt und bei einem Beratungsgespräch vom behandelnden Arzt anhand der Impfausweise überprüft worden sein [14, 15]. Da die Impfunterlagen aber häufig unvollständig sind und der Schutz der schwangeren Frau vor drohenden Infektionskrankheiten, vor allem auch bei unaufschiebbaren Auslandsreisen, notwendig wird, ist die Kenntnis über Schädlichkeit und Unschädlichkeit von Impfungen in der Schwangerschaft, über Ausweichmöglichkeiten mit der passiven Prophylaxe und über Risiken verschiedener Antibiotika in der Schwangerschaft [7] für den Arzt wichtig.

Prinzipiell gilt, daß Impfungen mit Lebendimpfstoffen, die vermehrungsfähiges Virus oder mikrobielle Erreger enthalten, in der Schwangerschaft kontraindiziert sind, während Impfungen mit Tot-, Subunit-Impfstoffen oder Toxoiden durchgeführt werden dürfen. Obwohl es keinerlei Hinweise gibt, daß letztere teratogene Eigenschaften haben, gilt es als zusätzliche Vorsichtsmaßnahme, auch solche Impfungen erst ab dem zweiten Trimenon durchzuführen (Tab. 32).

2 Poliomyelitisimpfung

Die dreimalige Impfung mit trivalenter Polioschluckimpfung ist im Impfkalender im ersten und zweiten Lebensjahr und eine Auffrischimpfung im zehnten Lebensjahr vorgesehen. Danach werden Auffrischimpfungen alle zehn Jahre empfohlen. Die Impfungen werden heute nicht nur vom öffentlichen Gesundheitsdienst, sondern auch von niedergelassenen Ärzten durchgeführt und sind Kassenleistungen. Dadurch ist die Impfbereitschaft der Bevölkerung stark gestiegen, und die Durchimpfung in der Bundesrepublik Deutschland ist auch bei den jüngeren Erwachsenen, wie serologische Überwachungsstudien zeigen, mit 80 bis 90 Prozent für mindestens zwei Poliotypen zur Zeit gut [21, 30].

Für Schwangere mit früheren Schluckimpfungen wird bei Schluckimpfung der Kleinkinder in der Familie sowie bei Reisen in Endemiegebiete mit erhöhtem Infektionsrisiko (Zentralafrika, Südamerika, Südostasien) eine Auffrischimpfung angeraten. Die Schwangerschaft stellt also keine Kontraindikation für die Polioschluckimpfung dar, da die

Tabelle 32 Schutzimpfung in der Schwangerschaft

	Schwangerschaftsmonat		
	I–III	IV–VIII	IX–X
Lebendimpfstoffe			
Poliomyelitis	+	+	–
Masern	–	–	–
Mumps	–	–	–
Röteln	–	–	–
Varizellen	–	–	–
Gelbfieber	(+)	(+)	(+)
Pocken	–	–	–
Tuberkulose	–	–	–
[Zytomegalie, Herpes simplex, Hepatitis A]	–	–	–

+ unbedenklich, (+) bei Reisen in Endemiegebiete oder Kontakt,

umfangreichen Erfahrungen zeigen, daß keine Fruchtschädigungen zu erwarten sind. Allerdings wird man im letzten Schwangerschaftsmonat keine Schluckimpfungen durchführen, um eine Viruskontamination auf den Entbindungsstationen zu vermeiden, da das Impfvirus im Stuhl oft für mehrere Wochen ausgeschieden wird [9].

Bei schwangeren Frauen ohne frühere Schluckimpfungen sollte man zunächst die Immunitätslage im Neutralisationstest bestimmen lassen. Falls gegen keine der drei Poliotypen Antikörper vorliegen, wird folgendes Impfschema empfohlen:

Zwei Salk-Impfungen (inaktiviert) im Abstand von vier Wochen, anschließend dreimal Schluckimpfung oder
drei Salk-Impfungen im Abstand von vier bis acht Wochen; vierte Salk-Impfung sechs bis zwölf Monate später.

Dieses Impfschema gilt generell für Erwachsene ohne frühere Schluckimpfung zur Vermeidung von Impfschädigungen. Die letzteren betragen bei der Schluckimpfung nach Erhebungen der Weltgesundheitsor-

	Schwangerschaftsmonat		
	I–III	IV–VIII	IX–X
Tot-Subunit-Impfstoffe oder Toxoide			
Poliomyelitis (Salk)	+	+	+
Influenza	+	+	+
Tollwut	(+)	(+)	(+)
Hepatitis B [Hepatitis A]	(+)	(+)	(+)
[Zytomegalie, Herpes simplex]	(+)	(+)	(+)
Zeckenenzephalitis (FSME)	(+)	(+)	(+)
Tetanus	+	+	+
Diphtherie	(+)	(+)	(+)
Typhus (oral)	(+)	(+)	(+)
Cholera	(+)	(+)	(+)
Meningokokken, Pneumokokken	(+)	(+)	(+)

− keine Impfung bei Graviden, [ ] Impfstoff in Entwicklung

ganisation in den letzten zehn Jahren allerdings nur eine paralytische Erkrankung pro 6,7 Millionen Impfstoffdosen bei Impflingen und eine Erkrankung pro fünf Millionen Dosen bei Kontaktpersonen. Solche Impfschädigungen wurden vor allem bei Personen mit angeborenen Immundefekten und bei Erwachsenen beobachtet [30].

3 Masern- und Mumpsimpfung

Die Masern- und Mumpsimpfungen werden mit einem abgeschwächten Lebendimpfstoff parenteral (i.m.) durchgeführt. Sie sind deshalb in der Schwangerschaft kontraindiziert.

Masern- und Mumpsinfektionen und -erkrankungen in der Schwangerschaft kommen hierzulande nur selten vor, da zur Zeit bis zum gebärfähigen Alter noch 96 bis 98 Prozent der Frauen die natürlichen Infektionen vor der Schwangerschaft durchgemacht haben, antikörperpositiv und geschützt sind. Mit zunehmender Durchimpfung der Kleinkinder muß in den kommenden Jahrzehnten bis zur Ausrottung der natürlichen Infektion überwacht werden, ob die Schutzlage im gebärfähigen Alter nach Impfung ebenso zuverlässig ist wie nach natürlicher Infektion.

Bei Masern- und Mumpskontakt in der Schwangerschaft sollte schnell die Immunitätslage im empfindlichen ELISA-Test bestimmt und bei den seronegativen Schwangeren die passive Prophylaxe mit normalem Immunglobulin durchgeführt werden. Durch die frühzeitige Gabe von Immunglobulin wird eine im Erwachsenenalter und besonders in der Schwangerschaft oft schwer verlaufende Masernerkrankung entweder vollkommen verhütet oder stark mitigiert. Fruchtschädigungen und kindliche Schädigungen nach Masern in der Schwangerschaft wurden zwar früher vereinzelt beschrieben, sind aber in den letzten Jahren nicht beobachtet worden [12, 13]. Das gleiche gilt für Mumpsinfektionen in der Schwangerschaft. Die Verhütung von Mumps durch die Gabe von Mumpshyperimmunglobulin oder normalem Immunglobulin ist im Vergleich zu Masern wegen des weniger sicher festzustellenden Kontaktzeitpunkts meist nicht so erfolgreich wie bei Masern.

Im Fall einer unbeabsichtigten Impfung mit Masern- oder Mumpslebendimpfstoff bei bestehender Gravidität sieht man keine Indikation zur Interruptio, da keine schädlichen Effekte der Impfung für die kindliche Frucht zu erwarten sind (siehe Kapitel Masern und Mumps).

4 Rötelnimpfung

Die Rötelnimpfung, die mit abgeschwächten Lebendimpfstoffen (Cendehill, RA 27/3/HDC) durchgeführt wird, ist kurz vor und in der Schwangerschaft kontraindiziert. Dies gilt weiterhin, obwohl die bisherigen Ergebnisse der Überwachungsstudien mit insgesamt 1176 Schwangeren in den Vereinigen Staaten [3a, 3b] und 425 in der Bundesrepublik Deutschland von 1971 bis 1986 (Stand Dez. 1986) gezeigt haben, daß keine der bei Impfung seronegativen Frauen (n = 402), die 0 bis 3 Monate vor oder in der Schwangerschaft geimpft wurden, ein Kind mit rötelnembryopathieverdächtigen Symptomen geboren haben. In einem kleinen Prozentsatz wurde allerdings festgestellt, daß es zur Infektion der Frucht kommen kann, wie die Virusisolierungen aus Abortmaterial (2,9 bis 15 Prozent) bzw. der Nachweis von rötelnspezi-

Tabelle 33   Risiko für kongenitales Rubella-Syndrom bei Rötelnimpfung vor und in der Frühgravidität

registrierte Frauen	Atlanta, USA (Center for Disease Control) n = 1176		Stuttgart n = 425	
beobachtetes Risiko (Neugeborene)	0/812	0%	0/242	0%
maximales Risiko (Neugeborene seronegativer Mütter)	0/267	1,4%	0/135	2,7%
maximales Risiko (USA + BRD)		0,9%		
„Normalrisiko" für kongenitale Defekte	~ 2–3%		~ 3,5%	
Risiko bei Röteln im ersten Trimenon		25–35%		

fischen IgM-Antikörpern im kindlichen Blut (2 Prozent) zeigen (Tab. 33). Auch in England wurden ähnliche Beobachtungen gemacht [32a].

Aufgrund der günstigen Beobachtungen besteht heute nach amerikanischer [3a, 3b], deutscher [17, 20, 42] und englischer [32a] Auffassung bei einer erfolgten Impfung vor und in der Frühgravidität keine Indikation mehr zur Interruptio. Allerdings sollte weiterhin bei solchen in der Schwangerschaft geimpften Frauen der Schwangerschaftsausgang überwacht werden, um eventuelle, durch andere Ursachen bedingte kindliche Schädigungen oder Auffälligkeiten nicht der Rötelnimpfung anzulasten (siehe Kapitel Röteln).

Um seronegative Schwangere vor Rötelninfektion in den ersten 17 Schwangerschaftswochen zu schützen, kann die passive Prophylaxe mit Rötelnhyperimmunglobulin (0,2 ml/kg) in Abständen von sechs bis acht Wochen durchgeführt werden. Danach müssen aber jeweils Antikörperkontrollen erfolgen, um eine dennoch subklinisch abgelaufene akute Rötelninfektion zu entdecken. Bei Kontakt zu Röteln in der Frühschwangerschaft wird für Frauen mit seronegativem oder unbekanntem Immunstatus die Immunglobulinprophylaxe (0,3 ml/kg) bis zum achten Tag nach Kontaktbeginn empfohlen [28a]. Zweimalige Antikörperkontrollen sind bei seronegativen Schwangeren bis sechs Wochen nach Immunglobulinprophylaxe erforderlich (siehe Kapitel Röteln).

5 Varizellenimpfung

Der 1984 bei uns lizenzierte Varizellenimpfstoff enthält abgeschwächtes Lebendvirus und ist deshalb für die Anwendung in der Schwangerschaft kontraindiziert. Sein Einsatz ist bis jetzt vor allem auf die noch empfänglichen, durch Krankheit und Therapie immunsupprimierten Kinder und Erwachsenen beschränkt (beispielsweise Leukämie- und Tumorpatienten), die durch eine natürliche Varizelleninfektion schwer gefährdet sind. Weitere Zielgruppen sind noch seronegatives Pflegepersonal und seronegative Frauen im gebärfähigen Alter [28].

Eine allgemeine Impfung wie bei Masern, Mumps und Röteln im Kindesalter ist bisher nicht geplant, doch ist es vorstellbar, daß in absehbarer Zeit die Varizellenkomponente in diese Impfstoffkombination mitaufgenommen wird.

Zur Zeit haben in der Bundesrepublik Deutschland 94,5 Prozent der Frauen im gebärfähigen Alter Antikörper und sind dadurch bei Kontakt mit Varizellen in der Schwangerschaft, der besonders bei Müttern mit Kleinkindern sehr häufig vorkommt, gegen eine Primärinfektion mit Varizellen geschützt. Das gleiche gilt bei Zosterkontakt. Oft ist eine frühere Varizelleninfektion jedoch nicht erinnerlich. Wegen des kleinen Risikos einer Varizellenembryopathie, das nach dem derzeitigen Stand (Oktober 1987) unserer seit 1979 laufenden prospektiven Studie (vier Embryopathiefälle von 330 lebendgeborenen Kindern) bei 1,2 Prozent liegt, wird für seronegative Schwangere bei Kontakt innerhalb von vier Tagen die Gabe von Varizellenhyperimmunglobulin (0,2 bis 0,4 ml/kg Körpergewicht) empfohlen [19]. Auch nach mehr als vier Tagen zurückliegendem Kontakt ist für Seronegative die Gabe von Varizellenhyperimmunglobulin angebracht, da zumindest die in der Schwangerschaft oft schwer verlaufenden Varizellen deutlich abgeschwächt werden. Vor Einsatz dieser teuren Maßnahme sollte jedoch sofort die Antikörperbestimmung im empfindlichen ELISA-Test durchgeführt werden, da 94,5 Prozent der Frauen gegen Varizellen IgG-Antikörper, die in der Komplementbindungsreaktion (KBR) nicht erfaßt werden, besitzen und gegen eine Primärinfektion geschützt sind. Bei Auftreten von Varizellen der Mutter vier Tage vor bis zwei bis vier Tage nach Entbindung sollten dem Kind sofort 2 ml Varizellenhyperimmunglobulin verabreicht werden (siehe Kapitel Varizellen-Zoster).

6 Gelbfieberimpfung

Der Gelbfieberimpfstoff enthält ein abgeschwächtes, auf Hühnerembryonen gezüchtetes Lebendvirus. Dieser Impfstoff wird vor allem in den Gelbfieberzonen Afrikas und Südamerikas auch bei Schwangeren angewendet. Abgesehen von Personen mit Eiallergie, die als Kontraindikation gilt, wird die Impfung im allgemeinen anstandslos vertragen. Vorsichtshalber wird bei uns empfohlen, Schwangere erst nach dem ersten Trimenon, das heißt nach der für die Organbildung bedeutsamen Periode zu impfen. Der schwangeren Frau sollte also zunächst geraten werden, die Reise bis nach dem ersten Trimenon zu verschieben. Ist dies nicht möglich, sollte die Impfung auch im ersten Trimenon durchgeführt werden, da eine Reise in Endemiegebiete ohne Gelbfieberschutz für die Schwangere und die Frucht schwerwiegende Erkrankungsfolgen haben kann [29].

7 Pockenimpfung

Eine Pockenerstimpfung wurde in den früheren Empfehlungen in der Schwangerschaft abgelehnt, wenn nicht eine unmittelbare Expositionsgefahr bestand. Im letzteren Fall wurde empfohlen, die Impfung simultan mit 1 000 I.E./ml Vakzine-Immunoglobulin durchzuführen. Das gleiche galt für Pockenwiederimpfungen nach mehr als 15 Jahren nach der Erstimpfung [9, 34].

Von der Weltgesundheitsorganisation wurden die Pocken im Dezember 1979 für ausgerottet erklärt und die gesetzliche Pockenerst- und -wiederimpfung bei uns aufgehoben. Damit ist auch das Problem der Pockenimpfung für Schwangere hinfällig geworden.

Seither werden alle Fälle mit Pockenverdacht sofort untersucht. Die seit 1979–1984 gemeldeten 173 Pockenverdachtsfälle konnten als nicht pockenbedingt aufgeklärt werden [5].

8 Tuberkuloseimpfung

Die Tuberkulose ist ständig im Rückgang begriffen und chemotherapeutisch gut beherrschbar. Die rechtzeitige Entdeckung einer Tuberkulose und ihre konsequente Chemotherapie ist augenblicklich der wichtigste Punkt in der Tuberkulosebekämpfung. Hierbei ist die Wahl eines geeigneten Tuberkulostatikums in der Schwangerschaft noch diskussionsbedürftig. Deshalb wird die Tuberkuloseschutzimpfung (BCG) bei uns heute nur noch als Indikationsimpfung (Leben oder Arbeiten im Tuberkulosemilieu, schlechte Lebensbedingungen, Regionen mit überdurchschnittlichen Tuberkulose-Infektionsraten) empfohlen. Da die Impfung mit einer Lebendvakzine (BCG Stamm Kopenhagen 1331, 200000 bis 300000 vermehrungsfähige Keime) durchgeführt wird, ist sie in der Schwangerschaft kontraindiziert [33, 37, 41].

Bei Tuberkulosekontakt in der Schwangerschaft ist die Durchführung eines Tuberkulintests zur Feststellung der Immunitätslage möglich.

Ist die Tuberkulose der Mutter oder eines Familienangehörigen bekannt, sollte das Kind sofort nach der Geburt ohne vorherige Tuberkulintestung mit 0,1 ml BCG-Impfstoff streng intrakutan am linken Oberarm geimpft und bis zur Tuberkulinkonversion (zwei bis drei Monate) von der Mutter getrennt werden [10].

9 Influenzaimpfung

Die Influenzaschutzimpfung wird gegenwärtig mit inaktivierten Vollvirus- oder Subunit-Impfstoffen durchgeführt. Diese enthalten die Antigene der jeweils zirkulierenden Influenza-A- und -B-Subtypen. Die epidemiologische Lage wird diesbezüglich von den Weltinfluenzazentren und der Weltgesundheitsorganisation sorgfältig überwacht [4, 11, 16].

Die Zielgruppen für die Influenzaimpfung sind vor allem Erwachsene und Kinder, die wegen ihrer Grundleiden durch die Influenzaerkrankung besonders gefährdet sind, sowie beruflich stark exponierte Personen und ältere Menschen. Bei Schwangeren besteht (außer bei der Pandemie 1918 bis 1919 und der Epidemie 1957 bis 1958) kein erhöhtes Risiko für schwere Influenzaerkrankungen und erhöhte Abortraten.

Kindliche Schädigungen durch Influenzaerkrankungen der Mutter und Medikamenteneinnahme werden jedoch immer wieder diskutiert.

Für die Impfung von Schwangeren gelten die gleichen Auswahlkriterien wie für Nichtschwangere. Die Schwangerschaft ist keine Kontraindikation für die Influenzaschutzimpfung. Kontraindikationen sind vor allem Eiallergie. Eine einmalige Impfung mit 0,5 ml des Impfstoffes vorzugsweise ab dem zweiten Trimenon wird als ausreichend angesehen. Jährliche Auffrischimpfungen werden empfohlen. Die Impfung ist im allgemeinen gut verträglich. An der Injektionsstelle können leichte Rötungen und Schwellungen auftreten, die rasch wieder abklingen. Stärkere Allgemeinreaktionen werden nur in zwei bis drei Prozent beobachtet.

Für die spezifische Prophylaxe und Therapie gegen Influenza-A-Infektionen, nicht aber gegen Influenza-B-Infektion, ist das Admantadine-Hydrochlorid (Symmetrel®) verfügbar. Dieses Medikament kann in 70 bis 90 Prozent die Erkrankung verhüten, wenn es bei epidemischer Häufung von Influenza A *vor* Erkrankungsbeginn eingenommen wird. Durch Einnahme 24 bis 48 Stunden nach Krankheitsbeginn wird eine Verkürzung der Krankheitsdauer und Milderung der Symptome bewirkt [4].

In der Schwangerschaft wird man vorsichtshalber von dieser Symmetrel-Prophylaxe und Therapie Abstand nehmen, da bisher keine kontrollierten Untersuchungen in der Schwangerschaft vorliegen.

10 Tollwutimpfung

Für die Tollwutschutzimpfung stehen heute aus menschlichen Diploidzellkulturen (HDC) gewonnene inaktivierte Antigene zur Verfügung. Dieser Impfstoff ist im Gegensatz zu dem früheren Impfstoff aus tierischem Hirngewebe in bezug auf zentralnervöse Komplikationen ungefährlich und gut wirksam. Dies ist ein großer Fortschritt. Er wird heute zur präexpositionellen Impfung für Risikopersonen (Forst-/Waldarbeiter, Laborpersonal) sowie postexpositionell nach Tierbiß empfohlen.

Bei Reisen der Schwangeren in Länder mit besonderer Tollwutverbreitung oder bei entsprechendem Kontaktrisiko ist deshalb die Möglichkeit einer präexpositionellen Impfung mit drei Dosen in Abständen von einem Monat gegeben. Bei Tierbiß ist die Simultanimpfung, das heißt die gleichzeitige, örtlich getrennte Verabreichung von humanem Hyperimmunglobulin und Impfung mit dem HDC-Impfstoff, wie in

Tabelle 34   Prophylaxe gegen Tollwut

Nach der Exposition
Alle Verletzungen durch Wildtiere oder verdächtige Haustiere
   HIG (human) 20 I.E./kg Körpergewicht einmal
   50% um Wunde infiltrieren
   50% intragluteal
   simultan mit: Tollwut HDC-Vakzine
   6 × 1 ml 0, 3, 7, 14, 30, 90 Tage

Vor der Exposition
Tierärzte, Jäger, Laborpersonal
   nur Tollwut HDC-Vakzine
   3 × 1 ml 1., 2., 3. Monat
   Auffrischimpfung nach 1, 2 und 5 Jahren

Tabelle 34 angegeben, auch in der Schwangerschaft notwendig, da die Erkrankung an Tollwut ausnahmslos tödlich verläuft [16].

11 Hepatitis-B-Impfung

Die Hepatitis-B-Impfung wurde bisher mit einem aus Plasma von HBsAg-Trägern gewonnenen Antigen, das mit zuverlässigen Verfahren inaktiviert wird, durchgeführt. Ein neuer biotechnologisch hergestellter Impfstoff ist das Gen-H-B-Vax®, andere sind in Entwicklung. Die Impfung wird in westlichen Ländern und so auch in der Bundesrepublik nicht allgemein, sondern nur für Risikogruppen empfohlen [8]. Die Grundimmunisierung wird bei anti-HBc- und anti-HBs-antikörpernegativen Personen mit dem Impfstoff HB-Vax® zweimal im Abstand von vier Wochen durchgeführt und eine dritte Impfung nach sechs Monaten angeschlossen. Mit dem Impfstoff Hevac-B® Pasteur werden vier Impfungen (1., 2. und 3. Impfung im Abstand von einem Monat und die 4. Impfung nach einem Jahr) durchgeführt. Die Impfung sollte nicht intragluteal, sondern in den Oberarm i.m. durchgeführt werden. Danach werden die gegen das Anti-HBs-Antigen sich entwickelnden Anti-

HBs-Antikörper quantitativ bestimmt und entsprechend den festgestellten Antikörperkonzentrationen Antikörperkontrollen und eventuell Auffrischimpfungen innerhalb von drei Monaten bis fünf Jahren empfohlen [27].

Primärimpfungen in der Schwangerschaft oder in der Stillperiode, die vor allem bei Intimkontakt mit HBsAg- und besonders HBeAg-antigenpositiven Partnern in Betracht zu ziehen sind, wurden bisher zwar noch nicht öffentlich empfohlen, können aber durchgeführt werden. Man weiß, daß die natürliche Hepatitis-B-Infektion nur selten [1 a] transplazental übertragen wird und keine fruchtschädigende Wirkung hat, jedoch als perinatale Infektion für das Kind von großer Bedeutung ist. Deshalb ist auch, zumal es sich um einen inaktivierten Impfstoff handelt, bei Impfung in der Schwangerschaft keine Schädigung der Frucht oder des Feten zu erwarten. Eine Interruptio ist bei Hepatitis-B-Impfung in der Schwangerschaft demnach nicht indiziert. Bei besonderem Expositionsrisiko ist es sogar zu vertreten, zumindest die zweite (HB-Vax®) beziehungsweise dritte Impfung (Hevac-B®) noch in der Schwangerschaft durchzuführen, während man mit der dritten beziehungsweise vierten Impfung bis nach der Entbindung warten kann.

Zum Schutz einer anti-HBc-negativen Schwangeren mit Intimkontakt zu einem HBsAg- und HBe-antigenpositiven Partner steht heute das Hepatitis-B-Hyperimmunglobulin (HBIG) zur Verfügung. Dieses kann jedoch nur zu 70 bis 80 Prozent eine Hepatitis-B-Infektion verhüten. HBs-Antigen- und Antikörperkontrollen sowie wiederholte Gaben von HBIG bis zum Ende der Schwangerschaft sind erforderlich. Wirksamer wäre die Simultanimpfung. Hierbei werden das HBIG (0,1 ml/kg) und die aktive Impfung an verschiedenen Orten, jedoch gleichzeitig verabreicht, und vier bis sechs Wochen später die zweite aktive Impfung durchgeführt. Dieses Verfahren wird sicherlich in absehbarer Zeit auch für Schwangere empfohlen.

Zum Schutz des Neugeborenen vor einer perinatalen Hepatitis-B-Infektion soll das Blut von Schwangeren – zunächst nur von solchen mit Verdacht auf Hepatitis-B-Kontakt oder Trägerstatus [28 a], später eventuell bei allen Schwangeren – bei der letzten Vorsorgeuntersuchung im sechsten bis siebten Schwangerschaftsmonat auf Hepatitis-B-Antigen (HBsAg) und, falls positiv, auf HBe-Ag untersucht werden. Im positiven Fall wird das Kind sofort nach Geburt simultan geimpft und erhält die zweite aktive Impfung vier bis sechs Wochen und die dritte Impfung sechs Monate später. Die erste aktive Impfung sollte, wenn nicht sofort, dann innerhalb der ersten Lebenswoche durchgeführt werden [22].

12 Hepatitis-A-Impfung

Zur aktiven Impfung gegen Hepatitis A sind sowohl abgeschwächte Lebendimpfstoffe zur oralen und parenteralen Applikation als auch inaktivierte Vakzine in Entwicklung. Bis heute steht uns jedoch nur eine gut wirksame passive Prophylaxe mit konventionellem, auf Hepatitis-A-Antikörpergehalt geprüftem Immunglobulin zur Verfügung. Bei Kontakt einer Schwangeren mit Hepatitis-A-Erkrankten oder fraglich Infizierten im Haushalt, in Heimen und Schulen genügen die Verabreichung von 0,12 ml/kg beziehungsweise die Gabe von fünf bis sieben ml Immunglobulin zum Schutz für sechs bis acht Wochen. Zur Präexpositionsprophylaxe bei Reisen in Endemiegebiete für einen bis zwei Monate genügen 0,12 ml/kg. Bei längerem Aufenthalt empfiehlt sich eine höhere Dosis von 0,2 ml/kg alle fünf Monate [16].

13 Frühsommerzeckenenzephalitisimpfung

Für die Impfung gegen durch die Zecke Ixodes ricinus übertragene virale Infektion (FSME), die von der banalen grippalen Erkrankung über Meningitis bis zur Meningoenzephalitis reichen kann, steht heute ein inaktivierter, gereinigter Impfstoff zur Verfügung. Über die gute Verträglichkeit und Wirksamkeit liegen besonders aus Österreich, wo die ganze Bevölkerung geimpft wird, millionenfache Erfahrungen vor.

In der Bundesrepublik Deutschland wird die Impfung für besonders Exponierte (Förster, Lager-, Waldarbeiter, Landwirte) und für die Bevölkerung empfohlen, die in der Nähe von Naturherden lebt, und für Urlauber, die häufig in FSME-Gebiete in Südwestdeutschland, Österreich und der Tschechoslowakei und in die Balkanländer reisen und sich bevorzugt in der Natur aufhalten. In der Bundesrepublik ist es schwierig, die Endemiegebiete klar zu umreißen. In jedem Fall kommen in Süddeutschland immer wieder Erkrankungsfälle vor, wobei ein Zeckenbiß keineswegs regelmäßig erinnerlich ist.

In einem Risikogebiet in Deutschland ist jedoch nach Isolierungsbefunden nur jede tausendste Zecke infektiös, jedoch rechnet man in der Praxis eher mit einer Infektion bei jeder 50. bis 500. Zecke. Das Risiko einer FSME mit Erkrankung nach einem Zeckenbiß in einem Risikogebiet beträgt etwa 1:500 bis 1:5000; in etwa 20 bis 30 Prozent ist mit einer Beteiligung des Zentralnervensystems zu rechnen [18, 21a, 43].

Bei Reisen in Endemiegebiete kann diese Impfung auch in der Schwangerschaft – möglichst erst ab dem zweiten Trimenon – durchgeführt werden. Theoretisch ist bei dieser Schutzimpfung, da es sich um einen Totimpfstoff handelt, kein Risiko für die Frucht zu erwarten. Die FSME-Impfung sollte zweimal im Abstand von vier bis acht Wochen mit einer Auffrischimpfung acht bis zwölf Monate später durchgeführt werden. Zwei Wochen nach der zweiten Impfung ist bei 90 Prozent der Geimpften schon ein Schutz vorhanden. Bei plötzlich geplanter Reise in Endemiegebiete (zum Beispiel Österreich) kann der Abstand der ersten zwei Impfungen auf 14 Tage verkürzt werden.

Bei erfolgtem Zeckenbiß in einem Risikogebiet ist es ratsam, auch in der Schwangerschaft in den ersten drei Tagen die passive Prophylaxe mit FSME-Immunglobulin durchzuführen. Am ersten und zweiten Tag nach Zeckenbiß genügen 0,1 ml/kg Körpergewicht i. m., am dritten Tag 0,2 ml/kg. Ab dem vierten Tag nach Zeckenbiß sollte keine passive Prophylaxe mehr durchgeführt werden, da es Beobachtungen gibt, daß in solchen Fällen die FSME-Erkrankung schwerer verlaufen kann als bei Personen ohne rechtzeitige passive Prophylaxe. Das FSME-Immunglobulin verhindert etwa sechs von zehn Erkrankungen, wenn es als Postexpositionsprophylaxe gegeben wird [18, 43].

Neben dem Frühsommermeningoenzephalitisvirus können durch die Zecken Ixodes ricinus in Europa und Ixodes damini in den Vereinigten Staaten auch Spirochäten (Borrelien) übertragen werden. Als Folge davon treten in Europa relativ häufig Erythema chronicum migrans und auch eine Meningopolyneuritis [1, 36] auf, während in den USA als Spätfolgen vermehrt Arthritis und Karditis (Lyme-Krankheit) beobachtet werden [38]. Bei Infektionen in der Schwangerschaft kann es zur transplazentaren Infektion der Frucht und verschiedenartigen Schäden beim Kind kommen [30a, 35].

Die aktive und passive Prophylaxe gegen FSME schützt nicht vor einer Borrelieninfektion.

Nach Ablauf von drei bis vier Wochen nach Zeckenbiß kann heute durch Antikörperbestimmung festgestellt werden, ob eine Infektion mit dem Frühsommermeningoenzephalitisvirus (FSME) oder der Spirochäte (Borrelia) stattgefunden hat [21c].

Bei Auftreten von Frühmanifestationen (Erythema chronicum migrans) wird eine Behandlung mit Tetrazyklinen, die in der Schwangerschaft durch Erythomycin (Base) ersetzt werden muß, und bei Spätmanifestationen (Meningopolyneuritis, Arthritis, Karditis) die parenterale Behandlung mit Depot-Penicillin (ein bis vier Mega täglich für zehn Tage) in gleicher Weise wie bei der Neurolues empfohlen (siehe Kapitel Borrelien).

14 Tetanus- und Diphtherieimpfung

Tetanus und Diphtherie sind nicht wie die Pocken durch Impfungen ausrottbar. Gegen Tetanus gibt es keine natürliche Durchseuchung, und eine Immunität kann nur durch Impfung erzielt werden. Der Erreger selbst kann nicht bekämpft werden, denn seine Sporen befinden sich im Erdboden auf der ganzen Welt. Diphtheriekeime können, ähnlich wie die Polioviren, eingeschleppt werden und sich ausbreiten, bis ein mangelhaft Geschützter erkrankt. Toxoidimpfstoffe erzeugen eine antitoxische Immunität, die dem Geimpften einen Individualschutz verleiht. Selbst wenn kein Fall von Tetanus und Diphtherie mehr bei uns vorkäme, müßten wir alle in vernünftigen Abständen und mit angemessenen Dosen aktiv immunisieren, um das Erreichte zu erhalten beziehungsweise derzeit noch zu verbessern [21].

14.1 Tetanusimpfung

Nach den Zahlen der verkauften Impfstoffdosen und der Antitoxinbestimmungen ist bei uns die Schutzlage gegen Tetanus bei den Kindern und jugendlichen Männern mit Schutztiter von 0,1 beziehungsweise Grenzwerttitern von 0,01 I.E./ml sehr gut. Im allgemeinen sind Frauen weniger ausreichend gegen Tetanus geschützt als Männer, da sie nicht obligatorisch im Wehrdienst oder Beruf Tetanusimpfungen erhalten [32]. Daraus ergibt sich die Notwendigkeit, auch im Interesse der Verhütung eines Tetanus neonatorum, in der Schwangerschaftsvorsorge gezielt auf einen Impfschutz der Frauen hinzuwirken [9]. Prinzipiell werden nach der im Kindesalter erfolgten Grundimmunisierung mit DPT- bzw. DT-Impfstoffen alle zehn Jahre Auffrischimpfungen mit T- oder Td-Impfstoffen empfohlen (siehe Abschnitt 14.2). Sind also seit der Kindheit keine Auffrischimpfungen mehr erfolgt, kann eine solche durchaus im zweiten oder dritten Trimenon durchgeführt werden.

Bei bisher gegen Tetanus völlig ungeschützten Schwangeren, wie es nicht selten bei Frauen aus der dritten Welt vorkommt, sollte die Grundimmunisierung durchgeführt werden. Diese besteht aus zweimaliger Impfung im Abstand von zehn bis zwölf Wochen, vorzugsweise im zweiten und dritten Trimenon, und einer dritten Impfung zwölf Monate später. Bei bereits Teilimmunen (zwei Dosen Tetanustoxoid) genügt eine Auffrischimpfung spätestens sechs Wochen vor der Entbindung. Bei diesem Vorgehen dürfte ein schützender Antitoxintiter beim Neugeborenen erzielt werden. Obwohl bei uns ein Tetanus neonatorum praktisch nicht mehr vorkommt, ist diese Erkrankung in Ländern der dritten Welt mit einer Sterberate von sechs bis sieben Prozent noch immer ein Problem [9].

Bei Verletzungsfall muß man nach den hierfür entsprechenden Richtlinien vorgehen (Tab. 35).

Tabelle 35 Tetanusprophylaxe bei Verletzung

Vorgeschichte der Tetanusimmunisierung (Dosen Impfstoff)	saubere, geringfügige Wunden		alle anderen Wunden	
	T oder Td***	TIG	T oder Td***	TIG
unbekannt	ja	nein	ja	ja
0–1	ja	nein	ja	ja
2	ja	nein	ja	nein**
3 oder mehr	ja+	nein	ja*	nein

TIG = Tetanusimmunglobulin
* = nein, wenn seit der letzten Impfstoffinjektion weniger als fünf Jahre vergangen sind
** = ja, wenn die Verletzung länger als 24 Stunden zurückliegt
*** = bei Kindern, die das 7. Lebensjahr nicht vollendet haben, DT anstelle Td
+ = nein, wenn seit der letzten Impfstoffinjektion weniger als zehn Jahre vergangen sind

Wegen mangelnder Impfdokumente und längerer Abstände in der Grundimmunisierung (wobei die Bedeutung der längeren Impfintervalle im Hinblick auf den zu erzielenden Effekt überbewertet wird) werden in der Regel jedoch die Kinder und jungen Personen eher zuviel als zuwenig geimpft. Dadurch nehmen dann Unverträglichkeitsreaktionen zu. Die Stärke der lokalen Nebenreaktionen korreliert mit der Antitoxinhöhe vor der Impfung, der Antigendosis und dem Adjuvansgehalt [32].

Im Zweifelsfall kann die Immunitätslage durch Bestimmung des Antitoxinspiegels im Laboratorium festgestellt werden. Ein Antitoxintiter von 0,01 I.E./ml stellt einen Schutzgrenzwert, und ein Wert von 0,1 I.E./ml, der angestrebt werden sollte, einen guten Schutz dar.

14.2 Diphtherieimpfung

Zur Zeit ist eine Rückkehr der Diphtherie in seuchenhafter Dimension durchaus denkbar, wie die Erfahrungen seit 1975 in der Bundesrepublik Deutschland zeigen. Von 1975 bis 1982 kam es bei Kindern und zahlreichen Erwachsenen zu mehr als 100 Diphtherieerkrankungen mit toxischem Verlauf und einer Letalität von 22 Prozent [31]. Durchweg handelt es sich hierbei um Infektionen mit dem Corynebakterium diphtheriae Typ mitis, der eine besonders starke Toxinproduktion aufweist.

Nach vorliegenden Untersuchungen haben nur 51 Prozent der zwei- bis 14jährigen Kinder und nur 23 Prozent der 18- bis 40jährigen Erwachsenen einen schützenden Antitoxintiter von 0,1 I.E./ml [2, 31, 32]. Dies liegt weniger an einer mangelhaften Grundimmunisierung im Kindesalter, als daran, daß die ursprüngliche hohe Impfimmunität von geringer Stabilität und Permanenz ist [39]. Deshalb sind Auffrischimpfungen wichtig. Für Auffrischimpfungen nach dem zwölften Lebensjahr stehen heute Impfstoffe mit geringerer Dosierung des Toxoids (5 I.E. = d) zur Verfügung, die auch im Erwachsenenalter eine gute Verträglichkeit haben. Am besten sollte die Auffrischimpfung gegen Diphtherie zusammen mit Tetanus (Td) vor der Schwangerschaft durchgeführt werden.

Bei Schwangeren mit Diphtheriekontakt muß eine Auffrischimpfung mit d-Impfstoff bzw. bei solchen ohne Vorimmunisierung die Grundimmunisierung mit d-Impfstoff durchgeführt und gegebenenfalls bei Nachweis von Diphtheriebakterien im Rachenabstrich eine antibakterielle Therapie mit 1,2 Megaeinheiten Benzathin-Benzylpenicillin oder Erythromycin oral gegeben werden [31].

Bei klinischem Verdacht auf Diphtherieerkrankung in der Schwangerschaft muß leider auch das heterologe antitoxische Diphtherieserum vom Pferd eingesetzt werden, das in sieben Prozent zur Serumkrankheit und zum anaphylaktischen Schock führen kann. Ein homologes Diphtherieserum fehlt immer noch. Außerdem muß auch die Therapie mit Penicillin bzw. Erythromycin erfolgen [21, 31].

15 Typhusimpfung

Ein Typhus bei Schwangerschaft kann durch die typhöse Septikämie zu einem Abort führen. Obwohl heute die Erkrankung besser therapiert werden kann als früher, ist der Schutz vor Typhus in Entwicklungsländern, vor allem bei längerem Aufenthalt, auch für Schwangere ratsam. Die parenteral zu verabreichende inaktivierte Typhusvakzine ist mit einer höheren Quote an Nebenreaktionen und damit einem größeren Abortrisiko verbunden als die seit kurzem verfügbare orale Typhus-Lebendimpfung mit dem S. typhi Typ 21 a (Typhoral L®) [9, 23, 40]. Je eine Kapsel am ersten, dritten und fünften Tag reichen für die Schutzimpfung aus. Letzterer Impfstoff soll eine ebensogute Schutzwirkung ($\sim$ 87 Prozent) wie die inaktivierte Typhusvakzine haben. Der Typhoral L kann im Gegensatz zur inaktivierten Vakzine aber nur gegen die klassische Typhuserkrankung, nicht aber gegen Paratyphus A oder B schützen.

Die Typhusimpfung wird augenblicklich von der Weltgesundheitsorganisation für einige Länder empfohlen, ist aber für die Einreise nicht obligatorisch.

16 Choleraimpfung

Die Cholera war früher bei Schwangeren mit einer Letalität von zehn bis 25 Prozent behaftet [9]. Dies hat sich grundlegend geändert, doch können Aborte nicht immer verhütet werden. Schwangere, die in die Choleraendemiegebiete Südostasiens oder in afrikanische Länder reisen, müssen sich überlegen, ob sie sich auf eine antibiotische Behandlung verlassen sollen (wobei eine hohe, durch Plasmide bedingte Antibiotikaresistenz bereits beobachtet wurde [6]), oder ob sie sich mit dem zur Zeit zur Verfügung stehenden Ganzzellimpfstoff aus abgetöteten Vibrionen der zwei Serotypen Inaba und Ogava impfen lassen sollen [23].

Der Schutz ist nicht vollständig und nur kurzfristig. Bei der parenteralen Impfung in der üblichen Dosierung gibt es eine beachtliche Quote von Allgemeinreaktionen. Bei der intrakutanen Impfung mit 0,15 ml sind Nebenreaktionen sehr viel seltener [9]. Die regelmäßige Einnahme von Enzynorm®-Dragees bei jeder Mahlzeit reduziert das Infektionsrisiko. Die Choleraimpfung wird ebenso wie die Typhusimpfung von der Weltgesundheitsorganisation für einige Länder empfohlen, ist aber nicht obligatorisch.

Zur Vermeidung der beiden letztgenannten Infektionen, einschließlich der Reisediarrhö, die hauptsächlich durch enteropathogene E-coli, seltener durch Salmonellen, Shigellen, Parasitenviren hervorgerufen wird, gilt: boil it, cook it, peel it or forget it.

17 Meningokokkenimpfung

Für die Meningokokkenimpfung stehen heute bivalente und tetravalente Polysaccharid-Subunit-Impfstoffe gegen die Typen A und C bzw. A + C + W 135 + J-Meningokokken, nicht aber gegen die B-Meningokokken zur Verfügung [24].

Epidemien treten weltweit in fünf- bis zehnjährigen Zyklen auf. Die traditionellen Endemiegebiete sind Afrika (Sahel-Zone)und Südamerika für A-, Europa für B- und Nordamerika für C-Meningokokken. Seit den siebziger Jahren sind jedoch A-Epidemien in Finnland und verschiedenen Ostblockstaaten und C-Epidemien auch in Südamerika und Afrika aufgetreten.

Die Impfung mit Meningokokkenimpfstoff induziert bei älteren Kindern und Erwachsenen Antikörper und bietet Schutz gegen eine invasive Meningokokkenerkrankung. Die Schutzwirkung einer einmaligen Impfung ist jedoch auf zwei bis drei Jahre begrenzt, und die Frage der Boosterung ist noch nicht gelöst.

Die Haupteinsatzgebiete der Meningokokkenimpfstoffe für die prä- und postexpositionelle Prophylaxe sind bei uns Reisende in Endemiegebiete und bei beginnender Epidemie (ein Fall pro 1 000 Einwohner) in geographisch definierten Landesteilen und, wie in den Vereinigten Staaten und Finnland, für Bundeswehrsoldaten.

Die prophylaktische Impfung ist auch bei schwangeren Frauen bei längeren Reisen in die Hauptendemiegebiete zu erwägen, nicht dagegen bei kurzen Reisen. Auch wenn es bisher keine Anhaltspunkte für kindliche Schädigungen gibt, sollte in der Schwangerschaft nur bei zwingender Indikation geimpft werden. Das gleiche gilt für die postexpositionelle Prophylaxe, die nur in Kombination mit einer Chemotherapie (Rifampicin 2 × 600 mg/kg oder 2 × 10 mg/kg für zwei Tage) sinnvoll ist. Auch über die Unschädlichkeit von Rifampicin in der Schwangerschaft ist noch nicht genügend bekannt.

Über die Wechselwirkung der Meningokokkenimpfstoffe mit anderen Impfstoffen ist nur wenig bekannt. Diphtherie- oder Tetanusimpfstoffe können jedoch ohne weiteres gleichzeitig verabreicht werden. Dagegen scheinen Virus-Lebendimpfstoffe bei gleichzeitiger Gabe die Immunantwort abzuschwächen.

18 Pneumokokkenimpfung

Zu den häufigsten Erregern bakterieller Infekte gehören in der Praxis die Pneumokokken, die in 84 Serogruppen eingeteilt werden. Weltweit werden 80 bis 90 Prozent aller Pneumokokkeninfektionen jedoch nur von etwa 20 Serotypen verursacht. Zur Impfung stehen in der Bundesrepublik Deutschland Subunit-Impfstoffe (Kapsel Polysaccharide, Pneumovax 23®, Moniarex® 17-valent) zur Verfügung [25].

Eine eindeutige Schutzwirkung konnte bisher nur bei gesunden jungen Erwachsenen unter epidemischen Bedingungen, nicht aber bei den stark gefährdeten, schwer immunabwehrgeschwächten Patienten nachgewiesen werden, für die vor allem bei uns eine Indikation zur Pneumokokkenschutzimpfung besteht. Von sonst gesunden Personen werden Antikörper gebildet, die aber nur einen Teil der Immunabwehr bilden. Die Dauer des Impfschutzes wird mit fünf bis acht Jahren angegeben. Von einer Boosterimpfung wird zur Zeit streng abgeraten.

In der Schwangerschaft sollte nur unter zwingender Indikation geimpft werden. Diese besteht zum Beispiel bei Schwangeren bei Asplenie (einschließlich der Sichelzellanämie), bei Status nach Splenektomie

Tabelle 36 Reiseimpfungen: Gesundheitsempfehlungen für internationalen Reiseverkehr (WHO 1986/87)

Impfungen gegen	Impfstoffart	empfohlen für Endemiegebiete	Schwangerschaft
Gelbfieber	lebend	ja, Impfbescheinigung	ja, ab 2. Trim.
Poliomyelitis	lebend	ja, Auffrischung	ja
	inaktiviert	ja, falls noch nie geimpft	ja
Hepatitis B	inaktiviert	ja	keine Bedenken
Di-Tetanus	inaktiviert	ja, Auffrischung falls notwendig	ja
Typhus	a) inaktiviert	ja	nein, Nebenreaktion
	b) typhoral L	ja	ja
Cholera	Ganzzellen-Vakzine	bedingt	ja/nein? 0,15 ml intrakutan
Meningokokken A + C + W 135	Subunit	ja	ja
Pneumokokken	Subunit	bedingt	nur zwingende Indikation z. B. Asplenie

wegen des Risikos foudroyanter Infektverläufe, bei nephrotischem Syndrom vor Splenektomie, vor Therapiebeginn bei Lymphomen und vor Beginn der Langzeitimmunsuppression bei Organtransplantation. Trotz Pneumokokkenimpfung ist jedoch die Weiterführung einer Penicillinprophylaxe angebracht.

Die Reiseimpfungen sind in Tabelle 36 zusammengestellt [21b].

19 Malariaprophylaxe

Trotz Schwangerschaft besteht häufig der Wunsch auf Reisen in malariaverseuchte Gebiete. Die Malaria ist jedoch die Infektionskrankheit, die das Leben des Tropenreisenden am meisten gefährdet. Die weite Verbreitung der Malaria, die Zunahme der Tropenreisenden und die Resistenz der Erreger gegen Chemotherapeutika, die hohe Sterblichkeit und die wachsende Zahl der Einschleppfälle, die jährlich in Europa vorkommen, zeigen, wie groß dieses Problem ist (Tab. 37).

Eine große Sorge bereitet die zunehmende Ausbreitung der Chloroquinresistenz des Erregers der Malaria tropica (in Amerika ab Panama südwärts, in Afrika ostafrikanische, einige zentralafrikanische Länder, in Asien ab Pakistan ostwärts bis Ozeanien).

Eine höhergradige Resistenz der Erreger der Malaria tropica gegen Chloroquin (Resochin®), aber auch gegen Fansidar® gibt es in Ozeanien

Tabelle 37 Malaria

Verbreitung	weltweit	150–300 Mill. Malariafälle
	jährlich	90 Mill. Neuerkrankungen
	Letalität	2 Mill.
	Einschleppfälle	4000 in Europa
Erreger	Plasmodium falciparum, vivax oder ovale, malariae	
	↓ ↓ ↓	
Malariaformen	Malaria tropica, tertiana, quartana	
Übertragung	Stich durch weibliche Anopheles-Mücke	
Hauptvorkommen	West-, Zentral-, Ostafrika (M. tropica)	
	Indonesien, Pakistan (M. tertiana)	
	sonstiges Ostasien und Südamerika (alle Formen)	
CRPF*-Gebiete	Ostafrika, Südostasien, Südamerika	
Impfstoffe	in Erprobung gegen Malaria tropica	
	Vollsynth. Peptide, DNA-Rekombination	
	Sporozytenvakzine (Schutz vor Infektion)	
	Merozytenvakzine (Schutz vor Rezidiven)	
Endziel	polyvalente Vakzine gegen alle 4 Erreger und alle Entwicklungsstadien	

* CRPF = chloroquin resistente plasmodium falciparum

(Neuguinea, Neuhebriden, Salomoninseln), Süd-Ostasien (Vietnam, Kambodscha, Laos, Thailand), in Südamerika (Amazonasbecken) zunehmend auch in Ostafrika (Kenia, Tansania).

Aufgrund dieser Tatsache ist die Entwicklung und Erprobung wirksamer Impfstoffe, für die verschiedene Verfahren angewendet werden, ein wichtiger Schritt in der Malariabekämpfung.

Über die aktuelle Situation der Malariaverbreitung und die jeweilige medikamentöse Malariaprophylaxe und -therapiemöglichkeiten unterrichtet die WHO (jährliche Broschüre: Vaccination certificate requirements and health advice for international travel), die Gesundheitsbehörden und Tropeninstitute der jeweiligen Länder. Die Vorschläge für die Chemoprophylaxe sind in den einzelnen Ländern etwas unterschiedlich. Alle sind sich jedoch darin einig, daß das Risiko einer Malariainfektion durch allgemeine Vorbeugemaßnahmen, Aufklärung über die Risikogebiete und die Malariasymptome und durch Chemoprophylaxe vermindert werden kann (Tab. 38). Zur Chemoprophylaxe stehen zur Verfügung: Chinolinderivate: Zum Beispiel das Resochin® oder das Kombinationspräparat Fansidar® (Sulfadoxin/Pyrimethamin). Zur Mitnahme zum Zwecke der Selbstbehandlung bei verdächtigen unklaren Symptomen wird Fansidar®, Lariam® und Fansimef® empfohlen. Den Reisenden sollte auf jeden Fall bewußt sein, daß die Chemoprophylaxe

Tabelle 38   Malariaprophylaxe

allgemein	Kleidung, Netze, Insektizide, Vertrautheit mit Risiko und Malariasymptomen
medikamentös	Resochin® (Chloroquin), auch in Schwangerschaft
	Fansidar® – in der Schweiz auch in Schwangerschaft in BRD nicht in Frühschwangerschaft
	Cave: Sulfonamid-Allergie
Reserve für Selbsttherapie	Fansidar® (Sulfadoxin/Pyrimethamin) Lariam® (Mefloquin) Fansimef® (Mefloquin/Sulfadoxin/Pyrimethamin)
beachte	Einsatzgebiete und strikte Einhaltung der Dosierungsanweisung

keinen sicheren Schutz gewährleisten kann und daß sowohl während als auch nach der Einnahme von Antimalariamittel jederzeit mit der Manifestation einer Malariainfektion zu rechnen ist.

Die gleichen Richtlinien gelten für die Malariaprophylaxe in der Schwangerschaft. Ein Malariaanfall während der Schwangerschaft oder kurz vor der Geburt gefährdet die Mutter und das neugeborene Kind. Intrauterine Infektionen sind nicht zu erwarten, da die mütterlichen Erythrozyten, in denen sich die Plasmodien befinden, die intakte Plazenta nicht passieren. Eine perinatale Übertragung und Fälle mit konnataler Malaria tropica kommen jedoch vor.

Wie jahrzehntelange Erfahrungen im Umgang mit Chloroquin gezeigt haben, ist die Prophylaxe mit Resochin® ohne Risiko für das Kind. Auch bei Fansidar® sind keine teratogenen Effekte bekannt geworden. Trotzdem ist nach Auffassung der deutschen Tropenmediziner das Fansidar® in der Frühschwangerschaft und für Kinder unter einem Jahr kontraindiziert. Auch für die Therapie wird es in der BRD in der Frühschwangerschaft nur unter strenger Indikation empfohlen. Die Erfahrungen mit Mefloquin (Lariam®) in der Schwangerschaft und für Kleinkinder sind noch begrenzt und es sollte deshalb nur bei entsprechender Indikation eingesetzt werden. In jedem Fall sollte es aber zur Selbstbehandlung in chloroquinresistenten Malaria-falciparum-Gebieten (zum Beispiel Ozeanien) eingenommen werden.

Insgesamt sollten schwangere Frauen, die in unseren Breiten auf kindliche Schäden durch Umweltprobleme alle sehr achten und auch von staatlicher Seite bei ihrer Berufsausübung optimal geschützt werden, auf Reisen, die zum Beispiel eine Gelbfieberimpfung oder eine Chemoprophylaxe gegen Malaria erfordern, verzichten und sich lieber anderswo erholen [21b].

20 Zukünftige Impfung gegen Herpes simplex, Zytomegalie, Mononukleose, Hepatitis A und HIV/AIDS

Die Möglichkeit, Impfstoffe gegen bakterielle, parasitäre und Virusinfektionen zu entwickeln, hat mit Hilfe der Biotechnologie große Fortschritte gemacht. Deshalb sind in nächster Zukunft unter anderem auch

Impfstoffe gegen Herpes simplex, Zytomegalie, Mononukleose (Epstein-Barr), Hepatitis A und Malaria zu erwarten [26]. Ein Impfstoff gegen HIV, den Erreger von AIDS, an dessen Entwicklung intensiv gearbeitet wird, ist dagegen noch nicht in Sicht [2a, 29a].

Primäre und reaktivierte Herpes-simplex-Infektion besonders im Genitalbereich sowie die Zytomegalieinfektion in der Schwangerschaft sind im Hinblick auf die Gefährdung der Frucht und des Kindes ein ständiges, noch ungelöstes Problem (siehe Kapitel Zytomegalie und Herpes simplex).

Gegen die in Erprobung befindlichen Herpes-simplex- und Zytomegalie-Lebendimpfstoffe hat man selbst mit genetisch modifizierten Viren wegen möglicher Persistenz der Impfviren und einer potentiellen Onkogenität Bedenken. In der Schwangerschaft sind Impfungen mit diesen Lebendimpfstoffen auf jeden Fall kontraindiziert. Bei Impfung mit Subunit- oder inaktivierten Impfstoffen ist dagegen kein Risiko für die Frucht zu erwarten.

Wenn diese Impfstoffe verfügbar werden, sind sie jedoch nicht für die Impfung schwangerer Frauen vorgesehen, sondern für die Impfung noch seronegativer Frauen *vor* der ersten Schwangerschaft, um eine primäre Infektion mit Herpes simplex oder Zytomegalie in der Schwangerschaft mit all ihren Folgen für das Kind zu verhüten. Bei einem eventuellen Kontakt in der Schwangerschaft käme eine aktive Impfung dagegen zu spät. Ähnliches gilt für die Anwendung eines Impfstoffes gegen Mononukleose (Epstein-Barr), der zur Zeit entwickelt wird [21d]. Obwohl Epstein-Barr-Virusinfektionen in der Schwangerschaft bisher keine nachweislichen kindlichen Schäden verursachen, wäre es wünschenswert, diese Infektionen in der Schwangerschaft durch Impfung noch seronegativer Frauen mit Kinderwunsch zu verhüten.

Infektionen mit Hepatitis A werden heute meist nur bei Auslandsreisen in Endemiegebiete erworben und können außerdem durch eine passive Prophylaxe sehr zuverlässig verhütet werden.

Die Hauptzielgruppen für die aktive Hepatitis-A-Impfung sind Kinder, Militärpersonal und Reisende in Länder mit hoher Hepatitis-A-Durchseuchungsrate. Die zur Zeit in Erprobung befindlichen abgeschwächten Lebendimpfstoffe sind einerseits für die orale Applikation, zum Beispiel zusammen mit der Polioschluckimpfung, oder parenteral zusammen mit der Mumps-Masern-Röteln-Schutzimpfung im Kindesalter vorgesehen. Auch inaktivierte Hepatitis-A-Impfstoffe werden entwickelt. Diese wird man auch in der Schwangerschaft vor längeren Reisen in Endemiegebiete unbedenklich einsetzen können, während man mit den Lebendimpfstoffen trotz des theoretisch geringen Risikos eines kindlichen Schadens zurückhaltend sein sollte. Eine aktive oder gezielte passive Prophylaxe gegen die Non-A-Non-B-Hepatitis ist noch nicht in Sicht, da der/die Erreger noch nicht identifiziert sind (siehe Kapitel Hepatitis A und B, Non-A-Non-B.

Für die Entwicklung wirksamer Impfstoffe gegen HIV, die auch die Antigenvarianz des env-Gens der verschiedenen human-pathogenen HIV-Isolate berücksichtigen, wird das ganze Spektrum der Möglichkeiten von Impfstoffen aus inaktivierten Viren, Lebendimpfstoffe mit attenuiertem Virus, Spaltimpfstoffe mit Virusuntereinheiten beziehungsweise gentechnologisch gewonnenen viralen Hüllproteinen beziehungsweise Anti-Idiotypen-Impfstoffe ausgeschöpft. Gleichzeitig laufen Bemühungen, die für den Infektionsschutz verantwortlichen Abwehrmechanismen, die die Impfung induzieren sollen, zu erforschen [2a, 29a].

Nach der Verfügbarkeit eines brauchbaren und sicheren Impfstoffes besteht dann zum Beispiel in den USA die Absicht, ausgehend von den noch seronegativen Personen der Risikogruppen, durch Impfung das gesamte Volk vor dem AIDS-Erreger zu schützen (siehe Kapitel Erworbenes Immundefekt-Syndrom [AIDS]).

Literatur

1. Ackermann, R.: Erythema chronicum migrans und durch Zecken übertragene Meningopolyneuritis (Garin-Bujadoux-Bannwarth): Borrelien-Infektionen? Dtsch. med. Wschr. 108 (1983) 577.
1a. Alexander, G. J. M., A. L. W. F. Eddleston: Does maternal antibody to core antigen prevent recognition of transplacental transmission of hepatitis-B-virus infection? Lancet I (1986) 296–297.
2. Allerdist, H.: Die Immunitätslage gegenüber Diphtherie. Dtsch. med. Wschr. 106 (1081) 1737.
2a. Barnes, D. M.: Strategies for an AIDS vaccine. Science 233 (1986) 1149–1153.
3. Bart, S. W., H. C. Stetler, S. R. Preblud, N. M. Williams, W. A. Orenstein, K. J. Bart, A. R. Hinman, K. L. Herrmann: Fetal risk associated with rubella vaccine: An update. Rev. Inf. Dis. 7 Suppl. 1 (1985) 95–102.
3a. Center for Disease Control: Rubella Vaccination during Pregnancy – United States, 1971–1985. MMWR 35 (1986) No. 17, 275–284.
3b. Center for Disease Control: Rubella Vaccination during pregnancy – United States, 1971–1986. Morb. Mort. Weekly Rep. 36 (1987) 457–461.
4. Center for Disease Control: Prevention and control of Influenza. Morb. Mort. Weekly Rep. 34 (1985) 261–275.

5. Center for Disease Control: Smallpox vaccine. Morb. Mort. Weekly Rep. 34 (1985) 341–342.
6. Cholera Surveillance. Weekly Epidem. Rec. WHO 56 (1981) 21.
7. Chow, A. W., P. J. Jewsson: Antibiotic therapy during pregnancy. Rev. Inf. Dis. 7 (1985) 287.
8. Deutsche Vereinigung zur Bekämpfung der Viruskrankheiten e.V. (DVV): Stellungnahme des Immunisierungsausschusses der DVV zur voraussichtlichen Schutzdauer und Empfehlungen zur Wiederimpfung: Impfung gegen Hepatitis B. Dtsch. Ärztebl. 82 (1985) 1866–1867.
9. Ehrengut, W.: Schutzimpfungen bei Schwangeren. Med. Klin. 77 (1982) 204–206.
10. Ehrengut, W.: Infektionen bei Schwangeren und ihren Neugeborenen: Tuberkulose. In: Burmeister, W., G. Heimann, F. C. Sitzmann (Hrsg.): Bücherei des Pädiaters. Beihefte zur Klinischen Pädiatrie, S. 108–110. Enke, Stuttgart 1984.
11. Stellungnahme der DVV, des Bundesgesundheitsamtes und des Bundesamtes für Sera und Impfstoff (Paul-Ehrlich-Institut) zur Verhütung der Influenza für die Saison 1987/88. Bundesgesundhbl. 30 (1987) 323–324.
12. Enders, G.: Virus- und andere Infektionen in der Schwangerschaft: Diagnostik und Prävention. Z. Geburtsh. u. Perinat. 187 (1983) 109–116 und 155–167.
13. Enders, G.: Perinatale Infektionen. Laboratoriumsblätter 34 (1984) 129–137.
14. Enders, G.: Vorsorge gegen Infektionskrankheiten. In: Wendt, G. G. (Hrsg.): Praxis der Vorsorge. S. 136–137. Medizinische Verlagsgesellschaft, Marburg 1984.
15. Enders, G.: Infektionsgefährdung in der Schwangerschaft. In: Wendt, G. G. (Hrsg.): Praxis der Vorsorge, S. 149–156. Medizinische Verlagsgesellschaft, Marburg 1984.
16. Enders, G.: Neuere aktive und passive prophylaktische Maßnahmen gegen Viruskrankheiten. Med. Welt 35 (1984) 210–222.
17. Enders, G.: Akzidentelle Rötelnschutzimpfung in der Schwangerschaft. Dtsch. med. Wschr. 109 (1984) 1806–1809.
18. Enders, G.: Zur Situation der Frühsommermeningoenzephalitis (FSME) und Borrelieninfektion. Ärzteblatt Baden-Württemberg 40 (1985) 344–347.
19. Enders, G.: Management of varicella-zoster contact and infection in pregnancy using a standardized varicella-zoster ELISA test. Proceedings of Intern. Symposium on Active Immunization Against Varicella, 29. bis 30. 11. 1984 in München. Postgrad. med. J. 61 (Suppl. 4) (1986) 23–30.
20. Enders, G.: Stand der Masern-, Mumps- und Rötelnschutzimpfung in der Bundesrepublik. Öff. Gesundh.-Wes. 49 (1987) 418–425.
21. Enders, G.: Stand der Schutzimpfungen gegen Diphtherie, Tetanus, Pertussis, Poliomyelitis, Masern, Mumps und Röteln. Ärztl. Praxis 42 (1986) 1466–1468, 43 (1986) 1499–1502, 44 (1986) 1543–1546, 45 (1986) 1568.
21 a. Enders, G.: Frühsommer-Meningoenzephalitis. Ärztl. Praxis 73 (1987) 2097–98 (Teil 1), 74 (1987) 2124–25 (Teil 2).
21 b. Enders, G.: Impfungen vor und in der Schwangerschaft und prophylaktische Maßnahmen bei Kontakt und Reisen. Archiv für Gynäkologie 241 Suppl. (1987) 529–545.

21c. Enders, G., M. Biber: Borrelieninfektion. Ärztl. Praxis 67 (1987) 1939–40 (Teil 1), 68 (1987) 1958–59 (Teil 2).
21d. Epstein, M. A.: Vaccination against Epstein-Barr virus: Current progress and future strategies. Lancet I (1986) 1425–1427.
22. Feist, D.: Hepatitis-B-Schutzimpfung des gefährdeten Neugeborenen und Kleinkindes. Dtsch. Ärztebl. 82 (1985) 2422–2423.
23. Germanier, R.: Oral vaccination against enteric bacterial infections: An overview. In: Spiess, H. (Hrsg.): Schutzimpfungen. Bericht von der Tagung des Deutschen Grünen Kreuzes in Verbindung mit der Deutschen Vereinigung zur Bekämpfung der Viruskrankheiten e.V., S. 195–203. Medizinische Verlagsgesellschaft, Marburg 1985.
24. Herzog, C.: Meningokokken-Impfung. Dtsch. Ärztebl. 82 (1985) 2717–2718.
25. Herzog, C.: Pneumokokken-Impfung. Dtsch. Ärztebl. 82 (1985) 2719–2721.
26. Hillemann, M. R.: Newer directions in vaccine development and utilization. J. infect. Dis. 151 (1985) 407–419.
27. Jilg, W., M. Schmidt, R. Zachoval, F. Deinhardt: Persistenz von Antikörpern gegen Hepatitis-B-Oberflächenantigen nach Impfung gegen Hepatitis B. Dtsch. med. Wschr. 110 (1985) 205–209.
28. Just, M., R. Berger: Impfstoff gegen Varizellen: Neu lizenziert und frei erhältlich. Dtsch. Ärztebl. 82 (1985) 2817–2819.
28a. Kassenärztliche Bundesvereinigung: Mutterschaftsrichtlinien: in der Neufassung vom 10. 12. 85. Dtsch. Ärztebl. 83 (11) (1986) 713–722.
29. Leading article: Yellow fever – cause for concern? Brit. med. J. 1 (1981) 1735–1736.
29a. Löwer, J., R. Kurth: Möglichkeiten zur Impfstoffentwicklung gegen HTLV III/LAV. Umweltmedizin 9 (1) (1986) 3–6.
30. Maass, G.: Schutzimpfung gegen Poliomyelitis. In: Spiess, H. (Hrsg.): Schutzimpfungen. Bericht von der Tagung des Deutschen Grünen Kreuzes in Verbindung mit der Deutschen Vereinigung zur Bekämpfung der Viruskrankheiten e.V. S. 47–55. Medizinische Verlagsgesellschaft, Marburg 1985.
30a. Markowitz, L. E., A. C. Steere, J. L. Benach, J. D. Stade, C. V. Broome: Lymes disease during pregnancy. J. Amer. Med. Ass. 256 (1986) 3394.
31. Naumann, P., G. Nemes: Die Diphtherie und ihre aktuelle Bedeutung. Dtsch. Ärztebl. 79 (1982) 21–28.
32. Pilars de Pilar, C. E.: Schutzimpfungen gegen Diphtherie und Tetanus. In: Spiess, H. (Hrsg.): Schutzimpfungen. Bericht von der Tagung des Deutschen Grünen Kreuzes in Verbindung mit der Deutschen Vereinigung zur Bekämpfung der Viruskrankheiten e.V. Medizinische Verlagsgesellschaft, Marburg 1985.
32a. Sheppard, S., R. W. Smithells, A. Dickson, H. Holzel: Rubella vaccination and pregnancy: preliminary report of a national survey. Brit. med. J. 292 (1986) 727.
33. Spiess, H.: Stellungnahme zur BCG-Schutzimpfung in der Bundesrepublik Deutschland. Bundesgesundhbl. 26 (1983) 140.
34. Spiess, H.: Immunisierung in der Schwangerschaft. In: Käser, O., V. Friedberg, K. G. Ober, K. Thomsen, J. Zander (Hrsg.): Gynäkologie und Geburtshilfe, Band II, Teil 1, S. 5.38–5.46. Thieme, Stuttgart 1985.
35. Schlesinger, P. A., P. H. Duray, B. A. Burke, A. C. Steere, M. T. Stillman:

Maternal-fetal transmission of the Lyme disease, Borrelia burgdorferi. Ann. intern. Med. 103 (1985) 67–68.
36. Schmidt, R., R. Ackermann: Durch Zecken übertragene Meningo-Polyneuritis (Garin-Bujadoux, Bannwarth), Erythema-chronicum-migrans-Krankheit des Nervensystems. Fortschr. Neurol. Psychiat. 53 (1985) 145–153.
37. Ständige Impfkommission (STIKO) des Bundesgesundheitsamtes (20. Sitzung): Veröffentlichungen des Bundesgesundheitsamtes: Tuberkulose-Schutzimpfung. Bundesgesundhbl. 26 (1983) 125–127.
38. Steere, A. C., L. Grodzicki, A. N. Kornblatt, J. E. Kraft, A. G. Barbour, W. Burgdorfer, G. P. Schmid, E. Johnson, S. E. Malawista: The spirochetal etiology of Lyme disease. New Engl. J. Med. 308 (1983) 733.
39. Stehr, K.: Schutzimpfungen gegen Diphtherie und Tetanus. Dtsch. Ärztebl. 82 (1985) 2619–2620.
40. Stickl, H.: Impfungen in der Schwangerschaft. Geburtsh. u. Frauenheilk. 45 (1985) 347–350.
41. Styblo, K.: Schutzimpfungen gegen Tuberkulose. In: Spiess, H. (Hrsg.): Schutzimpfungen. S. 187–193. Medizinische Verlagsgesellschaft, Marburg 1985.
42. Wissenschaftlicher Beirat der Bundesärztekammer: Stellungnahme zur Röteln-Impfung in der Schwangerschaft. Dtsch. Ärztebl. 82 (1985) 417–418.
43. Zoulek, G., M. Roggendorf: Immunprophylaxe der Frühsommer-Meningoenzephalitis. Dtsch. Ärztebl. 82 (1985) 2813–2817.

Literaturnachtrag

Kapitel 1

20b. Schwarz, T. F., M. Roggendorf, R. Simader: Assoziation eines nicht immunologisch bedingten Hydrops fetalis mit einer Parvovirus-B19-Infektion. Geburtsh. u. Frauenheilk. 47 (1987) 572–573.

Kapitel 2

10a. Center for Disease Control: Congenital malformations surveillance report, January 1981–December 1983. Atlanta, Georgia: US Department of Health and Human Services, Public Health Service, 1985.
11a. Center for Disease Control: Rubella Vaccination during pregnancy – United States, 1971–1986. Morb. Mort. Weekly Rep. 36 (1987) 457–461.
39a. Enders, G.: Diagnostik von Rötelninfektionen in der Schwangerschaft durch konventionelle, immunologische und molekularbiologische Methoden. In: Spiess, H. (Hrsg.): Neues in der Virusdiagnostik (Richard-Haas-Symposium, München 11.–12. 5. 90), Deutsches Grünes Kreuz e.V., Marburg/Lahn (im Druck).
72a. Munro, N. D., S. Sheppard, R. W. Smithells, H. Holzel, G. Jones: Temporal relations between maternal rubella and congenital defects. Lancet II (1987) 201–204.

Kapitel 3

3a. Dankner, W. M., J. A. McCutchan, D. D. Richman, K. Hirata, S. A. Spector: Localization of human cytomegalovirus in peripheral blood leukocytes by in situ hybridization. J. Infect. Dis. 161 (1990) 31–36.

3b. Demmler, G. J., G. J. Buffone, C. M. Schimbor, R. A. May: Detection of cytomegalovirus in urine from newborns using polymerase chain reaction DNA amplification. J. Infect. Dis. 158 (1988) 1177–1184.

12a. Enders, G.: Erfahrungen mit der pränatalen Diagnostik von Röteln, Toxoplasmose und Zytomegalie aus fetalem Blut. In: Murken, J. (Hrsg.): Pränatale Diagnostik und Therapie, S. 173–180. Enke, Stuttgart 1987.

12b. Enders, G.: Virusinfektionen. In: Thomas, L. (Hrsg.): Labor und Diagnose, S. 1285–1329. Med. Verlagsgesellschaft, Marburg 1988.

32a. Meyer, G., G. Enders: Correlation of cytomegalovirus detection in urine by tissue culture virus isolation, early-antigen fluorescence test and nucleic acid hybridization (Infection 1988).

38b. Peckham, C. S., C. Johnson, A. Ades, K. Pearl, K. S. Chin: Early acquisition of cytomegalovirus infection. Arch. Dis. Childh. 62 (1987) 780–785.

Kapitel 4

8a. Enders G.: Virusinfektionen. In: Thomas, L. (Hrsg.): Labor und Diagnose, S. 1285–1329. Med. Verlagsgesellschaft, Marburg 1988.

24a. Overall, J. C., R. J. Whitley, A. S. Yeager, G. H. McCracken, J. D. Nelson: Prophylactic or anticipatory antiviral therapy for newborns exposed to herpes simplex infection. Ped. Inf. Dis. 3 (1984) 193–195.

Kapitel 9

4a. Enders, G.: Stand der Masern-, Mumps- und Rötelnschutzimpfung in der Bundesrepublik. Öff. Gesundh.-Wes. 49 (1987) 418–425.

Kapitel 10

2a. Enders, G.: Virusinfektionen. In: Thomas, L. (Hrsg.): Labor und Diagnose, S. 1285–1329. Med. Verlagsgesellschaft, Marburg 1988.

Kapitel 11

10a. Enders, G.: Antwort auf Umfrage: Hepatitis-B-Screening bei Schwangeren. Gynäkol. Prax. 11 (1987) 207–210.

Kapitel 12

8a. Enders, G., M. Biber, L. Lindemann: Tierhaltung – wie gefährlich? Gynäkologe 20 (1987) 99–105.

Kapitel 13

1b. Aiuti, F., G. Luzi, I. Mezzaroma, G. Scano, C. Papetti: Delayed appearance of HIV infection in children. Lancet II (1987) 858.

6a. Borkowsky, W., D. Paul, D. Bebenroth, K. Krasinski, T. Mores, S. Chandwani: Human-immunodeficiency-virus infections in infants negative for anti-HIV by enzymelinked immunoassay. Lancet I (1987) 1168.

27a. Johns, D. R., M. Tierney, D. Felsenstein: Alteration in the natural history of neurosyphilis by concurrent infection with the human immunodeficiency virus. New Engl. J. Med. 316 (1987) 1569–1572.

46a. Rubinstein, A., L. Bernstein: The epidemiology of pediatric acquired immunodeficiency syndrome. Clin. Immunol. Immunopath. 40 (1986) 115.

53a. Tramont, E. C.: Syphilis in the AIDS sera. New Engl. J. Med. 316 (1987) 1600–1601.

53b. Vaith, P., D. Maas, D. Feigl, G. Hauke, B. Lang, G. Oepke, H. E. Stierle, K. J. Bross, R. Andreesen, G. Gross, D. A. Monner, W. Grote, P. Mühlradt: In-vitro- und In-vivo-Studien mit Interleukin-2 (IL-2) und verschiedenen Immunstimulanzien bei einer Patientin mit AIDS. Immun. Infekt. 13 (1985) 51–63.

Kapitel 14

21a. Shah, K., H. Kashima, B. F. Polk, F. Shah, H. Abbey, A. Abramson: Rarity of cesarean delivery in cases of juvenile-onset respiratory papillomatosis. Obstet. and Gynec. 68 (1986) 795–799.

Kapitel 15

22b. Schwarz, T. F., M. Roggendorf, R. Simader: Assoziation eines nicht immunologisch bedingten Hydrops fetalis mit einer Parvovirus-B19-Infektion. Geburtsh. u. Frauenheilk. 47 (1987) 572–573.

Kapitel 16

16f. Enders, G.: Toxoplasmose in der Schwangerschaft. Workshop Zentrum der Inneren Medizin. J.-W.-Goethe-Universität, Frankfurt, 21. September 1990, SWV Verlag (im Druck).

Kapitel 22

2a. Enders, G., M. Biber: Diagnostische Möglichkeiten zur Erfassung einer Pertussisinfektion. Antwort auf Leserfrage. Päd. Prax. 32 (1986) 621–624.

2b. Enders, G., M. Biber, I. Rapp: Pertussisdiagnostik. Antwort auf Leserfrage. Päd. Prax. 34 (1986) 229–230.

Kapitel 24

4a. Biber, M., G. Enders: Toxoplasmose: Methodenvergleich: indirekte Immunfluoreszenz, Komplementbindungsreaktion, indirekte Hämagglutination, ELISA, direkte Agglutination. Lab. med. (zur Veröffentlichung eingereicht 1987).

7a. Daffos, F., F. Forestier et al.: Prenatal management of 746 pregnancies at risk of congenital toxoplasmosis. New Engl. J. Med. (im Druck 1987).

8a. Derouin, F., P. Thulliez, E. Candolfi, F. Daffos, F. Forestier: Early prenatal diagnosis of congenital toxoplasmosis from amniotic fluid samples. Lancet (zur Veröffentlichung eingereicht 1987).

14a. Enders, G.: Toxoplasmose-Screening in der Schwangerschaft. Antwort auf Leserkreisfrage. Gynäkol. Prax. 11 (1987) 620.
16a. Enders, G., M. Biber: Toxoplasmose: IgM-Antikörper-Methodenvergleich. Lab. med. (zur Veröffentlichung eingereicht 1987).
19a. Enders, G., E. Miller, J. E. Cradock-Watson: Outcome of pregnancy in maternal rubella 6 weeks before to 4 weeks after last menstrual period. Lancet (zur Veröffentlichung eingereicht 1987).
31a. Munro, N. D., S. Sheppard, R. W. Smithells, H. Holzel, G. Jones: Temporal relations between maternal rubella and congenital defects. Lancet II (1987) 201–204.

Sachverzeichnis

A = Abbildung, T = Tabelle

Abort, febriler, Listeriose 164
- LCM-Virusinfektion 105
- Masern 91
- Pertussis 204
- Ringelröteln 3, 138
- Toxoplasmose 146
Abortrate, Genitalherpes 57
Aciclovir, Herpes-simplex-Infektion 62
acquired immune deficiency syndrome s. AIDS
Acrodermatitis chronica atrophicans 181, 182
Adamantadine-Hydrochlorid, Influenza-A-Infektionen 255
Adnexitis, Mykoplasmen 198
AIDS 3, 107
- Anti-HIV-Titer 120
- Antikörper 119
- Arthropodenstiche 117
- Azidothymidin 124
- Diarrhoe-Wasting-Syndrom 115
- ELISA-Test 119
- Epidemiologie 116
- Erreger 107
- Helferzellen 120
- HIV 1 116
- HIV 2 116
- HTLV IV 116
- hygienische Maßnahmen 122
- Immundefizienz, Ursachen 111, 112
- Immuntherapie 123
- Impfstoffe 123
- Impfung, zukünftige 269
- Infektion 111
- Infektionsstadium 114T
- Inkubationszeit 113
- Interruptio 122
- Kleinkinder 118
- Labordiagnose 119

AIDS
- Latenzphase 113
- Letalität 117
- Leukozytose 120
- Lymphadenopathie 114
- Lymphopenie 120
- Meldepflicht 123
- Neugeborene 118
- - T_4/T_8-Zellratio 119
- Pathogenese 113T
- Peptid T 124
- perinatale Infektion 118
- Phosphonoformat 124
- prädisponierende und potenzierende Faktoren 112
- Prophylaxe 121
- - aktive 123
- Recallantigene 120
- Retrovir 124
- Rifabutin 124
- Schnittentbindung 122
- Schwangerenvorsorge 122
- Schwangerschaft 118
- - Diagnostik 237
- - Kontrollen und Konsequenzen 237
- Suramin 124
- Therapie 123
- Toxoplasmose 144
- T-Suppressorzellen 120
- Übertragung 117
- UV-Bestrahlung 113
Anämie, chronische hämolytische, Ringelröteln 136
- fetale, Ringelröteln 137
- hämolytische, Zytomegalieinfektion beim Neugeborenen 41
- Syphilis connata 173
Anisokorie, Varizellensyndrom, kongenitales 75
Antikörper, AIDS 119
- Borrelieninfektion 184
- Borreliose 182

279

Antikörper
- Chlamydieninfektion 192
- EBV-Infektion 89
- Herpes-simplex-Infektion 56, 60
- HPV-Infektionen 132
- Listeriose 166
- Masern 91
- monoklonale, Herpes-simplex-Infektion, Nachweis 60
- Ringelröteln 137
- Röteln 11
- Syphilis 171, 175
- Toxoplasmose 150, 152
- Varizellen 71
- Varizellensyndrom, kongenitales 80
- Zytomegalieinfektion 37, 42

Anti-µ-capture-Immunosorbent-Assay 150
Anti-Rh-o(D)-Immunglobulin 23
Aortenklappenstenose, Neugeborene, Borrelieninfektion 183
Aphasie, AIDS 115
Appetitlosigkeit, AIDS 115
Arenaviren, LCM-Virus 104
Arthralgie, Borreliose 181
- Ringelröteln 137
- Rötelnschutzimpfung 23
Arthritis, Ringelröteln 137
- Rötelnschutzimpfung 23
Aspirationspneumonie, Neugeborenen-Listeriose 165
A-Streptokokken, β-hämolysierende toxinbildende 205
Atemnot, Neugeborene, Borrelieninfektion 183

B 19 s. Parvoviren, humane
BCG-Impfstoff 254
Behandlungsschema nach Couvreur, Toxoplasmose, konnatale 158T
Blindheit, kortikale, Borrelieninfektion 183
Bluttransfusion, Zytomegalieinfektion 39

B-Lymphozyten, EBV 88
Bordetella pertussis 202
Borrelia burgdorferi 181
Borrelien 181
Borreliose 3, 181
- Antikörper 182, 184
- Diagnose 184
- klinische Erscheinungen 182T
- Prophylaxe 185
- Schwangerschaft 183
- - Kontrollen und Konsequenzen 243
- Therapie 184T, 185
Brucellaceae 202
Burkitt-Lymphom, EBV 88

Cendehill-Impfstoff, Rötelnschutzimpfung 23
Chlamydia psittaci 189
- trachomatis 189
Chlamydieninfektion 189
- Antikörper 192
- Diagnose 195
- Epidemiologie 192
- Erkrankungen beim Menschen 190T
- genitale, klinische Manifestation 191A
- Labordiagnose 195
- neonatale 193
- Schwangerschaft 193
- - Kontrollen und Konsequenzen 243
- - Untersuchungen 196
- serologische Diagnostik 195
- Therapie 195, 195T
Cholera, Enzynorm-Dragees 264
Choleraimpfung 263
Chorioamnionitis, Listeriose 164
- Mykoplasmeninfektion 199
Choriomeningitis, lymphozytäre 104
- - pränatale 104
Chorioretinitis, LCM-Virusinfektion 105
- Toxoplasmose 144
- - konnatale 148

CMV (Zytomegalievirus) 36
Condyloma acuminatum 4, 129
– planum 129
Corynebacterium diphtheriae Typ mitis 262
Coxsackie-Echo-Viren 96
Coxsackie-Echo-Vireninfektionen, Schwangerschaft, Kontrollen und Konsequenzen 243

DA (direkter Agglutinationstest) 149
Demenz, fortschreitende, AIDS 115
Dependoviren 136
Dermatitis herpetiformis Duhring 68
– multiformis gestationis 68
Diarrhö, AIDS 115
– Listeriose 164
– rekurrierende, Neugeborene, AIDS 118
Diarrhoe-Wasting-Syndrom, AIDS 115
Diphtherieimpfung 262
direkter Agglutinationstest (DA) 149
DPT-Impfstoff 260
DT-Impfstoff 260
Dysarthrie, progressive, AIDS 115
Dysmorphie-Syndrom, kraniofaziales, AIDS 118
Dyspnoe, Neugeborenen-Listeriose 165

Early-Antigen-Nachweis, Zytomegalie 42
EBV (Epstein-Barr-Virus) 88
Eiallergie, Influenzaimpfung 255
Ekzem, atopisches, bei Kindern, HSV-Viren 55
Elementarkörperchen, Chlamydien 189
ELISA-Test, AIDS 119

Embryopathierate bei Varizellen-Zoster-Infektion in der Schwangerschaft 74T
Endokarditis, Listeriose 163
Endometritis, Listeriose 163
– Mykoplasmen 198
Enteroviren, Coxsackie-Echo-Viren 96
Entwicklungsstörungen nach Herpes-simplex-Infektion, neonataler 57
Enzephalitis, Herpes-simplex-Infektion, Hirnbiopsie 61
– HSV-Viren 55
– Toxoplasmose 144
– – beim Fetus 147
– Varizellen 71
– – neonatale 76
enzephalitische Symptome, AIDS 114
Enzephalopathie, progrediente, Neugeborene, AIDS 118
Epidermodysplasia verruciformis 130
Epididymitis, Chlamydia-trachomatis-Infektion 190
Epstein-Barr-Virus 88
– B-Lymphozyten 88
Erbrechen, Neugeborene, Herpes-simplex-Infektion 59
– Neugeborenen-Listeriose 165
Erkältungskrankheit, Coxsackievirusinfektion 96
Ermüdbarkeit, AIDS 115
Erythema chronicum migrans 181
– infectiosum 136, 138T
– – Diagnostik 240
– – Kontrollen und Konsequenzen 239
Erythropoese, Hemmung, B19-Viren 137
Exanthem, hämorrhagisches, Varizelleninfektion, neonatale 76
– Röteln 17
– Scharlach 205
Exotoxine, pyrogene, Scharlach 205

F AIDS 108T, 109
Fazialisparesen, Borreliose 181
Fehlbildungen, Masern in der Schwangerschaft 91
– T.O.R.C.H. 3T
felines Leukämievirus s. FeLV
FeLV 108T, 109
Fetus
– IgA-Antikörper 5
– IgG-Antikörper 6
– IgM-Antikörper 5
– Infektionen, Pränataldiagnostik 207
– Varizelleninfektion 73
– Zytomegalieinfektion, Immunantwort 39
Fieber, AIDS 114
– Neugeborene, Herpes-simplex-Infektion 59
Fieberschübe, rezidivierende, AIDS 115
Fluoreszenz-Treponema-pallidum-Antikörper-Absorptionstest (FTA-Abs-Test) 175
Frambösie 170
Fritz-Hugh-Curtis-Syndrom 190
Fruchttod, Borrelieninfektion 183
– intrauteriner, Ringelröteln 136
– postnataler, Coxsackie-Virus-B Typ 3 96
Fruchtwasseruntersuchung, Zytomegalieinfektion, Virusnachweis 47
Frühgeborene, Meningoenzephalitis, Coxsackie-Echo-Viren 96
– Myokarditis, Coxsackie-Echo-Viren 96
Frühgeburt, Borrelieninfektion 183
– Hepatitis-A-Infektion 98
– Masern in der Schwangerschaft 91
– nach Podophyllintherapie 133
– Syphilis 173
– Varizellen 72

Frühgeburtsrate, Genitalherpes 57
Frühschwangerschaft, Fansidar 269
– LCM-Virusinfektion 105
– Mononukleose 88
– Rötelnembryopathie 30A
– – Risiko 251T
– Toxoplasmose-Antikörper-Screening 152
– Varizellen 72
– Zytomegalieinfektion 38
Frühsyphilis, Jarisch-Herxheimer-Reaktion 178
FSME (Frühsommerzeckenenzephalitis) 258
FSME-Immunglobulin 259
FSME-Impfung 258, 259
FTA-Abs-Test (Fluoreszenz-Treponema-pallidum-Antikörper-Absorptionstest) 175
FTLV 108T, 109

Ganglien, HSV-Viren 55
Gastroenteritis, smallround-viruses 136
Geburt, Zytomegalieinfektion 39
Geburtsanomalien, EBV-Infektion 88
Geburtsgewicht, niederes, Mykoplasmeninfektion 199
Geburtstermin, Varizelleninfektion 84
geistige Retardierung, Röteln 15
Gelbfieberimpfung 253
Gelenkkontrakturen, Varizellensyndrom, kongenitales 75
Gen-H-B-Vax, Impfstoff 256
Genitaltrakt, HPV-Infektionen 130
Genose, Listeriose 163
Gewichtsabnahme, AIDS 115
Gingivostomatitis bei Kindern, HSV-Viren 55
Gliedmaßenhypoplasie, Varizellenembryopathie 77A

Gonorrhö, Schwangerschaft, Kontrollen und Konsequenzen 243
Guaninanaloge, Herpex-simplex-Infektion 62
Guillain-Barré-Syndrom, Zytomegalie 36
Gummata, Syphilis connata tarda 174

Hämagglutinationshemmtest s. HAH
HAH (Hämagglutinationshemmtest), Röteln 18
Harnweginfekt, Listeriose 164
Hautausschlag, roseolenartiger, Neugeborenen-Listeriose 165
Hauteffloreszenzen, Neugeborene, HSV-Infektion 58
Hautveränderungen, Syphilis connata 173
Hautwarzen 130
HBeAg, Neugeborene 100
HBIg (Hepatitis-B-Hyperimmunglobulin) 100, 257
HBsAg, Mutter, Maßnahmen 100T
– Nabelschnurblut 99
– Neugeborene 100
HBsAg-Screening 100T
HB-Vax, Impfstoff 256
Hepatitis, anikterische 144
– chronische, Neugeborene, Hepatitis-B-Infektion 99
– fulminante, Neugeborene, Hepatitis-B-Infektion 99
– interstitielle, Toxoplasmose beim Fetus 147
– Zytomegalieinfektion 37
– – beim Neugeborenen 41
Hepatitis A 98
– Impfung 258
– – zukünftige 269
– Schwangerschaft, Diagnostik 236
– – Kontrollen und Konsequenzen 236

Hepatitis B 98
– Schwangerschaft, Diagnostik 237
– – Kontrollen und Konsequenzen 237
Hepatitis-B-Hyperimmunglobulin (HBIg) 98, 100, 257
Hepatitis-B-Impfung 256
– aktive 98
Hepatitis C 101, 237
Hepatitis Non-A-Non-B 98, 101
Hepatosplenomegalie, Neugeborene, AIDS 118
– Syphilis connata 173
– Zytomegalieinfektion 41
Herpes gestationis 68
– simplex 54
– – genitalis 54
– – Impfung, zukünftige 269
– – labialis 55
Herpessepsis, neonatale 63
Herpes-simplex-Infektion, AIDS 115
– Antigennachweis 60
– Antikörper 56, 60
– Erstinfektion 55
– Hauptprobleme 54
– Immunabwehr 56
– Interruptio 64
– Labordiagnose 61T
– neonatale 57
– – Diagnose 59
– – bei Entbindung, Risiko 64T
– – Krankheitsbild 58
– – Labordiagnose 61
– – Quelle 58T
– – Risiko 58T
– – Symptome 59, 59T
– Prophylaxe 62
– rekurrierende 56
– Schnittentbindung 64
– Schwangerschaft 57
– – Diagnostik 234
– – Kontrollen und Konsequenzen 233
– – Vorgehen 63, 65T
– Serodiagnose 60
– Therapie 62
– Vaginalentbindung 64

Herpes-simplex-Infektion
- Virusnachweis 60, 62T
- zytologischer Nachweis 60
Herpesviren 55
- EBV 88
- Varizellen-Zostervirus 70
- Zytomegalievirus 36
Herzmißbildungen, EBV-Infektion 88
Hevac-B, Impfstoff 256
HG (Herpes gestationis) 68
HIB 1 109
HIV 3, 111
- AIDS 3, 113
- CD4-Rezeptoren 111
- Impfung, zukünftige 269
- Pathogenese 111, 113T
- Schwangerschaft, Diagnostik 238
- - Kontrollen und Konsequenzen 237
- - Schwangerenberatung 121
- T-Helferzellen, 113
- Vermehrung in Zielzellen 110A
HIV 1 3, 107, 108T
HIV 2 3, 108, 108T
HLA-DR5, AIDS 113
Hochdruckflüssigkeitschromatographie s. HPLC
Hörstörungen, Röteln 14
- Syphilis connata tarda 174
HPLC (Hochdruckflüssigkeitschromatographie) 175
HPV (humane Papillomaviren) 4, 129
HPV-Infektionen, Antikörperbildung 132
- Diagnose 132
- Interferon 133
- Podophyllin 133
- Prophylaxe 133
- Schwangerschaft 131
- Therapie 133
HSV (Herpes-simplex-Viren) 55
HTLV I 107, 108T
HTLV II 108T
HTLV III 3, 107, 108T
- in Zielzellen 110A

HTLV IV 108, 108T
humanes Immunodeficiency-Virus s. HIV
Husten, stakkatoähnlicher, Chlamydieninfektion, neonatale 193
Hydrocephalus internus, LCM-Virusinfektion 105
Hydrops fetalis, Ringelröteln 136, 138
- Syphilis connata 173
Hydrozephalus, Toxoplasmose, konnatale 148

IFT (indirekter Immunfluoreszenz-Test) 149
IgA-Antikörper 5
IgG-Antikörper, Fetus 6
- Ringelröteln 137
- Röteln, Nachweis 19
- Zytomegalieinfektion 37
IgM-Antikörper 5
- Ringelröteln 137
- Röteln, Nachweis 19
- Zytomegalieinfektion 37
IgM-Antikörpertests, Pränataldiagnostik 208, 209T
- Rötelninfektion, akute 18
IgM-Immunosorbent-Agglutination-Assay (ISAGA) 150
Ikterus, Syphilis connata 173
Immunantwort, Zytomegalieinfektion 39
Immundefektsyndrom, erworbenes 107
- manifest erworbenes 115
Immunreaktion, HSV-Infektion 56
- Rötelninfektion, kongenitale 17
indirekter Immunfluoreszenz-Test (IFT) 149
Infektionen, persistierende, Neugeborene, AIDS 118
- Schwangerschaft, Kontrollen, mögliche 228, 229T
Influenza-A-Infektion, Adamantadine-Hydrochlorid 255

Influenza-B-Infektion 255
Influenzaimpfung 254
– Eiallergie 255
Inkubationszeit, Röteln 9
Interruptio, AIDS 123
– Coxsackie-Echo-Viren 96
– Hepatitis Non-A-Non-B 101
– Herpes-simplex-Infektion 64
– Malaria 269
– Masern 91
– Mumps 93
– Ringelröteln 139
– Röteln 15, 22, 29T
– Rötelninfektion 15
– Varizellen 84
ISAGA (IgM-Immunosorbent-Agglutination-Assay) 150
Isthmusstenose, Neugeborene, Borrelieninfektion 183
Ixodes damini 259
– ricinus 259

Jarisch-Herxheimer-Reaktion, Frühsyphilis 178
– Prophylaxe 178
Juckreiz, Herpes gestationis 68

Kalzifikation, intrakranielle, nach Herpes-simplex-Infektion, neonataler 57
Kaposi-Sarkom, AIDS 115
Katarakt, EBV-Infektion 88
KBR (Komplementbindungsreaktion) 149
Keratitis, Neugeborene, HSV-Infektion 58
– parenchymatosa, Syphilis connata tarda 174
Keratokonjunktivitis bei Kindern, HSV-Viren 55
Keuchhusten 202
Kinder, AIDS 3
– Herpes-simplex-Infektion 55
– Larynxpapillomatose 4
– Masern-Mumps-Rötelnimpfstoff 22

Kleinkinder, AIDS 118
– Zoster 78
Knochenveränderungen, Syphilis connata 173
Kolpitis, Listeriose 164
– Mykoplasmen 198
Komplementbindungsreaktion (KBR) 149
Kondylome, AIDS 115
Konjunktivitis, Chlamydieninfektion, neonatale 190, 193
– HSV-Infektion 58
– Listeriose 163
– Meningitis, 163
Krämpfe, Neugeborene, Herpes-simplex-Infektion 59
– – Listeriose 165
Kreuzschmerzen, Listeriose 164

Labordiagnose
– AIDS 119
– Chlamydieninfektion 195
– Coxsackie-Echo-Viren 96
– EBV-Infektion 89
– Herpes-simplex-Infektion 61T
– LCM-Infektion 105
– Listeriose 165
– Mykoplasmen 199
– Perinatalinfektionen 5T
– Pertussis 203
– Ringelröteln 139
– Röteln 10A, 18
– Rötelnembryopathie 16A
– Scharlach 206
– Toxoplasmose 149, 151A, 155
– Zoster 78
– Zytomegalieinfektion 42T, 44A, 45A
Larynxpapillom, HPV-Infektionen 131
– Neugeborene, Papillomaviren 130
Larynxpapillomatose, Kinder 4
LAV 1 107, 108T
LAV 2 107, 108T
LCM (lymphozytäre Choriomeningitis) 104

285

Leberzellkarzinom, Neugeborene, Hepatitis-B-Infektion 99
Lentiviren 107, 108T
Lethargie, Neugeborene, Herpes-simplex-Infektion 59
Leukopenie, Ringelröteln 139
- Röteln 18
Listeria innocua 162
- monocytogenes 162
Listeriose 162
- Antikörper 166
- Diagnose 165
- Erregeranzucht in Kultur 166
- Immunabwehr 163
- Infektionsquelle 162
- Klinik 163
- konnatale 162
- Labordiagnose 165
- neonatale 165
- - Diagnose 165
- Neugeborene 164
- Schwangerschaft 164
- - Diagnostik 242
- - Kontrollen und Konsequenzen 242
- - Prophylaxe 167
- serologische Untersuchung 166
- Therapie 167
Lues s. Syphilis
Lyme-Krankheit 3, 181
- Schwangerschaft, Kontrollen und Konsequenzen 243
Lymphadenitis, Ringelröteln 137
Lymphadenopathie, diffuse, Neugeborene, AIDS 118
- Syphilis 170
Lymphadenopathie-assoziiertes Virus s. LAV
Lymphadenopathiesyndrom, AIDS 115
Lymphadenosis benigna cutis 181
Lymphknotenschwellung, AIDS 114, 115
- Chlamydieninfektion 190
- generalisierte, Syphilis, connata 173
- Listeriose 164

Lympho-Chorio-Meningitis, Schwangerschaft, Kontrollen und Konsequenzen 243
Lymphogranuloma venereum 190T
Lymphokine 111
Lymphozytopenie, Ringelröteln 139
Lymphozytose, Röteln 18
- Zytomegalieinfektion 41

Malaria 267T
- quartana 267T
- tertiana 267T
- tropica 267T
Malariaprophylaxe 267, 268T
Mangelgeburt, Borrelieninfektion 183
Masern 91
- Schwangerschaft, Diagnostik 236
- - Kontrollen und Konsequenzen 235
- - Vorgehen 94T
Masernimpfung 249
Masern-Mumps-Rötelnimpfstoff 22
Meningitis, aseptische, HSV-Viren 55
- FSME 258
- LCM-Infektion 104
- Neugeborene, Mykoplasmeninfektion 199
Meningitisvirus, LCM 104
Meningoenzephalitis, Frühgeborene, Coxsackie-Echo-Vireninfektion 96
- FSME 258
- LCM-Infektion 104
- Listeriose 163
- neonatale, LCM-Virusinfektion 105
- Röteln 9
Meningokokkenimpfung 264
Meningopolyneuritis, Borrelieninfektion nach Zeckenbiß 259

Meningopolyneuritis
- Garin-Bujadoux-Bannwarth, lymphozytäre 181

Mikrophthalmie nach Herpes-simplex-Infektion, neonataler 57
- Toxoplasmose, konnatale 148
- Varizellensyndrom, kongenitales 75

Mikrozephalie nach Herpes-simplex-Infektion, neonataler 57
- Neugeborene, AIDS 118

Mißbildungen, EBV-Infektion 88
- Herpes-simplex-Infektion, neonataler 57
- Rötelninfektion 14
- der Zähne, Syphilis connata tarda 174

Mononukleose 88
- Impfung, zukünftige 269
  Schwangerschaft 88
- – Kontrollen und Konsequenzen 243
- Zytomegalie 36

Monozyten-Angina, Listeriose 163

Mumps 93
- Immunglobulin-Prophylaxe 93
- Schwangerschaft, Diagnostik 236
- – Kontrollen und Konsequenzen 235
- – Vorgehen 94T

mumpsähnliche Symptome, Parainfluenzaviren 93

Mumpsimpfung 249

Muttermilch, HIV-Übertragung 121
- Zytomegalieinfektion 39

Mutterschaftsvorsorge
- Rötelnimmunitätslage 20
- Syphilis-Screening-Untersuchung 178
- Toxoplasmose-Screening 156
- Zytomegalieinfektion 232

Myalgie, Coxsackievirusinfektion 96

Mycoplasma hominis 198

Mycoplasma
- pneumoniae 198

Myelopathie, akute, AIDS 114

Mykoplasmen 198
- Labordiagnose 199
- Schwangerschaft 199
- – Kontrollen und Konsequenzen 243
- Therapie 200

Myokarditis, kongenitale, Coxsackie-Virus-B Typ 3 96
- Scharlach 205
- Toxoplasmose 144
- – beim Fetus 147
- Zytomegalieinfektion 37

Myopie, kongenitale, LCM-Virusinfektion 105

Nabelschnurblut, HBsAg 99
- HIV-Isolierung 122
- Mumpsinfektion 93

Nabelschnurlymphozyten, EBV-Nachweis 88

Nachtschweiß, AIDS 115

Nahrungsverweigerung, Neugeborene, Herpes-simplex-Infektion 59

Nasopharyngealkarzinom, EBV 88

Nasopharyngitis, Chlamydieninfektion, neonatale 193

Neoplasien, AIDS 115

Nephritis, interstitielle, Scharlach 205

Neugeborene, AIDS 118
- HBeAg 100
- HBsAg 100
- Hepatitis-B-Gefährdung 100T
- Hepatitis-B-Impfung 257
- Herpes gestationis 68
- Herpes-simplex-Infektion 58, 59
- IgA-Antikörper 6
- IgM-Antikörper 6
- Larynxpapillom, HPV-Infektionen 130
- LCM-Virusinfektion 105

Neugeborene
- Listeriose 164
- – Labordiagnose 165
- – Therapie 167
- Mykoplasmeninfektion 199
- Pertussis 204
- Pneumonie, Chlamydien 189
- Syphilis, Diagnose 177
- Toxoplasmosediagnostik, Flußdiagramm 153A
- Tuberkuloseimpfung 254
- Varizellen, Immunität 71
- Varizellenembryopathie 77A
- Varizellensyndrom 73
- Zytomegalieinfektion, Immunantwort 39
- – kongenitale, Folgen 40A

Non-Gonokokken-Urethritis, Mykoplasmen 198

Ohrfeigenerkrankung 137
Onkoviren, Einteilung und Bedeutung 108T
Ophthalmia neonatorum, Chlamydieninfektion, neonatale 193
Ornithose 190T
Otitis media, Chlamydieninfektion, neonatale 193

Papillomaviren, humane (HPV) 4, 129
Papillomavirusinfektion 129
- Schwangerschaft, Diagnostik 239
- – Kontrollen und Konsequenzen 238

Papovaviren, Papillomaviren 129
Parainfluenzaviren, mumpsähnliche Symptome 93
Paralyse, progressive, Syphilis connata tarda 174
Paraparesis, ataxische, AIDS 115
Parvoviren 3, 136
pelvic inflammatory disease, Mykoplasmen 198

Pemphigus gravidarum 68
- pruriginosus gestationis 68
Peniskarzinom, HPV-Infektionen 130
Perihepatitis, Chlamydieninfektion 190
Perinatalinfektionen
- Antikörper 5
- Labordiagnose 5T
- Mikroorganismen 4
Pertussis 202
- Labordiagnose 203
- Prophylaxe 203
- Schwangerschaft 204
- Stadien 202
- Therapie 203
Pertussistoxin 202
Pfeiffersches Drüsenfieber 88
Pharyngitis, Listeriose 164
Pilzinfektionen, AIDS 115
Pinta 170
Plasmodium falciparum 267T
- malariae 267T
- ovale 267T
- vivax 267T
Plazentaschranke, IgG-Antikörper 6
Pneumokokkenimpfung 265
Pneumonie, Chlamydieninfektion, neonatale 190, 193
- Toxoplasmose beim Fetus 147
- Varizellen 71
- – neonatale 76
- Zytomegalieinfektion beim Neugeborenen 41
Pneumonitis, Neugeborene, AIDS 118
Pockenimpfung 253
Poliomyelitisimpfung 247
Pränataldiagnostik
- Durchführung 208
- Einsatz 225
- fetaler Infektionen 207
- IgM-Antikörpertests 208, 209T
- Ringelröteln 240
- Röteln 209
- – Erfahrungen 211–213
- – Zukunft 216

Pränataldiagnostik
- Röteln-IgM-Antikörpertest 214, 214T, 215, 215T
- Toxoplasmose 216
- – Erfahrungen 218–221
- – Wert 222
- Zytomegalie 223

Prostatitis, Chlamydia-trachomatis-Infektion 190
Psittakose 190T
pulmonale Infiltration, Neugeborene, AIDS 118

Reisediarrhö 264
Reiseimpfungen, Gesundheitsempfehlungen für internationalen Reiseverkehr 266T
Reiter-Syndrom 190
respiratorische Insuffizienz, Zytomegalieinfektion 41
Retardierung, geistige, LCM-Virusinfektion 105
Retikularkörperchen, Chlamydien 189
Retikulopenie, Ringelröteln 139
Retroviren, Einteilung und Bedeutung 108T
- lymphotrope 107
Rheumatoide, Scharlach 205
Rhinitis, persistierende, Syphilis connata 173
Ringelröteln 3, 136, 138T
- Antikörper 137
- Diagnose 139
- Labordiagnose 139
- Prophylaxe 140
- Schwangerschaft 138
- – Diagnostik 240
- – Kontrollen und Konsequenzen 239
- Therapie 140
Röteln 9
- Antikörperbildung 11
- Antikörperverteilung bei Schwangeren und Frauen 25A
- Chorionzottenbiopsie 20
- Diagnose 17
- IgG-Antikörper, Nachweis 19A

Röteln
- IgM-Antikörper, Nachweis 18, 19T
- Impfstrategien 22
- Inkubationszeit 9
- Interruptio 22, 30T
- klinische Diagnostik 17
- Labordiagnose 10A, 18
- Meningoenzephalitis 9
- neonatale, nach Wochenbettimpfung 23
- postnatale, Labordiagnose 18
- Pränataldiagnostik 209
- – Erfahrungen 211–213
- – Zukunft 216
- Prophylaxe 21
- – aktive 22
- – passive 21
- Reinfektionen 28
  Schwangerschaft, Kontrollen und Konsequenzen 228
- Therapie 30
- Tröpfcheninfektion 11
- Virusausscheidung 11
Rötelnembryopathie 3, 11
- Folgen 12A, 13A
- Häufigkeit 14T, 15
- Labordiagnose 16A
- Maßnahmen zur Verhütung 29T
- Rötelnimpfung vor und in der Frühgravidität 30A, 251T
- nach Rötelnreinfektion 28
Röteln-IgM-Antikörpertest, Pränataldiagnostik 214, 214T, 215, 215T
Röteln-IgM-Diagnostik, Schwangerschaft, Probleme 210
Rötelnimmunglobuline, Antikörperkontrollen 22
- Prophylaxe, passive 21
Rötelnimmunitätslage, Mutterschaftsvorsorge 20
Rötelnimpfung 250
- Frühschwangerschaft, Rubella-Syndrom, kongenitales, Risiko 251T

Rötelninfektion, mütterliche 11
– – Folgen 12A, 13A
– – und Rötelnembryopathie, Häufigkeit 14T
– pränatale, IgG-Antikörper 17
– – IgM-Antikörper 17, 20
– – Immunreaktion 17
– – Pathogenese 15
Rötelnreinfektion 28
– Schwangerschaft nach Impfung mit Erfolgskontrolle 26A
– – – ohne Erfolgskontrolle 27A
Rötelnschutzimpfung 11
– aktive 22
– – Verträglichkeit 23
– – Wirksamkeit 23
– Impfstoffe 23
– Seronegativrate 24
– versehentliche, Schwangerschaft 28
– Wochenbett 23
Rötelnserologie, immunbiologische Grenzen 20
Rubeolenenzephalitis, Kortikosteroidtherapie 24
Rubivirus 9
– Zervikalsekret 11

Sabin-Feldmann-Test (SFT) 149
Säbelscheidentibia, Syphilis connata tarda 174
Säuglinge, Syphilis, Diagnose 177
Salpingitis, Chlamydieninfektion 190
Sapronose, Listeriose 163
Sattelnase, Syphilis connata tarda 174
Scarlatina 205
Scharlach 205
– Labordiagnose 206
– Schwangerschaft 206
– Therapie 206
Schnittentbindung, abdominale, Herpes-simplex-Infektion 64
– AIDS 122
– HPV-Infektionen 133

Schock, anaphylaktischer, Diphtherieserum 263
Schutzimpfungen, Schwangerschaft 245, 248T, 249T
Schwangere
– Rötelnantikörperverteilung 25A
– Zoster-Hyperimmunglobulin 81
Schwangerschaft
– AIDS 118
– – Diagnostik 238
– – Kontrollen und Konsequenzen 237
– Borreliose 183
– – Kontrollen und Konsequenzen 243
– Chlamydia-trachomatis-Infektion 193
– – Kontrollen und Konsequenzen 243
– Choleraimpfung 263
– CMV-Antikörper 38
– Coxsackie-Echo-Vireninfektion 96
– – Kontrollen und Konsequenzen 243
– Diphtherieerkrankung 263
– Diphtherieimpfung 262
– Erythema infectiosum, Diagnostik 239
– – – Kontrollen und Konsequenzen 239
– Frühsommerzeckenenzephalitisimpfung 258
– Gelbfieberimpfung 253
– Gonorrhö, Kontrollen und Konsequenzen 243
– Hepatitis A 98
– – Diagnostik 236
– – Impfung 258
– – Kontrollen und Konsequenzen 236
– Hepatitis B 98
– – Impfung 256
– – Kontrollen und Konsequenzen 237
– Hepatitis Non-A-Non-B 101
– Herpes gestationis 68

Schwangerschaft
- Herpes-simplex-Infektion 57
- – Diagnostik 234
- – Kontrollen und Konsequenzen 233
- – Vorgehen 63, 65T
- HIV, Diagnostik 238
- – Kontrollen und Konsequenzen 237
- – – Schwangerenberatung 121
- HPV-Infektionen 131
- Infektionen, Antikörpernachweis 5
- – Kontrollen, mögliche 228, 229T
- – Labordiagnose 5
- Influenzaimpfung 254
- Listeriose 164
- – Diagnostik 242
- – Kontrollen und Konsequenzen 241
- – Prophylaxe 167
- Lyme-Krankheit, Kontrollen und Konsequenzen 243
- Lympho-Chorio-Meningitis, Kontrollen und Konsequenzen 243
- Malariaprophylaxe 267, 268T
- Masern 91
- – Diagnostik 236
- – Impfung 249
- – Kontrollen und Konsequenzen 235
- – Vorgehen 94T
- Meningokokkenimpfung 264
- Mononukleose 88
- – Kontrollen und Konsequenzen 243
- Mumps 93
- – Diagnostik 236
- – Impfung 249
- – Kontrollen und Konsequenzen 235
- – Vorgehen 94T
- Mykoplasmen 199
- – Kontrollen und Konsequenzen 243

Schwangerschaft
- Papillomavirusinfektion, Diagnostik 239
- Pertussis 204
- Pneumokokkenimpfung 265
- Pockenimpfung 253
- Poliomyelitisimpfung 247
- Ringelröteln 138
- – Diagnostik 239
- – Kontrollen und Konsequenzen 239
- Röteln, Kontrollen und Konsequenzen 228
- Röteln-IgM-Diagnostik, Probleme 210
- Rötelnimpfung 250
- – versehentliche 28
- Rötelnreinfektion nach Impfung mit Erfolgskontrolle 26A
- – – ohne Erfolgskontrolle 27A
- Scharlach 206
- Schutzimpfungen 245, 248T, 249T, 250
- Syphilis 172
- – Diagnose 176T
- – Kontrollen und Konsequenzen 242
- Tetanusimpfung 260
- Tollwutimpfung 255
- Toxoplasmose 145, 146
- – Diagnostik 241
- – – Flußdiagramm 153A
- – – Probleme 217
- – Kontrollen und Konsequenzen 240
- – Serologie 152
- – Therapie 157
- – Verdacht, Vorgehen 222
- Tuberkuloseimpfung 254
- Typhusimpfung 263
- Varizellenembryopathie 74T
- Varizellenimpfung 252
- Varizelleninfektion 72
- – Vorgehen 82A, 83A
- Varizellen-Zoster, Embryopathierate 74T
- – Diagnostik 235

Schwangerschaft Varizellen-Zoster
– – Kontrollen und Konsequenzen 234
– Zosterinfektion 78
– – Vorgehen 82A, 83A
– Zytomegalieinfektion 38
– – Diagnostik 232
– – Kontrollen und Konsequenzen 232
Schwangerschaftsvorsorge, Chlamydieninfektion 196
– HIV-1-Untersuchungen 122
– Tetanusimpfung 260
Schwimmbad-Konjunktivitis 190T
Sehstörungen, Röteln 14
Sepsis, neonatale, Listeriose 162, 163
SFT (Sabin-Feldmann-Test) 149
Sichelzellanämie, Ringelröteln 136
slapped cheek disease 137
smallround-viruses 136
Spontanabort, Fetoskopie 208
– Mykoplasmeninfektion 199
– Rötelninfektion 14
– Toxoplasmose 146
Stillen, HBsAg-positive Mütter 101
– Varizelleninfektion 84
Stillperiode, Hepatitis-B-Impfung 257
STLV III AGM 108T
STLV III MAC 108, 108T
Streptokokkenangina 205
Stühle, schleimige, Neugeborenen-Listeriose 165
Sulfonamid-Pyrimethamin-Therapie, Toxoplasmosetherapie, Frühschwangerschaft 156
Syndaktylie, Borrelieninfektion 183
Syphilis 170
– Antikörper 171, 175
– Ausschlußuntersuchung 174
– Chancre 170
– connata 170, 173
– – Diagnose 174, 177

Syphilis connata
– – Schwangerschaft 174
– – tarda 173, 174
– – Therapie 178
– Immunabwehr 171
– Inkubationszeit 170
– Latenzstadium 171
– Primärläsionen 170
– Schwangerschaft 172
– – Diagnose 176T
– – Kontrollen und Konsequenzen 242
– Sekundärstadium 171
– Spontanheilungsrate 172
– Stadien 170
– Tertiärstadium 171
– Therapie 178

T_4/T_8-Zellratio, AIDS bei Neugeborenen 119
Tabes dorsalis, Syphilis connata tarda 174
tat-Gen 111
Td-Impfstoff 260
Tetanus neonatorum 260
– Prophylaxe bei Verletzung 261T
Tetanusimpfung 260
T-Helferzellen 112
Thrombozytopenie, Ringelröteln 139
– Zytomegalieinfektion 41
T-Impfstoff 260
Togaviren, Rubivirus 9
Tollwut, Prophylaxe 256T
Tollwutimpfung 255
T.O.R.C.H., Fehlbildungen 3T
Totgeburt, Listeriose 164
– Masern in der Schwangerschaft 91
– Mykoplasmeninfektion 199
– nach Podophyllintherapie 133
– Ringelröteln 4, 138
– Syphilis 173
– Varizellen 72
Toxine, erythrogene, Scharlach 205

Toxoplasma gondii 143
Toxoplasmose 143, 145T
- Antikörper 152
- Antikörperentwicklung 150
- Diagnose 149
- Durchseuchung 144
- Erstinfektion 144
- Infektionsquelle 143
- konnatale 147, 148T
- - Behandlungsschema nach Couvreur 158T
- - Diagnose 154
- - Therapie 158
- - Ultraschalluntersuchung 154
- Labordiagnose 149, 151A, 155
- Neugeborenes, Flußdiagramm 153A
- Pränataldiagnostik 216
- - Erfahrungen 218–221
- - Wert 222
- Prophylaxe 155
- Pyrimethamin 156
- Schwangerschaft 145, 146
- - Diagnostik 241
- - Flußdiagramm 153A
- - Kontrollen und Konsequenzen 240
- - Probleme 217
- - Serologie 152
- - Therapie 157
- serologische Diagnostik 149, 152
- Spiramycin 156
- Sulfonamide 156
- Therapie 156
- Verdacht, Vorgehen 222
Toxoplasmose-Antikörper-Screening 152
Toxoplasmoseverdacht, Schwangerschaft, Vorgehen 222
TPHA-Test (Treponema-pallidum-Hämagglutinationshemmtest) 174
Trachom 190T
Treponema carateum 170
- pallidum 170
- pertenue 170

Treponema-pallidum-Hämagglutinationshemmtest s. TPHA-Test
Trinkschwäche, Neugeborenen-Listeriose 165
Tuberkuloseimpfung 254
Typhusimpfung 263

Ultraschalluntersuchung, Toxoplasmose, konnatale 154
Ureaplasma urealyticum 198
Urethralsyndrom, Chlamydieninfektion 190
Urethritis, Chlamydia-trachomatis-Infektion 190
Urogenitaltraktinfektionen, Mykoplasmen 198
UV-Bestrahlung, AIDS 113

Vaginalentbindung, Herpes-simplex-Infektion 64
Varizellen 70
- Antikörper 71
- Durchseuchung 72
- IgG-Antikörperbestimmung 80
- Immunabwehr 71
- Immunitätslage 80
- Inkubationszeit 71
- Lebendimpfstoff 80
- Prophylaxe 80
- - passive 74
- Schwangerschaft 72
- - Vorgehen 82A, 83A
Varizellenembryopathie 77A
Varizellenhyperimmunglobulin 85, 252
Varizellenimpfung 252
Varizelleninfektion, Aciclovir 81
- Geburtstermin 84
- neonatale 73, 76
- - Aciclovir 84
Varizellensyndrom, kongenitales 70, 72, 74, 79A
- - Antikörper 80
- - Hauptstigmata 75T, 76
- - Pathogenese 73

Varizellensyndrom, kongenitales
– – Zoster-Hyperimmunglobulin 81
Varizellenvirus 70
– Reaktivierung 71
Varizellen-Zoster, Schwangerschaft, Diagnostik 235
– – Embryopathierate 74T
– – Kontrollen und Konsequenzen 234
VDRL-Test (Veneral-Disease-Research-Laboratory-Test) 176
Veneral-Disease-Research-Laboratory-Test s. VDRL-Test
Verrucae vulgaris 130
Vidarabin, Herpes-simplex-Infektion 62
Viren, Entwicklungsstörungen 4
– strukturelle Defekte 4
Virus-Precursor-Protein p55 114
Virusprotein p24 114
Vulvakarzinom, HPV-Infektionen 130
VZV (Varizellen-Zostervirus) 70

Wochenbett, Herpes gestationis 68
– Rötelnschutzimpfung 23

Zecken, Frühsommermeningoenzephalitis 259
Zervikalsekret, Rubivirus 11
Zervixdysplasie, Herpes simplex 54
Zervixkarzinom, Herpes simplex 54
– HPV-Infektionen 130
Zervixsekret, Zytomegalievirus 39
Zervizitis, Chlamydieninfektion 190
– Mykoplasmen 198
ZIG (Zoster-Hyperimmunglobulin) 74, 80
Zoster 70, 71
– IgG-Antikörperbestimmung 80
– Immunitätslage 80

Zoster
– Inkubationszeit 71
– Labordiagnose 78
– Lebendimpfstoff 80
– Prophylaxe 80
– Schwangerschaft 78
Zoster-Hyperimmunglobulin s. ZIG
Zosterinfektion, Aciclovir 81
– Schwangerschaft, Vorgehen 82A, 83A
Zytomegalie-Hyperimmunglobulin 46
– für Seronegative 48A
Zytomegalie-Impfung vor der Schwangerschaft für Seronegative 48A
Zytomegalieinfektion, Antikörper 36, 37, 39, 42
– Diagnose 41
– Epidemiologie 36, 37A
– frühpostnatale 39
– iatrogen erworbene 41
– Immunantwort des Feten 39
– – des Neugeborenen 39
– Impfung 46
– – zukünftige 269
– Individualprophylaxe 47
– klinische Diagnostik 41
– kongenitale, Folgen 40A
– – Krankheitsbild 40
– Labordiagnose 42T, 44A, 45A
– Labordiagnostik 41
– Maßnahmen, mögliche 47
– perinatale 39
– – Diagnose 43
– pränatale 39
– – Diagnose 43, 223
– Prophylaxe 46
– Schwangerschaft 38
– – Diagnostik 232
– – Kontrollen und Konsequenzen 232
– Therapie 46
– Virusausscheidung 39
– Virusnachweis 42, 43
Zytomegaliesyndrom 39, 41
– Antikörper 43